Energiezonen-Massage

Veronika Schnellbach

Energiezonen-Massage

Heilsame Kaft für Körper und Geist

Konzeptionelle Beratung: R. Schweppe / A. Schwarz

Inhalt

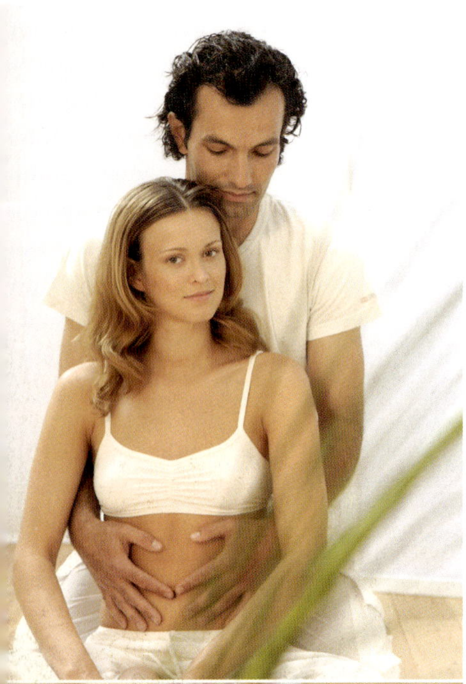

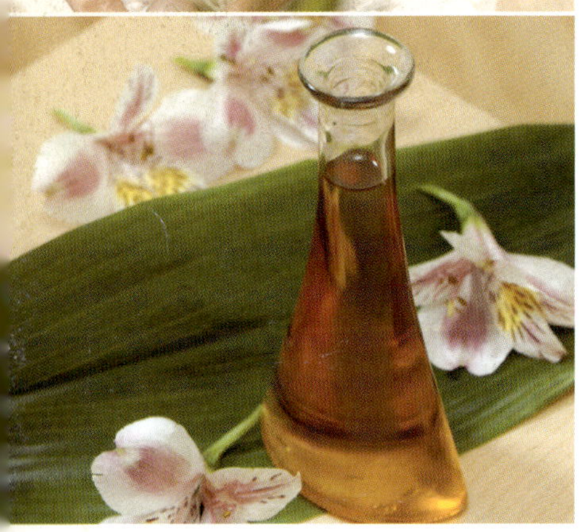

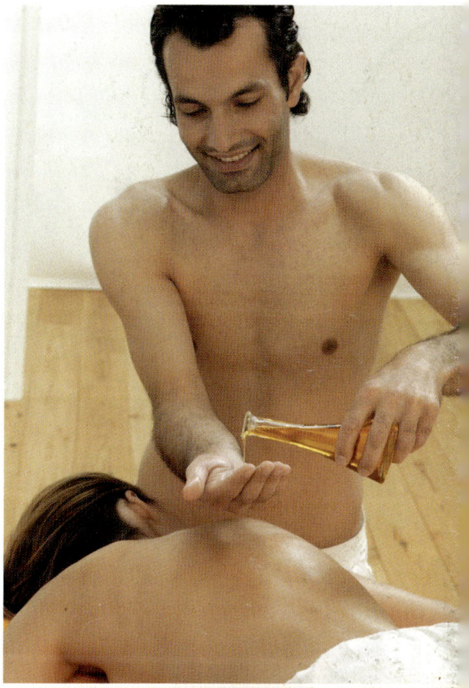

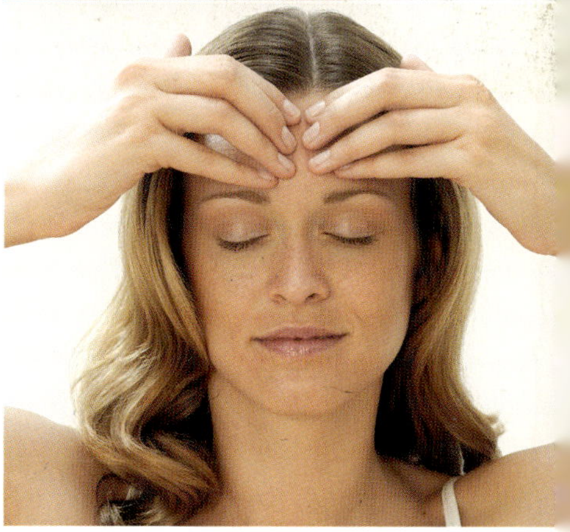

Die neue Dimension der Massage

Massagen bieten eine wunderbare Möglichkeit, Körper und Seele zu verwöhnen und die Selbstheilungskräfte zu wecken. In diesem Buch lernen Sie eine besondere Form der Massage kennen: die Energiezonen-Massage. Sie wird im Einklang mit den Energiebahnen und -zonen des Körpers durchgeführt und hat ihre Wurzeln in traditionellen Massagetechniken aus Fernost, wie Shiatsu, Tuina, der Akupressur, dem indischen Ayurveda oder der Chakra-Massage. Doch im Gegensatz zu diesen Therapieformen kann die hier vorgestellte Energiezonen-Massage ohne Vorkenntnisse oder langjährige Ausbildung von jedem sofort und vor allem auch zu Hause angewendet werden.

In vielen Kulturen wurde die heilende Kraft der Hände schon vor Jahrtausenden für Gesundheit und Wohlbefinden eingesetzt. Doch auch heute steht die Massage wieder hoch im Kurs – sei es in der Therapie oder zwischen Menschen, die einander nahe stehen und sich gegenseitig etwas Gutes tun möchten.

Blockierte Energien wieder zum Fließen bringen

Erstmals werden in den folgenden Kapiteln einfache Massagetechniken für die Partner- und Selbstbehandlung mit dem Wissen über Meridiane, Akupunkturpunkte und Chakras verknüpft. Zusätzlich dienen spezielle Massageöle aus dem Ayurveda dazu, blockierte Energien wieder zum Fließen zu bringen. Sie können diese Massageöle mit wenigen Zutaten ganz einfach selbst herstellen.

Ich stelle Ihnen in diesem Buch komplette, jedoch ganz unterschiedliche Massageprogramme vor, die auf die jeweiligen Bedürfnisse abgestimmt sind: Die harmonisierenden Programme helfen, Stress abzubauen, Erschöpfung und Müdigkeit zu vertreiben, neue Kräfte zu tanken, Rückenbeschwerden zu vermeiden und gegebenenfalls zu lindern, die weiblichen bzw. männlichen Energien zu stärken oder das Immunsystem und die Selbstheilungskräfte anzuregen.

Das Ziel all dieser Energiezonen-Massagen ist letztendlich immer die »Befreiung« und Anregung der Lebensenergie. So werden Sie sich im Anschluss an die jeweilige Massage wohlig entspannt, aber trotzdem gestärkt und voller neuer Lebensfreude fühlen.

Allen Leserinnen und Lesern, die sich nach einem neuen, harmonischeren Körper-Seele-Gefühl sehnen, wünsche ich viel Freude und Erfolg bei den Anregungen zum Berühren und Berührtwerden.

Veronika Schnellbach

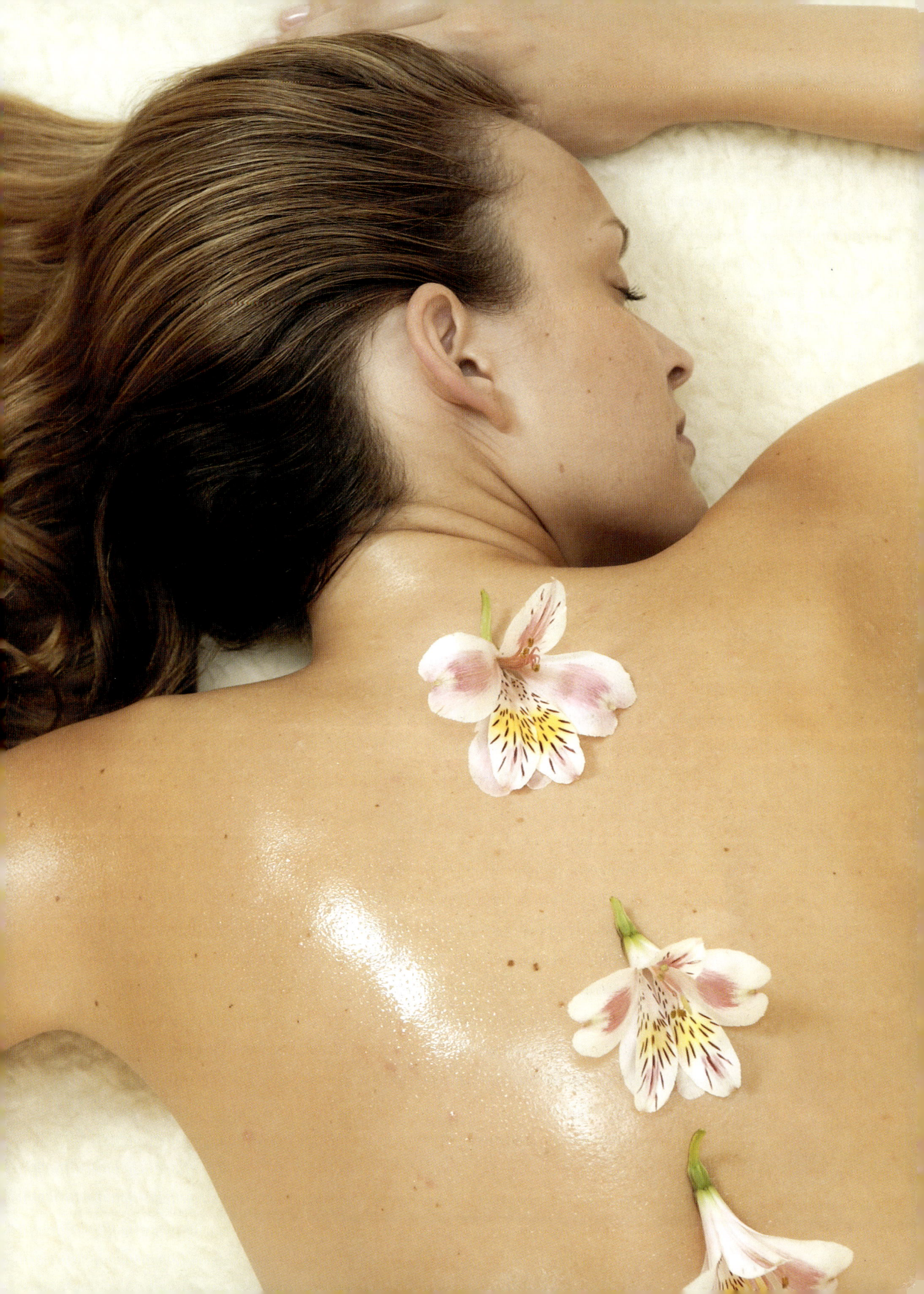

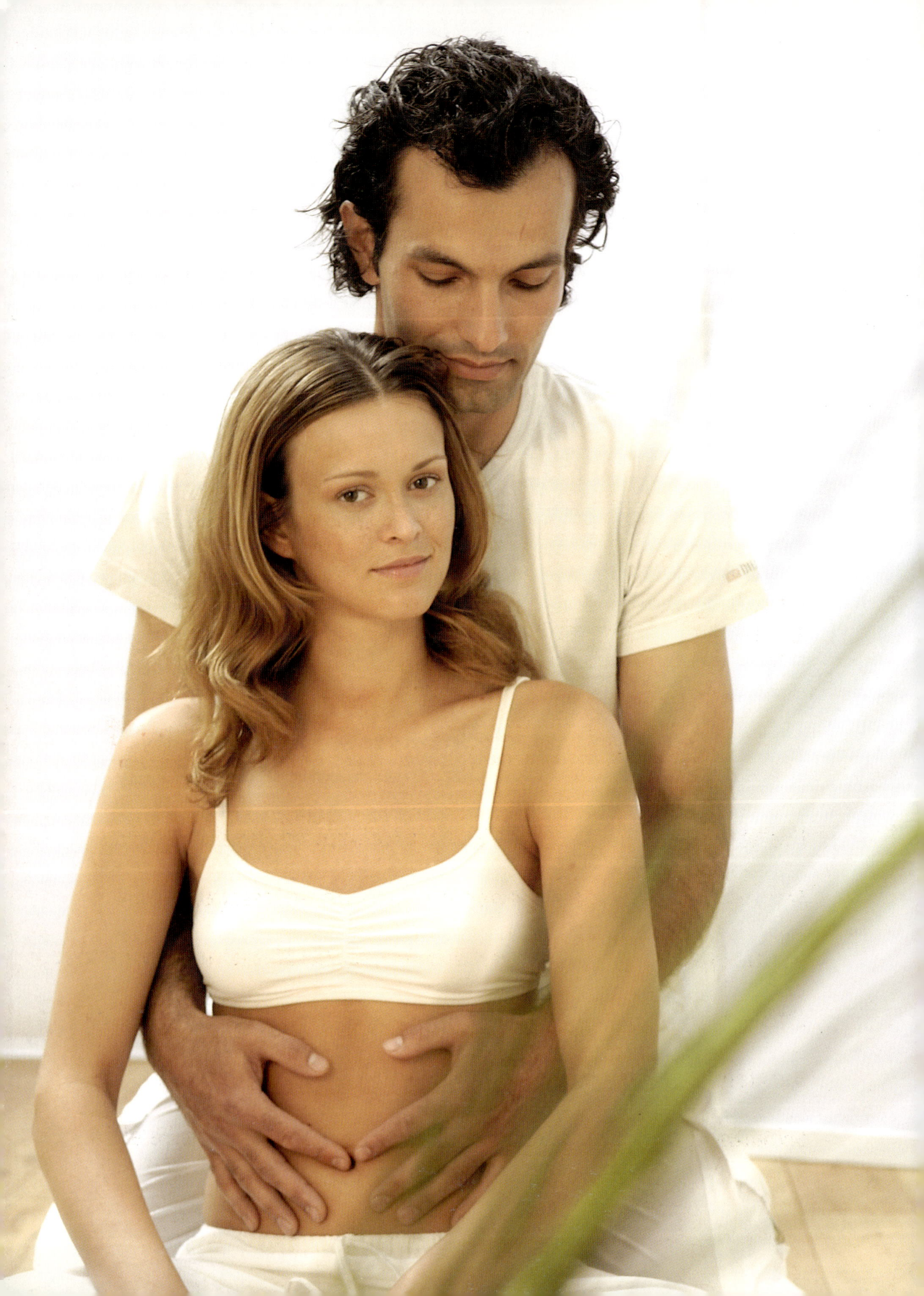

Die Wohltat der Berührung

Die Massage gehört zu den ältesten Heilmethoden, die es gibt. Lernen Sie die Grundlagen der Energiezonen-Massage kennen, die die effektivsten Techniken aus Fernost für Sie zusammenfasst. Entdecken Sie das Geheimnis der Lebensenergie, und nutzen Sie die Heilkraft Ihrer Hände, um gestaute Energien wieder in Schwung zu bringen, Stress abzubauen und die Sinne zu beleben.

Massage – Heilkunst mit langer Tradition

Massagen gehören zu den ältesten Behandlungsformen, die wir kennen. In allen alten Kulturen wurde die Heilkraft der Hände eingesetzt, um Beschwerden zu lindern oder Krankheiten zu heilen. So praktizierten schon die Schamanen Sibiriens, Tibets und der Mongolei vor vielen Jahrtausenden ritualisierte Formen des Handauflegens, um Trancezustände hervorzurufen und böse Geister zu vertreiben. Im Ayurveda, der klassischen indischen Heilkunde, waren Massagen bereits vor rund 3000 Jahren selbstverständlicher Bestandteil der ganzheitlichen Behandlungsweise. Und fast genauso lange setzt die chinesische Medizin Akupressur und andere Energiezonen-Massagen zur Schmerzlinderung ein.

Ob in den antiken Thermen Roms oder im arabischen Hamam – neben Wasser, Dampf und Wärme spielten in der römischen und islamischen Bäderkultur auch Massagen eine wichtige Rolle. Diese hatten jedoch weniger den therapeutischen als vielmehr den »Wellness-Aspekt« im Auge.

Die Kunst des Reibens

Zur Zeit der Pharaonen waren Salbungen mit aromatischen Pflanzenessenzen in Ägypten ebenso beliebt wie Fußmassagen, die bereits gewisse Ähnlichkeiten mit den heute bei uns angewandten Fußreflexzonenmassagen hatten, wie auf Wandgemälden aus Grabstätten in Sakkara ersichtlich ist.

Doch auch diesseits des Mittelmeers – in der europäischen Antike – wurden Massagen kultiviert: Der griechische Arzt Hippokrates (460–370 v. Chr.), der als der Begründer unserer heutigen Medizin gilt, vertrat die Ansicht, dass jeder Arzt unbedingt »die Kunst des Reibens« erlernen sollte. In der Antike gehörten Massagebehandlungen somit zum Alltag, denn sowohl bei den Griechen als auch bei den Römern wurden Athleten bzw. Gladiatoren und Legionäre durch spezielle Ölmassagen fit gehalten.

Die »klassische« Massage

Wenn wir heute von Massage sprechen, so meinen wir damit meist die »klassische« Massage. Sie entstand aus der von Per Henrik Ling Anfang des 19. Jahrhunderts entwickelten »schwedischen« Massage. Diese im Westen weit verbreitete

Massageform, die auch in der Physiotherapie und Sportmedizin eingesetzt wird, wendet Techniken wie Reiben, Streichen, Klopfen und Kneten an. Die Muskulatur und das Bindegewebe stehen im Mittelpunkt der Behandlung. Im Gegensatz zur östlichen Massage, der es vor allem um die Harmonisierung der Energien geht, liegt das Ziel der »klassischen Massage« vor allem darin, die Muskeln zu lockern und die Durchblutung zu fördern.

Egal, ob westliche oder fernöstliche Massageform: Wird der Körper massiert, kommt das auch immer Geist und Seele zugute.

Westliche Formen der Energiezonen-Massage

Natürlich ist jede Art von Massage in gewisser Weise eine ganzheitliche Behandlungsmethode. Auch wenn das Ziel der schwedischen Massage hauptsächlich ein mechanisches ist (die Anregung der Durchblutung und die Lockerung), so wird doch hierbei die Seele ebenfalls mitbehandelt. Jede Form wohlgemeinter Berührung verwöhnt die Sinne und tut Körper und Seele gut.

Die Fußreflexzonenmassage

Es gibt aber auch westliche Massageformen, die nicht so sehr auf die lokale Behandlung abzielen, sondern über diverse Energiezonen wirken. Besonders beliebt ist hierbei die Fußreflexzonenmassage. Diese von der englischen Thera-

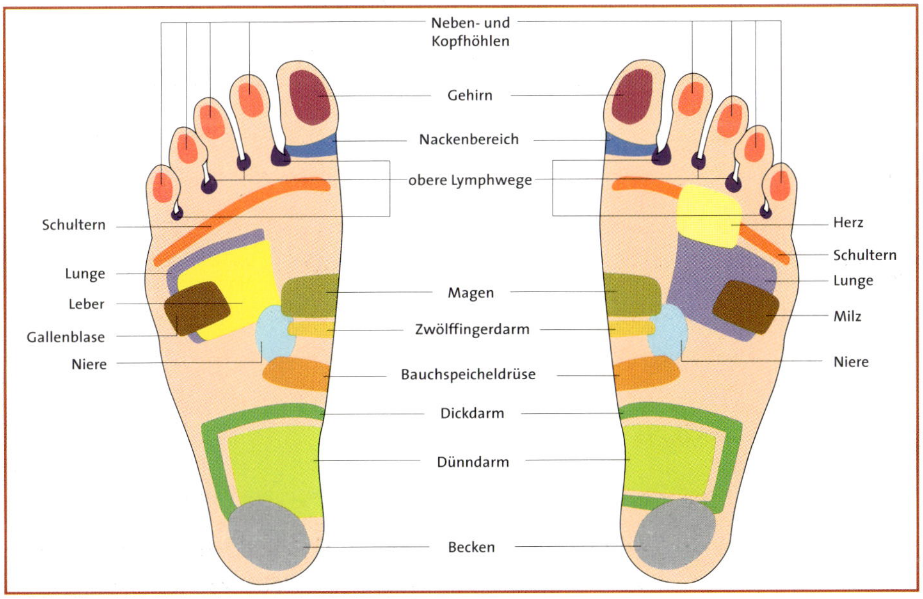

Auf den Fußsohlen liegen sehr viele so genannte Reflexzonen. Durch eine gezielte Massage dieser Zonen können Organe positiv beeinflusst und Beschwerden gelindert werden.

peutin Eunice D. Ingham-Stopfel entwickelte Massage geht davon aus, dass jedes Organ durch entsprechende Zonen an den Füßen repräsentiert wird und mit diesen über so genannte Reflexbögen verbunden ist. Durch Druckausübung und Reiben der Reflexzonen können somit sämtliche Organe »von der Ferne aus« behandelt werden.

Die Bindegewebemassage

Eine andere Form der Reflexzonenmassage ist die so genannte Bindegewebemassage. Sie gründet auf der Entdeckung des britischen Neurologen Dr. Henry Head (1861–1940): Bestimmte Zonen der Haut (eigentlich des Bindegewebes) sind über Nerven und Blutgefäße mit teilweise weit entfernten Organen verbunden. Umgekehrt zeigen sich organische Probleme wiederum in bestimmten, ebenfalls oft weit entfernten Bereichen des Bindegewebes.

Die von Dr. Henry Head entdeckten und katalogisierten Hautzonen sind in die Medizin als so genannte Headsche Zonen eingegangen.

Bei rheumatischen und neurologischen Erkrankungen wird die Bindegewebemassage ebenso erfolgreich eingesetzt wie bei Atemwegserkrankungen und Gefäßleiden. Der Trick dabei: Durch die streichenden und ziehenden Fingerbewegungen werden Spannungen in den Gewebezonen gelöst. Gleichzeitig werden dabei heilende Reize über das vegetative Nervensystem zu den betroffenen Organen geleitet.

Unterschiedliche Ansatzpunkte

Das Konzept fernöstlicher Massagekünste, um die es in diesem Buch vorwiegend geht, unterscheidet sich grundsätzlich von den im Westen bekannten Formen manueller Therapie. Ob Shiatsu, Tuina, Chakra- oder Ayurveda-Massagen: Im Mittelpunkt der ganzheitlichen Massagen aus Fernost steht die Lebensenergie, die ja letztlich über Krankheit und Gesundheit, Unbehagen oder Wohlbefinden entscheidet.

Die Energie zum Fließen bringen

Die Massage verspannter Schultermuskeln mag kurzfristig zu Entspannung führen, doch leider ist der Erfolg dabei meist ebenfalls nur von kurzer Dauer. Denn hinter dem »harten« Muskel verbergen sich sehr häufig seelische Anspannun-

Welche Massage für welchen Anlass?

Jede Form der Massage regt Stoffwechsel, Hautdurchblutung und Kreislauf an – aber es gibt doch einige grundlegende Unterschiede zwischen den einzelnen Massageansätzen:

▶ *Die* ***klassische*** *oder* ***schwedische*** *Massage dient vor allem der Lockerung der Muskulatur und schmerzhafter Verspannungen. Sie regt die Durchblutung und die Lymphzirkulation an und erleichtert den Abtransport von Stoffwechselschlacken. Die wichtigsten Einsatzgebiete: Verspannungen der Rücken-, Schulter- und Nackenmuskulatur, Haltungsschäden, Spannungskopfschmerzen und Kreislaufbeschwerden.*

▶ *Die* ***Fußreflexzonenmassage*** *beeinflusst indirekt die Organe und hilft vor allem bei organischen Funktionsstörungen, Atemwegserkrankungen, Kopfschmerzen und Menstruationsbeschwerden.*

▶ *Die* ***Bindegewebemassage*** *wiederum regt ebenso wie die klassische Massage die Durchblutung stark an, wirkt aber zusätzlich reflektorisch auf sämtliche Organe im Körper ein. Die Einsatzmöglichkeiten entsprechen weitgehend denen der Fußreflexzonenmassage.*

▶ *Fernöstliche* ***Energiezonen-Massagen*** *wie Akupressur, Tuina, Shiatsu, Chakra- oder Ayurveda-Massagen harmonisieren den Fluss der Lebensenergie und damit den ganzen Menschen. Die Einsatzgebiete sind entsprechend weit gefächert. Zu ihnen gehören unter anderem organische Störungen, rheumatische und chronische Erkrankungen, Schmerzen – besonders Kopf-, Zahn- und Bauchschmerzen –, Erschöpfungszustände, Burnout-Syndrom, durch Stress bedingte Erkrankungen, Ängste, Schlaflosigkeit und sexuelle Störungen.*

Je nachdem, welches Ziel Sie mit einer Massage erreichen wollen, stehen Ihnen verschiedene Massageformen aus Ost und West zur Verfügung.

gen. Und hinter dem seelischen Druck stecken wiederum immer auch energetische Störungen. Hier nun setzt die Energiezonen-Massage an: Sie harmonisiert die Energien in Körper, Seele und Geist gleichermaßen. Fließt die Energie wieder und findet der Mensch zu seiner natürlichen Mitte zurück, dann werden auch seine Muskeln locker sein, seine Organe und das Immunsystem werden optimal funktionieren, und nicht zuletzt wird der Mensch sich wieder unbeschwert, entspannt und rundum wohl in seiner Haut fühlen.

Abenteuer **Berührung** – mit Händen heilen

Shiatsu- oder Tuina-Therapeuten können oft mit wenigen Griffen Schmerzen zum Verschwinden bringen oder die Selbstheilungskräfte wecken. Selbst chronische Erkrankungen können so mitunter geheilt werden. Auch wenn die genauen Zusammenhänge bisher noch wenig erforscht sind, so steht doch fest: Achtsame Berührung kann wahre Wunder wirken!

Jede Massage ist immer auch eine Form der Berührung. Bei der Energiezonen-Massage setzen Sie Techniken wie Drücken, Schieben und Reiben ein, um die Energiezonen zu stimulieren. Mit etwas Übung können Sie Ihre Hände dazu nutzen, um Schmerzen zu lindern, Verdauungsprobleme zu beheben oder das Immunsystem zu stärken und Erkältungen entgegenzuwirken. Ja mehr noch: Durch Berührung können Sie jemanden, der völlig erschöpft von der Arbeit nach Hause kommt, schnell mit neuer, frischer Energie aufladen. Oder Sie können einen Menschen, der nervös ist und unter Schlaflosigkeit leidet, sogar in ein entspanntes Faultier verwandeln.

Mehr als nur Haut auf Haut

Die Frage, die sich dabei stellt, lautet: Wie ist das eigentlich möglich? Wie können simple Massagetechniken so viel Einfluss haben? Die Antwort ist einfach: In der Berührung zwischen zwei Menschen passiert eben sehr, sehr viel: Berührung ist Austausch von Wärme, Mitgefühl und Energie, was viele positive Wirkungen auf Körper und Seele erklärt.

Die Haut – Organ mit ungeahnten Fähigkeiten

Wir nehmen die Welt durch unsere Sinne wahr. Je intensiver unsere sinnlichen Erfahrungen sind, je ausgeprägter also unsere Fähigkeit zu sehen, zu hören, zu riechen und zu schmecken ist, desto farbenfroher und reicher erscheint uns das Leben. Ebenso wie Augen und Ohren, gehört auch unsere Haut zu den Sinnesorganen. Beim Menschen ist der Tastsinn normalerweise wenig ausgeprägt – schade, denn es ist ein schönes Gefühl, wenn wir uns selbst und andere intensiv »spüren« können. Wie fein und genau unser Tastsinn arbeiten kann, zeigen uns Blinde, die gelernt haben, die kleinsten Erhebungen der Blindenschrift zu ertasten und auf diese Weise dicke Bücher zu lesen.

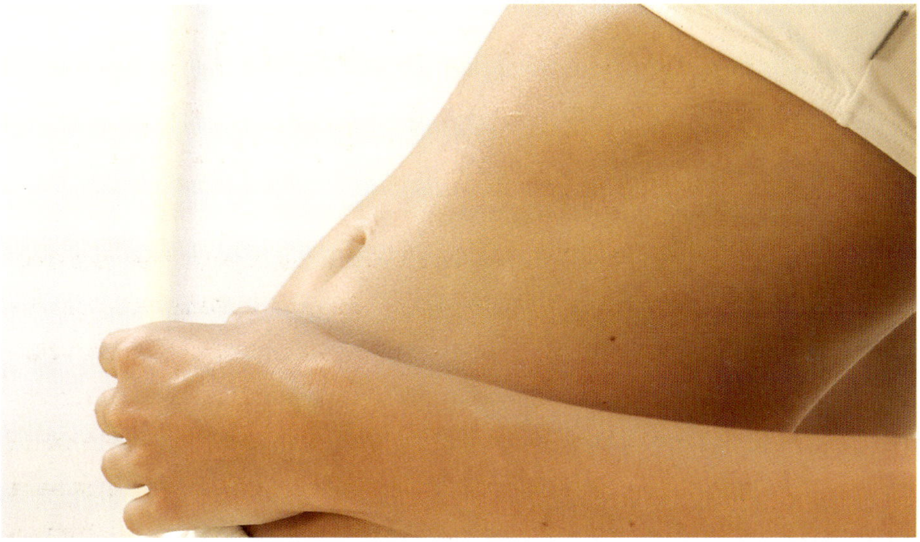

Die Haut ist mit einer Gesamtoberfläche von 1,5 bis 1,8 Quadratmetern unser größtes Organ. Sie ist mit unzähligen Sinneszellen versehen und daher an den meisten Stellen hoch sensibel.

Die Haut stimulieren

Wie alle Sinne, so kann auch unser Tastsinn entwickelt und gefördert werden. Eine schöne Gelegenheit dazu bietet die Massage. Jede Berührung spricht unseren Tastsinn direkt an. Mehr als fünf Millionen Hautsinneszellen freuen sich über jeden Kontakt zur Außenwelt. Die Rezeptoren – winzig kleine Tastkörper – leiten selbst feinste Berührungsreize an das Gehirn weiter, wo sie verarbeitet und in Gefühle »übersetzt« werden.

Durch Massagen wird unser größtes Sinnesorgan stimuliert – die Haut. Sie registriert sowohl Temperatur- und Schmerz- als auch Berührungsreize sehr genau. Alle Reize, die auf die Haut einwirken, werden über Nervenbahnen ans Gehirn weitergeleitet. Im Gegensatz zu Schmerz, Kälte oder Hitze, die unangenehme Gefühle erzeugen, regen Massagen die Ausschüttung von Glückshormonen im Gehirn an.

Schon eine oberflächliche, alltägliche Umarmung genügt, um über 100 000 Tastkörperchen zu aktivieren. Bei der Energiezonen-Massage werden jedoch noch wesentlich mehr angesprochen.

Kommunikation ohne Worte

Massage ist Berührung und damit auch eine Form der Kommunikation. Über das Massieren treten wir mit unserem Partner in einen intensiven Austausch. Durch unsere Handflächen, Finger und Fingerkuppen signalisieren wir: Ich bin für dich da; du kannst dich angenommen und geborgen fühlen.

Wenn Sie Ihren Partner, eine Freundin oder Bekannte mit Ihren Händen berühren, verstärken Sie den gegenseitigen Kontakt und bauen Nähe auf. Massieren heißt, den anderen zu berühren und ihm Wärme, Geborgenheit und Rückhalt zu geben.

Durch Berührung werden die Grenzen zwischen zwei Partnern überbrückt – man kommt sich näher. Berührung ist Kommunikation ohne Worte. Diese nonverbale Kommunikation ist bei Verliebten besonders gut zu beobachten, denn Paare, die sich lieben, umarmen und berühren sich besonders häufig und tauschen auch in alltäglichen Augenblicken Zärtlichkeiten aus. Wen wundert es da, dass US-Wissenschaftler entdeckten, dass die Scheidungsrate bei Paaren umso höher ist, je seltener sie sich im Alltag berühren? Natürlich hat eine Massage nichts mit »Verliebtheit« zu tun, da hier der Heil- bzw. der Wohlfühlaspekt im Vordergrund steht. Dennoch: Massage ohne Berührung ist kaum möglich und auch nicht sinnvoll – Ausnahme ist die Chakra-Massage.

Geborgenheit, Entspannung und ...

Was tun Sie, wenn Sie sich den Ellenbogen kräftig angestoßen haben? Sie streichen sich mit der Hand über die schmerzende Stelle. Wenn Kinder Bauchschmerzen haben, reiben wir ihnen über den Bauch. Und wenn eine gute Freundin traurig ist, nehmen wir sie in den Arm, denn instinktiv wissen wir, wie gut

Trau dich!

▶ *Ein Fehler, den Anfänger häufig machen, besteht darin, zu zögerlich und ängstlich vorzugehen. Als Behandelnder müssen Sie die Führung übernehmen. Und Sie müssen sich trauen, den anderen auch wirklich zu berühren. Keine Angst: Er hält mehr aus, als Sie vielleicht glauben. Und wenn Sie doch einmal zu viel Druck ausüben, werden Sie es ohnehin an der Reaktion merken.*

▶ *Sicherheit, Gelassenheit und Selbstvertrauen sind wichtige Zutaten der Massage, denn sie wirken sich heilsam auf Ihren Partner aus. Doch es ist gar nicht so einfach, souverän mit dem Thema »Berührung« umzugehen, da Berührungen in unserer Kultur nicht selbstverständlich sind. Selbst Menschen, die sich gut kennen, umarmen sich zur Begrüßung meist nur kurz und oberflächlich.*

▶ *Nutzen Sie die Energiezonen-Massage, um Ihren Partner ganz bewusst zu berühren. Und denken Sie daran: Wenn Sie Vertrauen schenken wollen, müssen Sie sich trauen, was ja noch lange nicht heißt, dass Sie deswegen grob werden müssen. Sanft und zugleich bestimmt – so lautet die Strategie für die Energiezonen-Massage.*

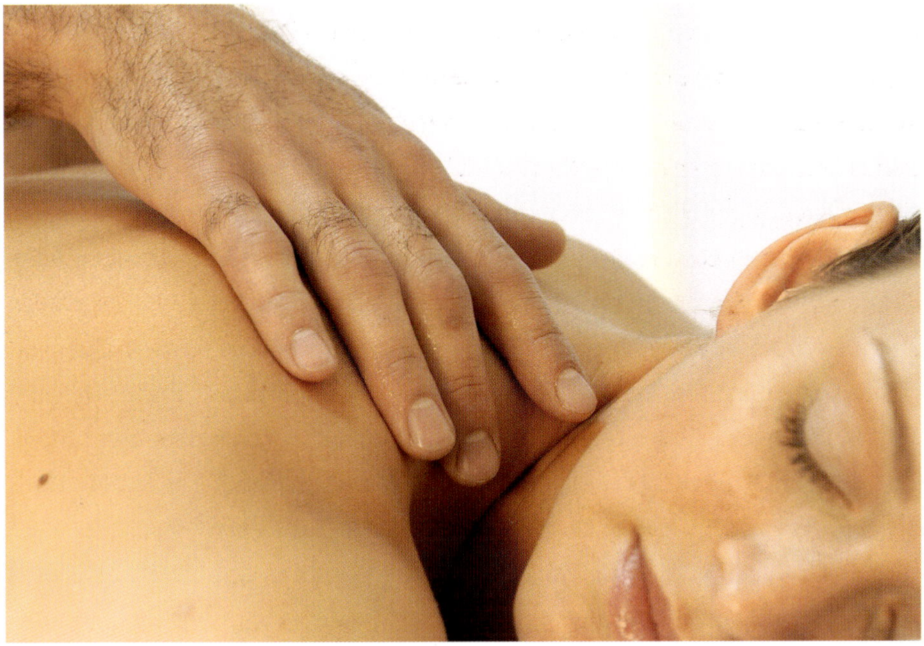

Die Berührung der Haut des Partners bei der Massage stellt einen sehr engen Kontakt zwischen zwei Menschen dar. Denken Sie daran, dass dieser Kontakt angenehm sein soll, und massieren Sie daher immer nur mit warmen Händen.

Berührungen tun. Falls Sie schon einmal von geübten Händen massiert wurden, haben Sie sicherlich die Erfahrung gemacht, dass sich das sehr angenehm anfühlt. Der Atem vertieft sich dabei, die Muskulatur entspannt sich, und darüber hinaus kann die Seele viel Ballast abwerfen. Berührungen sind eben der einfachste Weg zu mehr Wohlbehagen.

Hände können mehr

Bei der Energiezonen-Massage setzen wir Druck- und Streicheleinheiten bewusst ein, um Ruhe, Gelassenheit und Entspannung zu erzeugen. Bei jedem kleinen Massageprogramm sorgen Millionen von Sinneszellen dafür, dass unser Gehirn auf »Geborgenheit« und »Entspannung« umschaltet. Hände können aber nicht nur entspannen und verspannte Muskeln lockern – richtig eingesetzt leisten sie noch viel mehr. Nutzen Sie Ihre Hände zum Beispiel, um

- Stress und Anspannungen zu vertreiben;
- neue Energie zu schenken;
- einzelne Organe oder auch den ganzen Organismus zu stärken;
- Kreislauf und Lymphfluss anzuregen;

▶ die Ausscheidung von Giftstoffen und Schlacken zu fördern;

▶ häufige Beschwerden wie Kopfschmerzen, Husten, Allergien oder Rückenschmerzen zu lindern.

Über das limbische System, das Zentrum unseres Gehirns, das für die Gefühle zuständig ist, sind wir mit anderen Menschen emotional verbunden. Das heißt, dass wir sehr empfänglich für die Stimmungen unserer Mitmenschen sind. Gefühle übertragen sich: Ist eine Verkäuferin beispielsweise schlecht gelaunt und gereizt, wird es nicht lange dauern, bis wir entsprechend unfreundlich reagieren. Bei der Energiezonen-Massage sollten Sie versuchen, gute und Kraft spendende Energien zu übertragen. Ihre Hände werden dabei zu einem Instrument, das es Ihnen ermöglicht, körperliche, psychische und mentale Zustände Ihres Gegenübers zu beeinflussen. Doch natürlich übertragen Sie bei jeder Behandlung auch Ihre Gefühle auf den anderen. Daher sollten Sie Ihren eigenen Stimmungen gegenüber achtsam sein!

In einer schwedischen Studie fanden Forscher heraus, wie Massagen gegen Stress, innere Unruhe oder Schmerzen wirken: Bei der Stimulation der Haut mittels Druck- und Reibetechniken wird das Hormon Oxytocin im Gehirn freigesetzt. Die Folge: Seelische Anspannungen und Stress weichen, Ruhe und Wohlbefinden stellen sich automatisch ein.

Das Geheimnis der **Lebensenergie**

Energie ist die Essenz allen Lebens. Ohne Energie gäbe es weder Wachstum noch Entwicklung, Wärme, Liebe oder Kreativität. Energie ist der Motor, der alles am Laufen hält und alles um uns herum bewegt. Und nicht nur dort: Während Sie diese Zeilen lesen und vielleicht ganz entspannt auf dem Sofa sitzen, ist Ihr ganzer Organismus in Bewegung: Herz, Kreislauf, Verdauung, Stoffwechsel, Hormone und Atmung – alles Ausdruck Ihrer Lebendigkeit und Lebensenergie.

Die Lebensenergie bewusst nutzen

Im Fernen Osten haben Philosophen und Heilkundige das Phänomen der Lebensenergie schon vor Jahrtausenden erforscht. Sie entdeckten dabei, dass diese Ur-Energie sich zwar nicht direkt fassen, wohl aber pflegen und kultivieren lässt.

Viele asiatische Therapieformen und Übungswege, wie Aikido, Qi Gong, Akupunktur oder Shiatsu, zielen darauf ab, die Lebensenergie bewusst für Gesundheit, Beweglichkeit, Wohlbefinden oder Langlebigkeit zu nutzen.

Qi – die Quelle Ihrer Energie

In der traditionellen chinesischen Medizin (TCM) wird die Lebensenergie als Qi bezeichnet. In Japan heißt sie Ki, in der indischen Kultur Prana. Die alten Griechen nannten die Lebenskraft, die die körperlichen Funktionen lenkt, Pneuma. So unterschiedlich die Begriffe sind, so ist dabei doch stets die universelle Lebensenergie gemeint.

In der Energiezonen-Massage, die vorwiegend auf den Erkenntnissen der TCM gründet, werden wir beim Begriff »Qi« bleiben, den viele ja auch aus dem Qi Gong, der chinesischen Atemtherapie, kennen. Ebenso wie in den Übungen des Qi Gong geht es auch in der Energiezonen-Massage darum, das Qi zum Fließen zu bringen.

> Je mehr Energie Sie zur Verfügung haben, desto lebendiger werden Sie sich fühlen. Doch Sie sollten es nicht dem Zufall überlassen, ob Sie viel oder wenig Energie besitzen: Die Energiezonen-Massage ist eine von vielen Möglichkeiten, Ihre Energiequelle wieder aufzuladen.

Wenn der Energiefluss gestört ist

Nach fernöstlicher Auffassung strömt Qi durch die Meridiane, feine Energieleitbahnen, über die der ganze Körper mit Lebenskraft versorgt wird. Das Problem dabei: Der Fluss der Lebensenergie kann leicht gestört werden.

Fließt zu wenig Energie, fühlen wir uns erschöpft und müde. Ein Überschuss an Qi hingegen kann zu Gereiztheit und Verspannungen in Körper und Seele führen. Oft fließt die Lebensenergie aber auch nur ungleichmäßig – in einem Bereich zu stark, in einem anderen zu schwach. Und manchmal kommt es zu »Staus«, die den Fluss der Energie in den Meridianen stark behindern.

Die Energiezonen-Massage ist die Kunst, das Qi durch die Kraft der Hände wieder in Fluss zu bringen. Dies ist deshalb so wichtig, da Blockaden viele Krankheiten und Beschwerden hervorrufen können. Ganz abgesehen davon, ist der freie Fluss von Qi nicht nur für einen selbst, sondern auch für andere entscheidend. Menschen, deren Energie ungehindert fließen kann, haben entsprechend viel »Power« – und die überträgt sich auf ihre Mitmenschen ebenso wie Missstimmungen oder Erschöpfung.

Die »Qi-Massagen«

Es gibt viele Massageformen, deren Ziel die Harmonisierung des Qi ist. Akupressur, Shiatsu, Tuina und auch die Chakra- und Ayurveda-Massage gehören dazu (wenngleich das Qi bei letzteren als Prana bezeichnet wird). Die Energiezonen-Massage fasst die besten Techniken aus den genannten Schulen zusammen. Sie gehört somit ebenfalls zu den typischen Qi-Massagen, die dazu dienen, den harmonischen Strom der Lebenskraft zu unterstützen.

Alles, was unser Wohlbefinden stört, behindert auch den freien Fluss der Lebensenergie in den Meridianen. Dazu gehören nicht nur schlechte Ernährung oder Bewegungsmangel, sondern beispielsweise auch Stress, Sorgen, Ängste oder alle Formen negativen Denkens.

Die **Meridiane** oder Energieleitbahnen

Die Lehre von den Meridianen oder Energieleitbahnen ist eine Wissenschaft für sich. Nicht umsonst ist es erst nach langjährigem Studium möglich, die traditionelle chinesische Medizin in die Praxis umzusetzen. Für die Energiezonen-Massage ist es hingegen nicht notwendig, die genaue Lage der Meridiane zu kennen, da hierbei immer nur ausgewählte Energiezonen stimuliert werden. Solange Sie also nicht professionell arbeiten wollen, genügt es, sich an die jeweils beschriebenen Drucktechniken zu halten.

Da das Meridiansystem die Grundlage der Akupunktur und aller wichtigen östlichen Heilmassagen bildet, ist allerdings etwas Hintergrundwissen sinnvoll. Auch erleichtert es das Verständnis der Funktionsweise der Energiezonen-Massage. Im Folgenden sind daher die wichtigsten Informationen zusammengefasst.

Die Meridiane und ihre Aufgaben

Die Bezeichnung »Meridiane« entspringt eigentlich einem historischen Irrtum. Im 17. Jahrhundert stießen westliche Besucher bei chinesischen Ärzten auf Karten und Modelle, in denen die Leitlinien auf dem menschlichen Körper eingezeichnet waren. Sie tauften sie Meridiane, da diese Linien an die auf Landkarten und Globen eingezeichneten Längengrade zur geografischen Ortsbestimmung erinnerten. Und tatsächlich kann sich ein Akupunkturtherapeut an den Meridianen ebenso orientieren wie ein Seefahrer anhand der Längen- und Breitengrade auf seiner Seekarte.

Steuerung des Qi-Flusses

Dennoch: Die chinesische Bezeichnung für Meridian lautet »jingmo« (jing: transportieren, leiten; mo: pulsieren, berühren) und lässt sich eigentlich besser mit Energieleitbahn übersetzen. Nach chinesischer Auffassung ist unser Körper nicht nur von Blutgefäßen und Nervenbahnen, sondern auch von Energiebahnen durchzogen. Über diese Leitbahnen werden alle Organe mit der Lebensenergie Qi versorgt. Ähnlich wie das Blut in den Arterien pulsiert, strömt Qi in den Leitbahnen. Die Meridiane steuern so den Fluss der Lebensenergie und verbinden die Oberfläche des Körpers mit dem Inneren.

Die Entdeckung der Meridiane, die einem Netz aus feinsten Kanälen ähneln, ist jahrtausendealt. Wenngleich die Meridiane als solches bis heute nicht anatomisch erfasst werden konnten, zweifelt doch auch die Schulmedizin längst nicht mehr an den Wirkungen der Akupunktur, bei der die Leitlinien mit feinsten Nadeln stimuliert werden.

Gerade im Bereich der Schmerzlinderung zeigt die Behandlung der Meridiane mit Nadeln, Fingerdruck oder Wärme oft erstaunliche Wirkungen. So können zuweilen sogar Operationen mittels Akupunktur ohne Betäubung schmerzfrei durchgeführt werden.

Hauptmeridiane und Sonderleitbahnen

Es gibt zwölf Haupt- oder Primärmeridiane, die den jeweiligen Organen zugeordnet sind. Sie unterteilen sich nach Yin und Yang (zu den polaren Kräften Yin und Yang siehe Seite 28 ff.): Die Hälfte von ihnen bilden die so genannten Yin-Meridiane, die andere Hälfte die Yang-Meridiane .

Die sechs Yin-Meridiane

- Lungenmeridian (LU)
- Milz-Pankreas-Meridian (MP)
- Nierenmeridian (NI)
- Herzmeridian (HE)
- Lebermeridian (LE)
- Kreislauf-Sexualität-Meridian (KS)

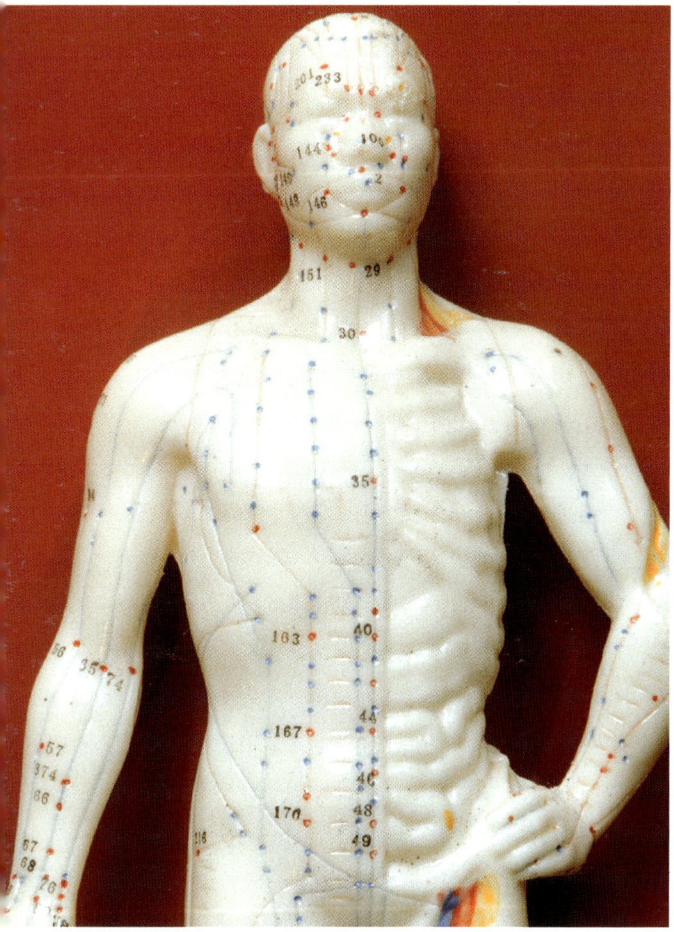

Die sechs Yang-Meridiane

- Dickdarmmeridian (DI)
- Magenmeridian (MA)
- Dünndarmmeridian (DÜ)
- Blasenmeridian (BL)
- Gallenblasenmeridian (GB)
- Dreifacher-Erwärmer-Meridian (3E)

Die Sonderleitbahnen

Neben diesen zwölf Hauptmeridianen gibt es noch acht Sonderleitbahnen, von denen zwei eine besondere Rolle spielen:

- Lenkergefäß (LG, Yang-Meridian)
- Konzeptionsgefäß (KG, Yin-Meridian)

Die oben genannten zwölf Hauptmeridiane ergeben zusammen mit den beiden Sonderleitbahnen die so genannten 14 großen Meridiane. Abgesehen davon gibt es noch eine Fülle kleinerer Nebenleitbahnen, die jedoch für die Massage nur eine untergeordnete Rolle spielen.

Noch heute orientieren sich Ärzte der traditionellen chinesischen Medizin bei Akupunktur und Akupressur nach den alten Meridian-Modellen.

Was sich über die Meridiane beeinflussen lässt

Auch wenn die meisten der Meridiane nach Organen benannt sind, beziehen sich ihre Wirkungsbereiche weniger auf dieses einzelne Organ als vielmehr auf sämtliche energetischen Aspekte, die mit dem jeweiligen Organbereich zusammenhängen. Das bedeutet, dass die Meridiane also nicht nur das ihnen zugehörige Organ kontrollieren, sondern ganze Funktionskreise – und sie wirken auch in Bereichen, die auf den ersten Blick nichts mit dem jeweiligen Organ zu tun haben. So beeinflusst der Nierenmeridian zum Beispiel nicht nur die Nieren, sondern auch Wasserhaushalt, Entgiftung, sexuelle Energie und sogar die Gemütsverfassung.

Bitte beachten:

- *Die Beschreibungen der Meridianverläufe beziehen sich in diesem Buch wie üblicherweise nur auf die an der Körperoberfläche verlaufenden Abschnitte.*
- *Nur diese oberflächlichen Meridiane können bei der Energiezonen-Massage stimuliert werden.*
- *Der Vollständigkeit halber sei aber erwähnt, dass die Meridiane auch im Körperinneren weiterverlaufen.*

Für die Praxis der Energiezonen-Massage brauchen Sie die genauen Funktionskreise der Leitbahnen natürlich nicht zu kennen. Behalten Sie einfach im Hinterkopf, dass die Energiezonen, die Sie in den jeweiligen Programmen massieren, nicht nur Organe, sondern den ganzen Organismus und nicht zuletzt auch die Seele harmonisieren.

Der Verlauf der Meridiane und ihre Wirkungsbereiche

Alle 14 großen Meridiane verlaufen in Längslinien paarig am Körper entlang – jeweils auf der linken und der rechten Körperseite. Die Ausnahme bilden lediglich die beiden Sondermeridiane – das Lenker- und das Konzeptionsgefäß –, die genau über die Körpermitte verlaufen und somit nur jeweils einmal vorhanden sind. In der folgenden Übersicht finden Sie die wichtigsten Anhaltspunkte zu Verlauf und Wirkungsweise der 14 großen Meridiane:

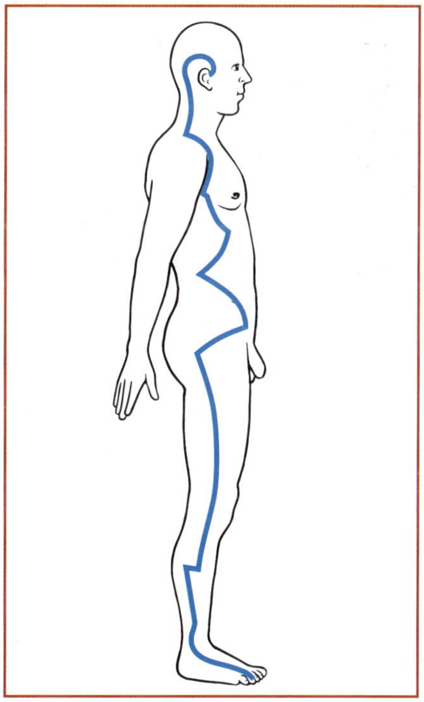

Der Gallenblasenmeridian beginnt am äußeren Augenwinkel und verläuft im Zickzack über die Schläfe und das Ohr, dann am Hinterkopf abwärts und über die Seite von Schulter, Brustkorb, Bauch und Hüften zur Außenseite von Ober- und Unterschenkel. Er endet am Nagelwinkel des vierten Zehs **(Grafik rechts).**

- Der Gallenblasenmeridian beeinflusst die Funktionen von Gallenblase, Leber und Haut. Er wirkt sich darüber hinaus auch auf die Augen, den Kopf- und den Schulterbereich aus. Dieser Meridian ist

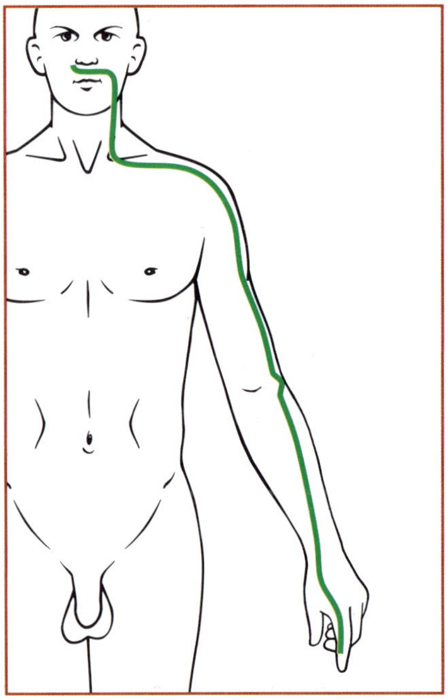

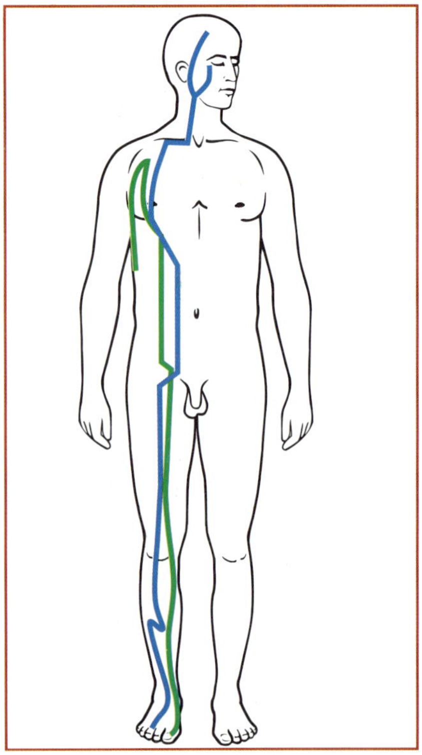

energetisch außerdem mit dem Lymphsystem, dem Ischiasnerv und den Bandscheiben verbunden.

Der Dickdarmmeridian entspringt an der Außenseite des Zeigefingernagels. Er zieht über die Außenseite von Unterarm und Ellenbogen und über die äußere Seite des Oberarms nach oben. Am höchsten Punkt der Schulter verläuft er an der Seite des Halses entlang bis ins Gesicht, wo er seitlich der Nase endet **(Grafik oben).**

▶ Der Dickdarmmeridian steuert Nahrungsverwertung und Darmtätigkeit sowie die Ausscheidung. Er versorgt vor allem den Dickdarm mit Energie und schützt die Schleimhäute der Verdauungsorgane. Darüber hinaus beeinflusst dieser Meridian außerdem Zähne, Zahnfleisch, Mund und Nase sowie die seelische Reifung.

Der Magenmeridian entspringt neben der Nase unterhalb der Augenmitte und verläuft in einem Zweig einerseits nach oben zur Schläfe, andererseits nach unten zum Unterkiefer. Von hier aus verläuft er am Hals entlang abwärts über Brust, Bauch, Leiste und Vorderseite des Oberschenkels bis zur Außenseite des Knies. Von hier zieht er weiter bis zur Mitte des Unterschenkels und macht dort eine kleine Kurve. Anschließend verläuft er in Richtung Fußrücken hinunter und endet schließlich an der Außenseite des zweiten Zehs **(Grafik unten, blau).**

▶ Der Magenmeridian steuert die Verdauung und den Appetit, beeinflusst aber auch den Hals- und Kieferbereich sowie den oberen Teil des Darms und den Kreislauf.

Der Milz-Pankreas-Meridian entspringt innen am großen Zeh. Von dort verläuft er senkrecht nach oben über den Fußrücken zur Innenseite von Unter- und Oberschenkel, dann über Leiste und Bauch zur Außenseite der Brust. Unter dem Schlüsselbein knickt er nach unten und endet unter der Achsel **(Grafik unten, grün).**

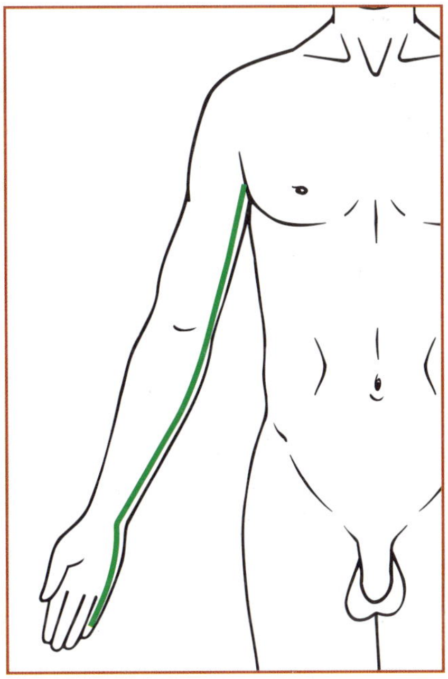

▶ Der Milz-Pankreas-Meridian reguliert den Flüssigkeitshaushalt des Organismus, die Verwertung und Umwandlung der Nahrung und die Aufnahme der Lebensenergie. Er beeinflusst außerdem Bindegewebe, Muskulatur und die Funktion des Immunsystems sowie den Gemütszustand.

Der Herzmeridian verläuft von der Achselhöhle zur Innenseite von Ober- und Unterarm bis in die Handfläche. Er endet an der inneren Spitze des kleinen Fingers **(Grafik oben).**

▶ Der Herz-Meridian kontrolliert die Funktionen von Herz, Herzbeutel und Kreislauf. Er hat außerdem Einfluss auf den Schlaf und das Gleichgewicht der Emotionen sowie auf mentale Vorgänge wie Konzentration und Gedächtnis.

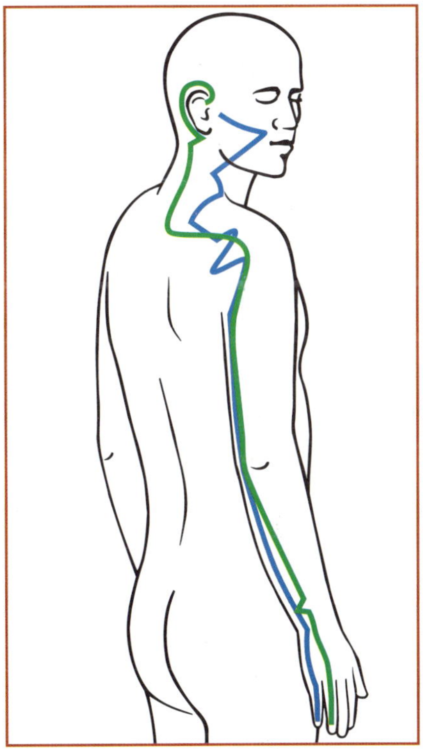

Der Dünndarmmeridian entspringt in der Fingerspitze des kleinen Fingers und steigt über den Handrücken und die Außenseite des Unterarms aufwärts. Vom höchsten Punkt des Oberarms aus verläuft er in einer Zickzacklinie über die Schulter, dann zum Trapezmuskel, zur Seite des Halses und schließlich hinauf zu Wange und Ohr **(Grafik unten, blau).**

▶ Der Dünndarmmeridian beeinflusst die Darmtätigkeit, den Bewegungsapparat, insbesondere Arme und Schultern, Teile des Rückens sowie das Gehör.

Der Dreifacher-Erwärmer-Meridian führt vom äußeren Nagelwinkel des Ringfingers über den Handrücken und den äußeren Unterarm aufwärts bis zur Schulter. Von dort zieht er über den Hals und um das Ohr zum äußeren Ende der Augenbraue **(Grafik unten, grün).**

▶ Der Dreifacher-Erwärmer-Meridian schützt den ganzen Organismus. Die drei Ebenen, die er beeinflusst, sind: Kopf bis Zwerchfell, Zwerchfell bis Nabel und Nabel bis Füße. Er ist keinem speziellen Organ zugeordnet, sondern verbindet alle Organe miteinander.

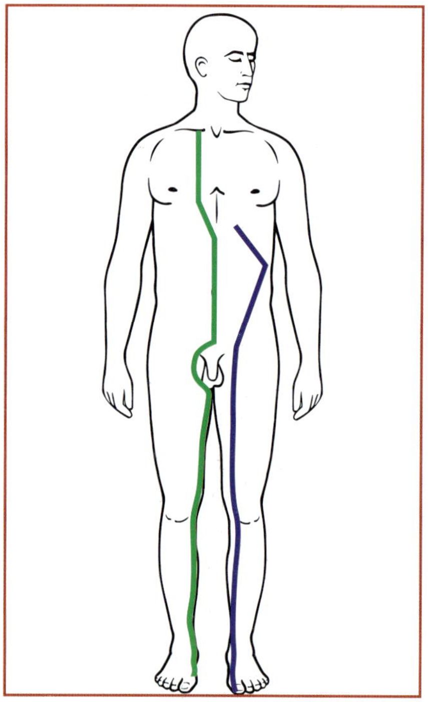

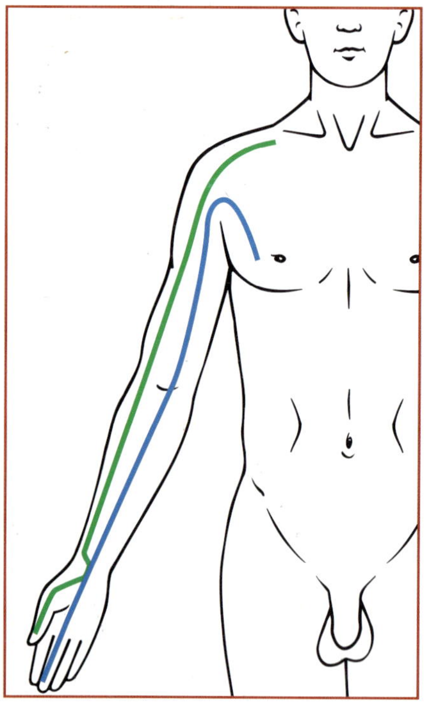

Der Nierenmeridian beginnt in der Fußsohlenmitte, umkreist den Knöchel, verläuft an der Innenseite der Wade über die Kniekehle zur Oberschenkelinnenseite, führt über den Bauch zur Brust und endet unterhalb des Schlüsselbeins **(Grafik oben, grün).**

▶ Der Nierenmeridian steuert Nierenfunktion und Harnausscheidung, er spielt aber auch für den Wärmehaushalt und die Energieversorgung des ganzen Organismus eine große Rolle. Er beeinflusst die Geschlechtsorgane, reguliert den Wasserhaushalt im Körper und ist auch für viele Stoffwechselprozesse von Bedeutung.

Der Lebermeridian beginnt am äußeren Nagelwinkel des großen Zehs und läuft über die Beininnenseite von Wade und Oberschenkel in die Leiste, wo er einen Bogen macht und im unteren Rippenbereich endet **(Grafik oben, blau).**

▶ Der Lebermeridian steuert die Leber- und Gallenblasenfunktionen, wirkt sich auf Verdauung, Blutqualität und Augen aus. Er hilft darüber hinaus bei der Entgiftung, schützt die Nerven und harmonisiert die Gefühle.

Der Lungenmeridian verläuft von unterhalb des Schlüsselbeins über die Außenseite der Brust zur Arminnenseite, wo er Oberarm, Ellbogenfalte, Unterarm und Daumenballen passiert, bevor er an der äußeren Kante des Daumens endet **(Grafik unten, grün).**

▶ Der Lungenmeridian beeinflusst Atmung, Lungenfunktion, Entgiftung sowie den Zustand der Haut und sogar die Nieren. Bei der Aufnahme und Steuerung des Qi spielt er ebenfalls eine große Rolle.

Der Kreislauf-Sexualität-Meridian entspringt außen neben der Brustwarze, verläuft über die Achselhöhle an der Arminnenseite zur Handinnenfläche und endet an der Mittelfingerspitze **(Grafik unten, blau).**

▶ Der Kreislauf-Sexualität-Meridian reguliert Kreislauf und Blutdruck, wirkt sich auf Herz und Herzbeutel aus und beeinflusst die Hormonausschüttung ebenso wie die seelische Verfassung.

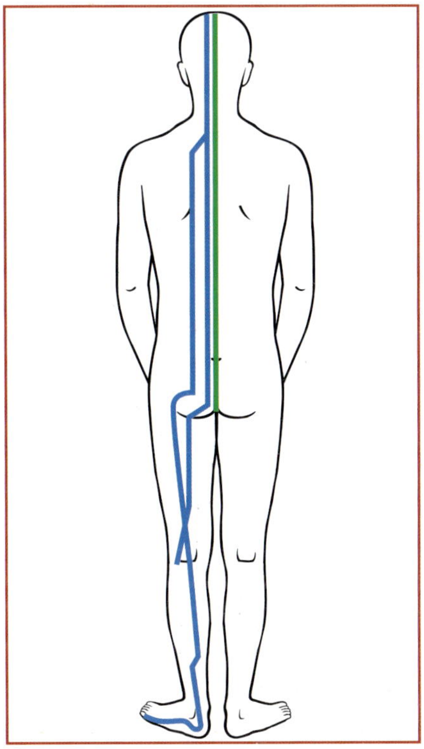

Der Blasenmeridian entspringt am inneren Augenwinkel und verläuft über Scheitel, Hinterkopf und Nacken zum Rücken, wo er zweigeteilt parallel zur Wirbelsäule abwärts fließt. Über die Rückseite der Beine und die Außenseite der Knöchel führt er in die kleinen Zehen, wo er schließlich endet **(Grafik oben, blau).**

▶ Der Blasenmeridian beeinflusst die Funktion von Blase und Nieren sowie die Harnausscheidung. Darüber hinaus wirkt er sich auf den Rücken, die Gelenke und den Hormonhaushalt aus.

Das Lenkergefäß entspringt in der Beckenhöhle. Vom Damm aus passiert es Steißbein und Kreuzbein und zieht senkrecht an der Wirbelsäule aufwärts, wo es über die Mittellinie von Nacken und Hinterkopf und schließlich über den Scheitel bis zu Stirn und Nase verläuft. Es endet über der Oberlippe im Zahnfleisch **(Grafik oben, grün).**

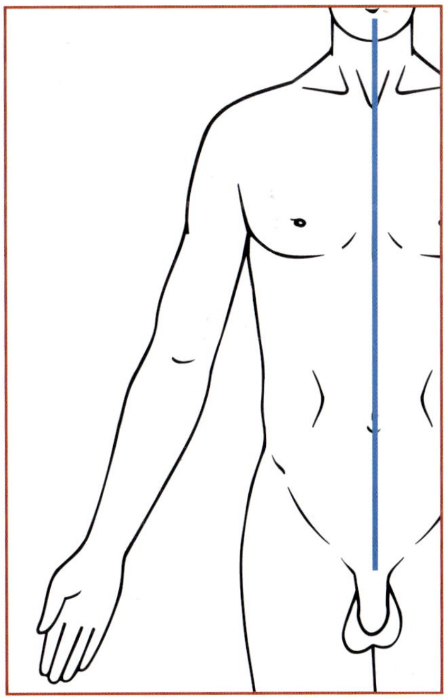

▶ Das Lenkergefäß beeinflusst die sechs Yang-Meridiane. Sein Wirkungsbereich umfasst Dünndarm, Blase, Gallenblase, Dickdarm und Magen, und es hängt mit der Gesundheit des Rückens, der Vitalität, der Abwehrkraft des Immunsystems und dem Wärmehaushalt zusammen.

Das Konzeptionsgefäß entspringt am Damm und verläuft über die Mittellinie der Körpervorderseite. Es passiert den Schambereich, Bauch, Brust und Hals und endet unterhalb der Unterlippe **(Grafik unten).**

▶ Das Konzeptionsgefäß ist auch keinem Organ zugeordnet, sondern beeinflusst die sechs Yin-Meridiane und damit Lunge, Leber, Nieren, Herz, Milz und die Fortpflanzungsorgane.

Blockaden in den Meridianen

Es ist nicht leicht, Beschwerden und Erkrankungen eindeutig bestimmten Störungen in einzelnen Meridianen zuzuordnen. Zu groß ist die Zahl der Überschneidungen – und die Zusammenhänge sind oft kompliziert, so dass nur ein erfahrener Therapeut die richtige energetische Diagnose stellen kann. Dennoch gibt es einige häufige Probleme, die direkt oder indirekt auf Blockaden in einem der 14 großen Meridiane hindeuten.

Yin und Yang in Harmonie bringen

»Schwer und Leicht ergänzen einander, Lang und Kurz gestalten einander.«
Lao Tse

Ein wichtiges Ziel der Energiezonen-Massage ist die Stärkung der Gesundheit. Dabei geht es jedoch nicht nur darum, konkrete Beschwerden zu bekämpfen. Aus ganzheitlicher Sicht ist Gesundheit wesentlich mehr als nur die Abwesenheit von Krankheiten – nämlich körperliche und seelische Harmonie. In fernöstlichen Therapiemethoden werden daher nicht nur Organstörungen, sondern beispielsweise auch Nervosität, Stimmungstiefs oder Ängste als Zustände mangelnder Gesundheit angesehen.

Das Wissen um die polaren Kräfte Yin und Yang hilft dabei, Störungen im Energiehaushalt entgegenzuwirken. Wer weiß, wie man die Philosophie von Yin und Yang in die Praxis umsetzt, kann die Balance in Körper und Seele auf einfache Weise wiederherstellen – beispielsweise durch die Anwendung gezielter Massagetechniken.

Sommer und Winter, Aktivität und Ruhe

Auch wenn die Begriffe »Yin« und «Yang« für westliche Ohren vielleicht etwas ungewohnt klingen, versinnbildlichen sie doch nur ganz natürliche Phänomene, die jeder von uns kennt. Während Yin die weibliche Energie repräsentiert, entspricht Yang dem männlichen Pol. Ob Tag und Nacht, Ebbe und Flut oder Sommer

Meridian	Probleme durch Störungen und Blockaden in diesem Meridian
Lungenmeridian	*Atembeschwerden, Lungenerkrankungen, Atemnot, Husten, Bronchitis, Asthma, Lungenentzündung, Erkältungskrankheiten, Heiserkeit, Hals-, Nasen- und Ohrenbeschwerden, Rachenentzündung, Nackenschmerzen, Zahnschmerzen, Tennisarm, Burnout-Syndrom*
Dickdarmmeridian	*Darmbeschwerden, Durchfall, Verstopfung, Schwächung des Immunsystems, Erkältungen, Allergien, Bluthochdruck, Zahnschmerzen, Tennisellenbogen*
Magenmeridian	*Magenschmerzen, Sodbrennen, Aufstoßen, Blähungen, rheumatische Beschwerden, Nervenentzündungen im Gesichtsbereich, rote oder entzündete Augen, Bindehautreizung, Zahnschmerzen, Schwächezustände, Stress*
Milz-Pankreas-Meridian	*Ängste, Panikattacken, Gemütsschwankungen, Schlafstörungen, Menstruationsstörungen, Verdauungsprobleme, Übelkeit, Allergien, Knieschmerzen*
Herzmeridian	*Herzbeschwerden, Kreislaufschwäche, Blutdruckstörungen, Schwindel, Angina pectoris, Halsschmerzen, Erschöpfung, Ängste, Schlaflosigkeit*
Dünndarmmeridian	*Kopfschmerzen, Darmerkrankungen, Verdauungsschwäche, Übelkeit, Ischiasprobleme, Rücken- und Nackenschmerzen, Tinnitus, psychosomatische Leiden, Stress, Nervosität*
Blasenmeridian	*Blasenschwäche, Blasenentzündungen, Hämorrhoidalbeschwerden, Gelenkerkrankungen, rheumatische Erkrankungen, Rückenschmerzen, Ischiasbeschwerden, Hexenschuss, Stoffwechselstörungen*
Nierenmeridian	*Nierenerkrankungen, Potenzstörungen, Erschöpfung, kalte Füße und Hände, Kurzatmigkeit, Abwehrschwäche, Kraftlosigkeit, depressive Verstimmungen, Nachtschweiß*
Kreislauf-Sexualität-Meridian	*Herzprobleme, Angina pectoris, Kreislaufstörungen, Ängste, innere Unruhe, Schlafstörungen, sexuelle Probleme*
Dreifacher-Erwärmer-Meridian	*Ohrenschmerzen, Mittelohrentzündung, Schwerhörigkeit, Koliken, Bauchschmerzen, Verdauungsprobleme, Atemwegserkrankungen, Kältegefühl*
Gallenblasenmeridian	*Augenbeschwerden und -erkrankungen, Gallensteine, Koliken, Kopfschmerzen, Schulterschmerzen, Ischiasprobleme, Schmerzen im Bereich der Knie, Füße und Knöchel, Reizbarkeit, depressive Verstimmungen*
Lebermeridian	*Lebererkrankungen, Verdauungsprobleme, Bauchschmerzen, Migräne, Frauenkrankheiten, trockene und fahle Haut, Trockenheit in Mund und Hals, Kraftlosigkeit*
Lenkergefäß	*Schmerzen in Nacken und Rücken, Kopfschmerzen, Migräne, Schwindel, Wechseljahrebeschwerden, Unfruchtbarkeit, Impotenz, Kreislaufschwäche, Hexenschuss, Gedächtnisstörungen, Fieber, grippale Infekte*
Konzeptionsgefäß	*Müdigkeit, Brustschmerzen, Asthma, Herzbeschwerden, Regelstörungen, Schmerzen und Entzündungen im Unterbauch und Beckenraum*

und Winter, ob Kälte und Wärme oder Aktivität und Ruhe – das Wechselspiel der beiden polaren Urkräfte begegnet uns täglich auf Schritt und Tritt. Sicher kennen Sie das nebenstehende Yin-Yang-Symbol: Dieses Symbol verrät viel über die chinesische Kosmologie, die die Grundlage für die chinesische Medizin bildet.

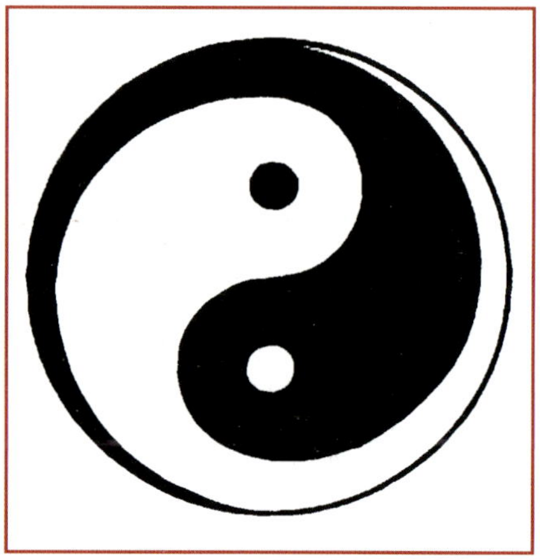

Das fernöstliche Yin-Yang-Symbol: Beide Kräfte ergänzen sich zu einem vollkommenen Ganzen.

Zwei sich ergänzende Pole

Nach fernöstlicher Auffassung entspringen die beiden Pole Yin und Yang der ursprünglichen Einheit allen Seins, dem Absoluten oder »Tao«, das im Symbol durch den Kreis dargestellt ist. Im Tao befinden sich die beiden Pole Yin und Yang im vollkommenen Gleichgewicht. Auf den ersten Blick scheinen Yin und Yang getrennt zu sein, doch sieht man genauer hin, erkennt man, dass beide Pole eng miteinander verwoben sind und einander bedingen: Malt man Yin, den schwarzen Teil des Symbols, auf weißes Papier, wird automatisch Yang sichtbar. Beide Pole bilden gleichzeitig Hintergrund und Form und durchdringen sich gegenseitig.

So bringen Sie Yin und Yang in Einklang

Im Taoismus, einem wichtigen Zweig der chinesischen Philosophie, wird immer wieder betont, wie wichtig es ist, dem natürlichen Fluss der Dinge zu folgen. Doch leider ist es in unserer Zeit sehr schwierig geworden, in Harmonie mit der Natur zu leben. Heutzutage sind Yin und Yang im Menschen selten im Gleichgewicht. Und dementsprechend selten sind die Augenblicke, in denen wir uns rundum wohl, zufrieden, entspannt und zugleich voller Energie fühlen.

Dennoch können wir jederzeit sehr viel für unsere innere Balance tun. Das Geheimnis besteht darin, Extreme zu vermeiden und immer wieder für Ausgleich zu sorgen. Der Taomeister Yün Chi sagte: »Ruhe, sobald die Zeit der Ruhe gekommen ist. Handle, sobald die Zeit zu handeln gekommen ist.«

Dies ist nur eine Möglichkeit, Yin und Yang zu harmonisieren. Doch nur wenige halten sich daran. Menschen, die den ganzen Tag in hektischem Treiben verbringen und sich kaum noch entspannen können (Yang-Zustand), sind eher die Regel als die Ausnahme.

Yin- und Yang-Zuordnungen

Die beiden Pole Yin und Yang repräsentieren unterschiedliche Aspekte und Qualitäten. In der Tabelle finden Sie die wichtigsten Zuordnungen, die dabei helfen, das Wesen von Yin und Yang zu erfassen.

Yin	Yang
Pol der Ruhe	*Pol der Aktivität*
Weibliche Energien	*Männliche Energien*
Erde	*Himmel*
Kühle und Kälte	*Wärme und Hitze*
Herbst und Winter	*Frühling und Sommer*
Besänftigende Energie	*Dynamische Energie*
Passivität	*Aktivität*
Introvertiertheit	*Extrovertiertheit*
Mond	*Sonne*
Dunkelheit	*Licht*
Nacht	*Tag*
Feuchtigkeit	*Trockenheit*
Wasser	*Feuer*
Unterer Körperbereich	*Oberer Körperbereich*

In der Natur lässt sich das Wechselspiel von Yin und Yang gut beobachten: In ewigem Rhythmus gehen Tag und Nacht, Ebbe und Flut oder Sommer und Winter ineinander über. Doch auch viele andere Phänomene, wie Hitze und Kälte, lassen sich auf das Wirken der Polarität zurückführen.

Auch zu viel Ruhe und Entspannung kann Yin und Yang aus dem Gleichgewicht bringen. Wer die eine Hälfte des Tages sitzend im Büro und die andere auf dem Sofa liegend verbringt, vernachlässigt seinen aktiven Pol und wird schnell schlapp. Schon etwas Bewegung an der frischen Luft kann für einen gesunden Ausgleich sorgen.

Balance ist alles!

Es ist gar nicht schwer, die Philosophie von Yin und Yang konkret umzusetzen. Meiden Sie einfach alle Extreme, die das natürliche Gleichgewicht von Körper und Seele stören. Hier ein paar Tipps für mehr Balance im täglichen Leben:

- Sorgen Sie täglich für etwas Bewegung, indem Sie spazieren gehen, Sport treiben oder im Garten arbeiten.

▶ Legen Sie zwischendurch immer wieder einmal Entspannungsphasen ein, am besten mit einem guten Buch auf dem Sofa oder bei einer kleinen Siesta in der Hängematte.

▶ Ziehen Sie sich warm an, wenn es draußen kalt ist. Achten Sie darauf, dass Sie nicht frieren, und setzen Sie sich nicht dem Zug aus.

▶ Wärmen Sie sich im Winter auch von innen: Trinken Sie heiße Tees, oder essen Sie warme Suppen.

▶ Kühlen Sie Ihren Körper im Sommer, indem Sie sich im Schatten aufhalten und kühlende Nahrung wie Obst und Salate zu sich nehmen. Vermeiden Sie ausgedehnte Sonnenbäder – erst recht in südlichen Ländern.

Ob körperliche Beschwerden oder seelische Unausgeglichenheit – die tiefere Ursache dafür liegt meist in energetischen Störungen. Sie können die Balance wiederherstellen, indem Sie die beiden polaren Energien Yin und Yang in Einklang bringen.

▶ Bringen Sie einen festen Rhythmus in Ihre Schlaf- und Wachzeiten. Ideal wäre es, nicht viel später als 22 Uhr ins Bett zu gehen und bei Sonnenaufgang aufzustehen. Sowohl zu lange als auch zu kurze Schlafzeiten stören das Gleichgewicht von Yin und Yang. Besonders schädlich sind schlaflose Nächte vor dem Computer oder dem Fernseher.

▶ Meiden Sie Stress! Auch wenn Sie oft viel zu erledigen haben, sollten Sie dabei wenigstens innerlich gelassen bleiben.

▶ Verzichten Sie auf Substanzen, die aufputschend (extremes Yang) oder einschläfernd (extremes Yin) wirken. Dazu gehören beispielsweise Koffein (in Kaffee, schwarzem Tee und Colagetränken), aber auch Beruhigungsmittel und Schlaftabletten.

Yin und Yang in der Energiezonen-Massage

Wenn Sie Ihren Partner massieren, sollten Sie die Philosophie von Yin und Yang im Hinterkopf behalten. Nur wenn Yin und Yang im Gleichgewicht sind, kann die Energie frei fließen, was die Voraussetzung für Gesundheit und Wohlbefinden ist.

Die Energiezonen-Massage lässt sich mit dem Stimmen einer Geige oder Gitarre vergleichen. Jeder Musiker stimmt die Saiten seines Instruments, bevor er darauf spielt. Sind die Saiten zu lose, kann kein guter Klang entstehen. Wird die Saite hingegen zu straff gespannt, droht sie zu reißen. Doch selbst kleinste Abweichungen der Saitenspannung führen zu »Verstimmungen« und stören die Harmonie in der Musik.

Yin- und Yang-Tipps für die Praxis

Letztlich hilft bei der Energiezonen-Massage nur eines: Praxis und noch mal Praxis. Die folgenden Tipps helfen Ihnen jedoch dabei, schneller ein erfolgreicher Masseur zu werden:

- Je aufmerksamer Sie sind und je mehr Sie bei der Behandlung in sich ruhen, desto leichter wird es Ihnen fallen, Yin- und Yang-Zustände bei Ihrem Partner und sich selbst zu erkennen.
- Yang-Zustände zeigen sich in einem Übermaß an Energie.
- Für Yin-Zustände ist ein Mangel an Energie charakteristisch.
- Jeder Mensch hat eine bestimmte Veranlagung. Es gibt Menschen, die vor Energie sprühen und andere, die mit ihren Energien sehr viel sparsamer umgehen müssen (Yang-Typ und Yin-Typ).
- Neben der Grundveranlagung wechseln die Zustände in jedem Augenblick. Auch bei energiestarken Menschen ist zwischendurch einmal die Luft raus. Jeder Moment ist einzigartig: Auch wenn Ihr Partner bei der letzten Massage vielleicht im Yang-Überschuss war, ist heute alles schon wieder ganz anders.
- Zu den typischen Yin-Störungen gehören ein niedriger Blutdruck, Unterleibserkrankungen, Schwäche, Blässe, Blutarmut, Eisenmangel, depressive Stimmungen, Müdigkeit oder Erschöpfung – führen Sie in diesem Fall Yang zu. Um Yang zuzuführen, sollten Sie bei der Behandlung entsprechend dynamisch vorgehen: Aktivieren Sie die Energien Ihres Partners, indem Sie intensiv und mit relativ viel Druck arbeiten.
- Typische Yang-Störungen sind ein hoher Blutdruck, Nervosität, Reizbarkeit, Unruhe, Entzündungen, Spannungskopfschmerzen oder verkrampfte Muskeln – führen Sie in diesem Fall Yin zu. Um Yin zuzuführen, sollten Sie bei der Massage darauf achten, beruhigend einzuwirken. Massieren Sie sanft und entspannend, und wenden Sie nur wenig Druck an.
- Versuchen Sie, sich selbst in einen kraftvollen, dynamischen Zustand zu bringen, wenn Sie einen Partner bearbeiten, der unter Yin-Störungen leidet. Massieren Sie hingegen jemanden, der zu viel Yang besitzt, sollten Sie besonderen Wert auf Ihre innere Ruhe und Gelassenheit legen und sich bei der Energiezonen-Massage viel Zeit lassen.

Wenn Sie mit Energien arbeiten, sollten Sie wie ein Musiker vorgehen: Bringen Sie Ihren Partner »in die richtige Stimmung«, und helfen Sie ihm so, wieder zu seinem inneren Gleichgewicht zu finden.

Tsubos, Marmas und Chakras

In der klassischen westlichen Massage werden Haut, Bindegewebe und Muskeln »handgreiflich« bearbeitet. Äußerlich gesehen wird auch bei der Energiezonen-Massage über die Haut gearbeitet – doch tatsächlich dient die Haut dabei nur als Medium, über das letztlich immer die Energiezonen angesprochen werden.

Es gibt zahlreiche Energiezonen, die teilweise bereits vor Jahrtausenden in verschiedenen Kulturen entdeckt wurden. Die bekanntesten sind die Akupunkturpunkte, die in Japan als Tsubos bezeichnet werden. Doch es gibt noch andere Körperzonen, die in der Energiezonen-Massage stimuliert werden können: Dazu gehören die Marmas, die im Ayurveda eine große Rolle spielen, oder die Chakras, besonders große Energiezonen, die im Yoga entdeckt wurden.

Bei der Energiezonen-Massage gehen Sie vor wie jemand, der Rosen pflanzt. Äußerlich sieht es so aus, als würden Sie nur den Boden gießen, aber tatsächlich gilt das Wasser nicht der Erde, sondern den Samen, die sich darunter verbergen.

Den Partner in die richtige Schwingung bringen

Ob Sie die Haut Ihres Partners mit Finger- oder Handballendruck bearbeiten oder mit duftenden Ölen massieren – Sie berühren dabei nie »nur« die Haut, sondern immer auch die tiefer liegenden Energiezonen. Sie können Körper und Seele Ihres Partners »in die richtige Schwingung bringen«, wenn Sie den richtigen Ton – oder besser gesagt die richtige Energiezone – treffen.

Sowohl die chinesische als auch die indische Heilkunde gehen davon aus, dass es sehr viele Energiezonen auf und unter der Hautoberfläche gibt. Im Folgenden werden Sie die wichtigsten Energiezonen im Überblick kennen lernen. In der Energiezonen-Massage werden dann allerdings nur einige ausgewählte Bereiche bearbeitet, die erfahrungsgemäß besonders gut auf Reize ansprechen.

Die Tsubos oder Akupunkturpunkte

Die meisten Zonen, die in der Energiezonen-Massage bearbeitet werden, sind Akupunkturpunkte, die auf den Meridianlinien liegen und in der Akupunktur mit feinsten Nadeln stimuliert werden. Dabei handelt es sich teilweise um kleine

Punkte, zum Teil auch um etwas größere Zonen. In China werden die Akupunkturpunkte als »Shuxue«, in Japan als »Tsubos« bezeichnet. Um Missverständnisse zu vermeiden: Ob Tsubo, Shuxue, Akupunktur- oder Akupressurpunkt – gemeint sind dabei immer die gleichen Punkte auf den Energieleitbahnen, auch wenn es hier und da kleine Abweichungen in den jeweiligen Systemen gibt.

»Schlüssellöcher« zur Lebensenergie

Es gibt insgesamt 361 klassische Tsubos, die auf den Hauptmeridianen verteilt sind. Obwohl es darüber hinaus noch zahlreiche weitere Energiezonen geben soll, sind für die Behandlung höchstens 90 Zonen von Bedeutung. Rund 80 Prozent der Tsubos oder Akupunkturpunkte liegen in Mulden oder Spalten, die relativ gut getastet werden können.

Die Energiezonen sind oft sehr schmerzempfindlich und reagieren sensibel auf Berührungen. Erfahrene Therapeuten können allein durch Druck auf einige Zonen feststellen, ob organische Erkrankungen vorliegen.

Wie Tsubos auf Druck reagieren

Nach fernöstlicher Auffassung *führt der Druck auf die Energiezonen dazu, dass sich Blockaden lösen, die Lebensenergie wieder ins Fließen kommt und der Organismus dadurch ganz von selbst zurück ins Gleichgewicht findet. Die traditionelle östliche Sichtweise geht also vom Prinzip der Lebensenergie aus.*

Westliche Forscher *erklären die Wirkungen der Energiezonen-Massage hingegen eher »mechanisch« über Reizmechanismen: Der Reiz, der durch den Druck der Finger gesetzt wird, aktiviert die Ausschüttung von Endorphinen (Glückshormonen), die die Weiterleitung der Schmerzinformation zum Gehirn blockieren und auf diese Weise Schmerzen lindern oder ganz zum Verschwinden bringen können. Die Wirkungen von Akupressur, Shiatsu & Co. lassen sich schulmedizinisch ferner durch die dabei auftretende Anregung von Gewebestoffwechsel, Blutzufuhr, Sauerstoffversorgung und Immunzellsystem erklären. Außerdem haben Wissenschaftler vor einiger Zeit entdeckt, dass der Hautwiderstand über vielen Tsubos messbar erhöht ist.*

Ein tieferes Verständnis *der Wirkungsweise von energetischen Massagemethoden lässt sich jedoch sicher nicht »aus dem Reagenzglas« ableiten, sondern setzt die Beschäftigung mit den Prinzipien der Lebensenergie, eine gesunde Portion »intuitive Intelligenz« und viel Erfahrung voraus.*

Die meisten Energiezonen liegen weit von den Organbereichen entfernt, mit denen sie über die Leitbahnen verbunden sind. Dennoch können die Organfunktionen gut über die Tsubos angeregt werden. Tsubos sind gewissermaßen »Schlüssellöcher«, und die Finger sind die Schlüssel, mit denen man diese aufschließen kann. Über die Energiezonen kann man sich in das energetische System seines Partners einschleusen und dort positive Veränderungen bewirken.

Die Marmas – Energiezonen im Ayurveda

Auch im Ayurveda, der klassischen indischen Heilkunde, die noch wesentlich älter ist als die chinesische Medizin, befasst man sich von jeher mit Energiezonen. Diese werden hier als Marmas bezeichnet und schon in der sehr alten Textsammlung »Sushrut Samhita« erwähnt. Die Marmas werden dort als Kreuzungs- oder Knotenpunkte beschrieben, durch die besonders viel Lebensenergie (Sanskrit: »Prana«) strömt. Es gilt heute als sehr wahrscheinlich, dass die chinesischen Akupunkturpunkte sich auf der Grundlage der Marma-Lehre entwickelten.

Links: Die wichtigsten Marma-Zonen an der Körpervorderseite
Rechts: Die wichtigsten Marma-Zonen an der Körperrückseite

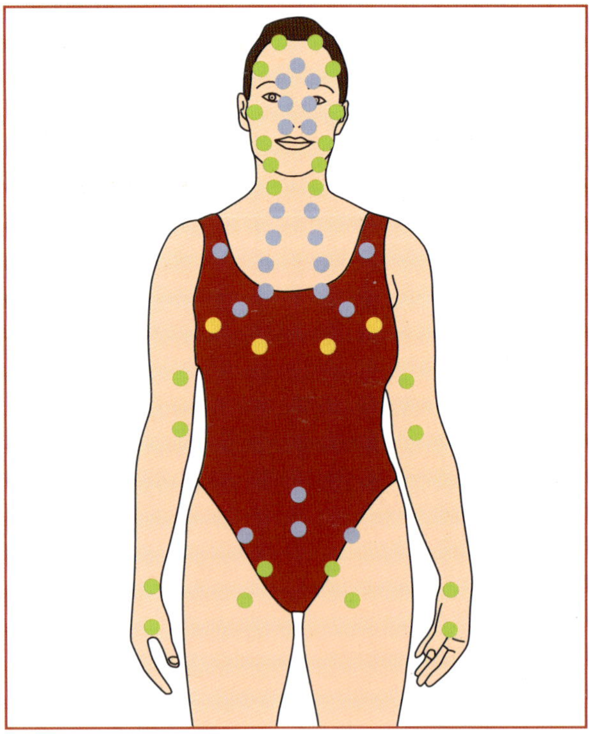

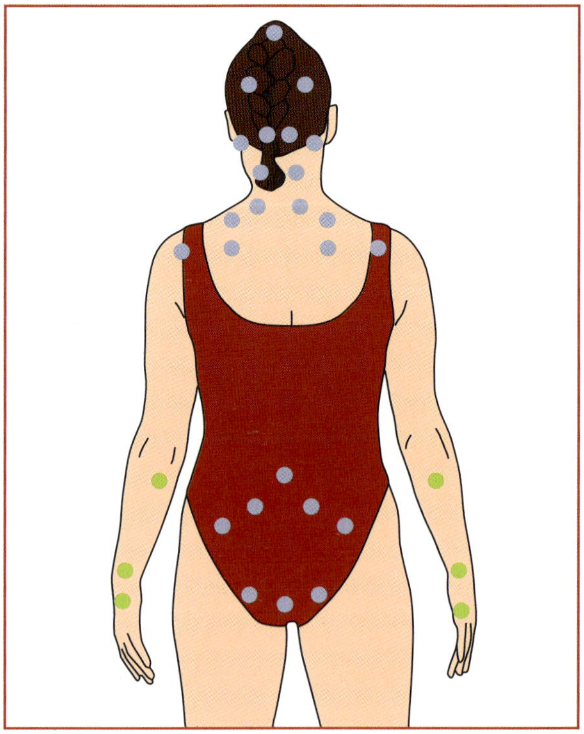

Bitte beachten:

Einige Marmas sind äußerst empfindlich. Die intensive Stimulierung der Marmas durch starken Druck darf nur von erfahrenen Therapeuten mit langjähriger Erfahrung durchgeführt werden, ansonsten besteht die Gefahr, dass die Behandlung mehr schadet als nützt. Bei der Massage der Marma-Zonen gilt also: Weniger ist mehr! Berühren Sie die Marmas immer sehr vorsichtig und behutsam – leichte, kreisende Bewegungen mit wenig Druck reichen vollkommen aus, um die Prana-Aufnahme anzuregen.

Im Gegensatz zu den Chakras, die inzwischen auch bei uns in vielen Zweigen der alternativen Heilkunde eine große Rolle spielen, sind die Marmas bisher noch weitgehend unbekannt. Dabei sind die Marma-Zonen im Grunde genommen nichts anderes als kleine Chakras, die über den ganzen Körper verteilt sind. Im Gegensatz zu den Marma-Zonen sind die erheblich größeren Chakras an der Wirbelsäule entlang angeordnet.

Das Wissen um die Chakras entstammt ursprünglich der Yogatradition Indiens. Doch während die Chakras im Yoga durch Körperstellungen und Atemübungen entwickelt werden, werden sie in der Energiezonen-Massage durch Übertragung von Lebensenergie angeregt.

Verbindung von Körper und Bewusstsein

Den alten Schriften zufolge gibt es 107 Marmas, von denen aber nur 43 für die Behandlung wichtig sind. Durch die sanfte Massage dieser Zonen mit speziellen Aromaölen kann der Energiefluss auf körperlicher und seelischer Ebene angeregt werden. Da die Marmas laut Ayurveda Bewusstsein und Körper miteinander verbinden, wird durch die Massage außerdem das Körperbewusstsein sensibilisiert, mit der Folge, dass man sich in seiner Haut zunehmend wohler fühlt.

Die Chakras – Energiezonen des Yoga

Ebenso wie das Ayurveda stammt auch die Chakra-Lehre aus Indien. Beide Methoden entwickelten sich aus der jahrtausendealten indischen Weisheitstradition, deren schriftliches Zeugnis die so genannten Veden sind. So ist es kein Wunder, dass es viele Parallelen zwischen beiden Methoden gibt: Chakras haben ähnliche Aufgaben wie die Marma-Zonen; auch die Chakras sind Energiezonen, allerdings besonders bedeutsame.

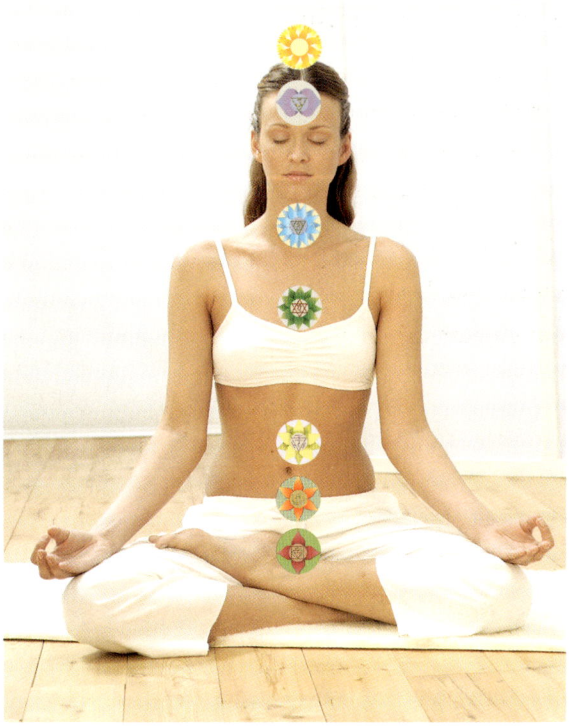

Die sieben Hauptchakras und ihr Sitz entlang des Körpers

Die Energiewirbel

Der Sanskrit-Begriff »Chakra« bedeutet wörtlich »Wirbel« oder »Rad«. Es gibt sieben große »Energiewirbel«, die Hauptchakras, die entlang der Wirbelsäule angeordnet sind. Entsprechend ihrer Lage beeinflussen sie bestimmte Bereiche des Körpers und versorgen diese mit Prana, der universellen Lebensenergie. Darüber hinaus wirken die Chakras sich aber auch auf geistige und seelische Vorgänge aus.

Grundsätzlich gilt, dass Störungen und Blockaden im Energiefluss der einzelnen Chakras Auswirkungen auf körperliches und seelisches Wohlbefinden haben. Andererseits können wir das Wissen um die Energieströme der Chakras und ihre Einflussbereiche nutzen, um Beschwerden und seelische Belastungen zu lindern: Die Chakra-Massage hilft, blockierte Energien in jedem einzelnen Chakra wieder zum Fließen zu bringen, das Wohlbefinden zu steigern und Beschwerden entgegenzuwirken. Die Massage der Chakras erfordert zwar Einfühlungsvermögen und Sensibilität, bietet jedoch eine sehr einfache und vollkommen ungefährliche Möglichkeit, etwas für die körperliche und seelische Gesundheit Ihres Partners zu tun.

Die besten Energiezonen-Massagen aus **Fernost**

Seit Jahrtausenden ist die Massage fester Bestandteil der traditionellen chinesischen Medizin, deren Ursprünge der Legende zufolge auf den sagenumwobenen »Gelben Kaiser« Huang Di zurückgehen. Huang Di soll China vor rund 5000 Jahren regiert haben und gilt als Vater der Akupunktur. Die genauen historischen

Ursprünge der traditionellen chinesischen Medizin können heute nicht mehr zurückverfolgt werden. Archäologische Ausgrabungen deuten jedoch darauf hin, dass Akupunkturnadeln bereits vor rund 4000 Jahren angewendet wurden.

Erste schriftliche Belege für chinesische Energiezonen-Massagen, bei denen keine Nadeln eingesetzt werden, liefert das etwa 100 v. Chr. veröffentlichte Werk »Der innere Klassiker des Gelben Kaisers«. Tuina ist die Weiterentwicklung der darin beschriebenen Anmo-Massage (Reiben, Drücken und Klopfen bestimmter Punkte) und setzt ebenso wie diese die Hände statt Nadeln ein, um die Lebensenergie Qi in den Leitbahnen anzuregen.

Tuina

Der Begriff »Tuina« setzt sich aus dem chinesischen »Tui« (»drücken« oder »schieben«) und »Na« (»ziehen« oder »greifen«) zusammen. Tuina-Therapeuten wenden verschiedene Druck-, Reibe- und Schubtechniken an, um Energieblockaden in Körper und Seele zu lösen.

Eine Tuina-Ausbildung dauert in China rund fünf Jahre. Die professionelle Anwendung erfordert neben dem nötigen Know-how auch viel Erfahrung. In den Energiezonen-Massageprogrammen werden wir daher nur einige wenige Tuina-Techniken anwenden, die wirkungsvoll und zugleich ungefährlich sind. Ziel ist schließlich nicht die Behandlung von Erkrankungen, die ausschließlich medizinisch ausgebildeten Therapeuten vorbehalten ist. Vielmehr geht es in der Energiezonen-Massage darum, das Wohlbefinden zu erhöhen, die Energien zu stärken und Körper und Seele etwas Gutes zu tun – und dazu genügen bereits einfachste Techniken.

Die Akupressur eignet sich nicht nur für die Behandlung Ihres Partners, sondern kann auch gut als Selbstmassage angewendet werden. Der Zeitaufwand ist minimal: Schon 2 bis 3 Minuten reichen oftmals aus, um Übelkeit, Kopfschmerzen, Erschöpfung oder Nervosität »wegzudrücken«.

Akupressur

Die Akupressur wird oft als eigenständige Massage-Methode verstanden, doch tatsächlich ist sie Bestandteil der Tuina-Massage. Eine Besonderheit bietet die Akupressur jedoch insofern, als sie sich besonders gut als »schnelle Eingreifmethode« eignet, denn Akupressur beschränkt sich auf die wirksamsten und einfachsten Drucktechniken und kann doch bei einer Vielzahl von Beschwerden eingesetzt werden.

Einfach, aber effektiv

Der Begriff »Akupressur« entstand aus den beiden Wörtern »acus« (lateinisch: »Spitze«, »Punkt«) und »pressum« (»gedrückt«). Akupressur ist somit eine »punktgenaue Druckmassage«, bei der die Fingerkuppen und vor allem die Daumen dazu benutzt werden, die Lebensenergie über die entsprechenden Energiezonen anzuregen.

Ein Grund für die Beliebtheit der Akupressur ist ihr Erfolg. Innerhalb der Energiezonen-Massage spielen Akupressurtechniken eine wichtige Rolle, da sie sich gut zur Behandlung von Alltagsbeschwerden eignen. Außerdem bietet sie gerade Anfängern einen einfachen Weg, um ein Gespür für die Energieströme im Körper zu bekommen.

Shiatsu

Die Shiatsu-Therapie zielt – im Gegensatz zur Akupressur – nicht so sehr auf die Akupunkturpunkte, sondern auf den Energiezustand der Meridiane selbst.

Auch Elemente der Shiatsu-Therapie kommen in der Energiezonen-Massage zur Anwendung. Shiatsu ist gewissermaßen die japanische Variante der chinesischen Tuina-Behandlung. Die Shiatsu-Methode entwickelte sich, als die Akupressur vor rund 1500 Jahren nach Japan gelangte und dort mit der traditionellen Heilmassage Anma (die japanische Form des chinesischen Anmo) und dem Übungssystem des »Do-In« verschmolz. Die moderne Shiatsu-Form entwickelte sich erst zu Beginn des letzten Jahrhunderts. Der Autor S. Masunaga, der vor mehr als 25 Jahren das Buch »Zen Shiatsu« veröffentlichte, gilt als Vater der heutigen Shiatsu-Therapie.

Ihren Ursprüngen in der TCM entsprechend geht es auch beim Shiatsu um die Harmonisierung der Energieströme im Körper. Die Meridianlehre, das Wissen um Qi und der Ausgleich von Yin und Yang spielen daher auch in der japanischen Ganzkörpertherapie eine wichtige Rolle.

Wertvolle Druck- und Dehntechniken

Der Name »Shiatsu« setzt sich aus »Shi« (»Finger«) und »atsu« (»Druck«) zusammen und heißt übersetzt nichts anderes als Fingerdruck. Ebenso wie bei Tuina werden aber auch im Shiatsu nicht nur Finger, sondern auch Handballen, Handflächen und sogar Ellenbogen und Knie eingesetzt.

Einige Shiatsu-Techniken sind sehr kompliziert und sollten demzufolge nur von entsprechenden Therapeuten mit einer guten Ausbildung eingesetzt werden. Allein die Beschreibung der Diagnose, bei der der Patient genauestens befragt, manuell gründlich untersucht und auf Energiestörungen »abgeklopft« wird, würde ein ganzes Buch füllen. Doch andererseits gibt es auch im Shiatsu einfache und zugleich sehr wertvolle Druck- und Dehntechniken, die leicht auch von einem Laien durchzuführen sind.

Ayurveda

Einige Techniken der Energiezonen-Massage haben ihren Ursprung in der Heilkunst des Ayurveda. Diese sanfte Therapieform, die auch bei uns immer mehr begeisterte Anhänger findet, wurde bereits vor vielen Jahrtausenden in Indien entwickelt. Sie gilt als das älteste überlieferte medizinische System, das sowohl die chinesische, tibetische und ägyptische sowie später auch die antike griechische Heilkunde beeinflusst hat.

Im Ayurveda gilt: Nur wenn alle Energien in Körper, Seele und Geist im stabilen Gleichgewicht sind, ist vollkommene Gesundheit möglich. Alle Anwendungen der indischen Heilkunst, ob Massagen, Atemübungen oder Diät, dienen dem Ausgleich energetischer Kräfte.

Wissenschaft vom gesunden und langen Leben

Der Begriff »Ayurveda« setzt sich aus »ayus«, (»gesundes Leben« oder »lange Zeitspanne«) und »veda« (»Lehre« oder »vollkommenes Wissen«) zusammen. Ayurveda ist somit die »Wissenschaft vom gesunden und langen Leben«, wird aber auch mit »Lebensweisheit« übersetzt, denn Ayurveda beinhaltet nicht nur eine Heilweise für Gesundheit und Wohlbefinden, sondern auch eine umfassende Lebensphilosophie.

Die Sage über die Entstehung der Ayurveda-Lehre wurzelt tief in der indischen Mythologie. Der Legende zufolge erregte das Leiden der Menschen das Mitleid der »Rishis«, der heiligen Männer im alten Indien. Um der Menschheit zu helfen, begaben sie sich ins Himalayagebirge, wo sie sich in tiefe Meditation versenkten und schließlich das göttliche Wissen von den Krankheitsursachen und der Heilung empfingen.

Erste schriftliche Zeugnisse ayurvedischer Philosophie liefern die Veden, die religiösen Schriften Indiens, deren älteste Teile vor mehr als 3000 Jahren verfasst worden sein sollen.

Inzwischen werden auch bei uns immer mehr Ayurveda-Behandlungen angeboten – allerdings sind sie meist recht kostspielig. Glücklicherweise kann aber eine Reihe dieser ganzheitlichen Anwendungen einfach und ohne großen Aufwand zu Hause durchgeführt werden.

Die ayurvedischen Heilanwendungen

Da Ayurveda von der Ganzheit des Menschen ausgeht, sprechen ayurvedische Behandlungen immer Körper, Seele und Geist an. Alle Maßnahmen, bei denen der Körper harmonisiert und verwöhnt wird, wirken sich genauso auf Seele und Geist aus. Die wohltuenden Wirkungen einer Ayurveda-Kur kann nur nachvollziehen, wer schon einmal in den Genuss einer solchen Kur gekommen ist. Nicht nur der Körper wirkt danach frischer, auch der Geist wird klarer und der Gemütszustand entspannter und ausgeglichener.

Die tiefe Reinigung von Körper und Seele, um die es bei Ayurveda geht, wird durch verschiedene traditionelle Methoden erzielt. Dazu gehören vor allem:

- *Pulsdiagnose und Bestimmung des Konstitutionstypus*
- *Große Reinigung (»Pancha Karma«)*
- *Kräuterheilkunde*
- *Yogaübungen*
- *Wärmeanwendungen (Gewürzsauna)*
- *Konstitutionstypgerechte Ernährung*
- *verschiedene Ölkuren*
- *Meditation*
- *Atemtechniken*
- *Massagen*

Einige der Methoden können nur von geschulten Ayurveda-Therapeuten durchgeführt werden. (Man findet sie längst nicht mehr nur in Indien oder Sri Lanka, sondern auch in vielen hiesigen Kurzentren und Spa-Hotels.) Andere Methoden, wie Yogaübungen, ayurvedische Ernährung und auch Ayurveda-Massagen, können zum großen Teil auch in den eigenen vier Wänden angewendet werden.

Spiritueller Hintergrund

Obwohl die Heilkunst des Ayurveda aus Asien stammt, ist die »Wissenschaft vom gesunden und langen Leben« jedem zugänglich – ja mehr noch: Der Ursprung dieses Wissens liegt laut Ayurveda letztlich im menschlichen Selbst, im universellen Bewusstsein eines jeden Menschen verborgen.

Die Prinzipien des Ayurveda sind noch wesentlich älter als die vedischen Texte. Ebenso wie die chinesische Medizin entwickelte sich Ayurveda durch die genaue Beobachtung von Mensch und Natur. Zahlreiche Erfahrungen wurden gesammelt und über viele Generationen mündlich weitergegeben, bevor sie schriftlich fixiert wurden. Eine wesentliche Grundannahme des Ayurveda ist, dass Körper,

Seele und Geist eine untrennbare Einheit bilden. Körperliche Erkrankungen werden in der indischen Heilkunst daher nie isoliert gesehen. Was wir denken, was wir fühlen, wie wir handeln – all das hat Einfluss auf unser Leben und unsere Gesundheit. Körperliche Beschwerden sind immer nur der kleine, sichtbare Teil für Störungen, die tiefer liegen. So gesehen kann wirkliche Heilung immer nur durch umfassende Maßnahmen, zu denen auch die Veränderung negativer Lebensgewohnheiten und Einstellungen zählt, eingeleitet werden.

Die Massagegriffe der sanften indischen Naturheilkunde stärken den Kreislauf, entspannen die Muskeln und glätten die Haut. Ayurveda-Massagen beruhigen aber auch überreizte Nerven, schenken einen tiefen Schlaf und halten die Zellen jung und widerstandsfähig.

Ayurveda in der Kunst der Massage

Wie die meisten Ayurveda-Anwendungen, dienen auch die Massagetechniken der indischen Heilkunst nicht nur der Harmonisierung, sondern auch der Entgiftung und Entschlackung. Dies ist gerade in unserer Zeit sehr wichtig, da viele Zivilisationskrankheiten durch Ablagerungen gesundheitsschädlicher Substanzen im Gewebe entstehen. Ebenso wie in der westlichen Naturheilkunde gilt die Verschlackung des Körpers auch im Ayurveda als wichtigste Ursache für vielerlei Beschwerden. Neben körperlichen gibt es auch geistig-seelische »Schlacken«, wie Ängste, Sorgen, Stress oder starke Begierden, die unser Bewusstsein vergiften und wiederum negative Folgen für die Gesundheit haben. Ayurveda-Massagen befreien von allem, was belastet. Darüber hinaus sind die aromatischen Massagen auch Balsam für die Seele. Die Wirkungen sind weitreichend, weshalb man sich nach einer Ayurveda-Massage auch wie neu geboren fühlt.

Im Mittelpunkt der Ayurveda-Massagen stehen Ölmischungen, Gewürze und Kräuter. Ob dabei Kokos-, Mandel- oder Sesamöl, ob Gewürze wie Ingwer, Zimt oder Kurkuma zur Anwendung kommen – all das hängt vom jeweiligen Konstitutionstyp oder genauer gesagt von den so genannten Doshas ab (siehe dazu »Der Dosha-Test«, Seite 98 ff.), die vor der Massage ermittelt werden können.

Chakra-Behandlung

Jeder, der ein paar Erfahrungen mit Massage gesammelt hat, weiß, wie wohltuend Berührung sein kann. Durch Streicheln, Kneten und Drücken entspannen sich verspannte Muskeln – der ganze Körper wird verwöhnt und mit neuer Energie aufgeladen. Doch wussten Sie auch, dass Ihre Hände noch viel mehr können?

Mit etwas Übung können Sie Ihre Hände nicht nur mechanisch, sondern auch intuitiv einsetzen. So, wie Sie mit Ihren Händen Zärtlichkeit und Zuneigung ausdrücken können, können Sie sie auch dazu benutzen, Kraft zu spenden und heilsame Energien zu übertragen.

Heilen durch »Handauflegen«

Bei der Akupressur oder beim Shiatsu werden vorwiegend Fingerdrucktechniken eingesetzt, um die Energiezonen auf den Meridianen und damit den Energiefluss anzuregen. Im Gegensatz dazu handelt es sich bei der Behandlung der Chakras um eine spezielle Form des Handauflegens. Leider wurde der Begriff »Handauflegen« in der Vergangenheit immer wieder von vermeintlichen Wunderheilern missbraucht. Doch davon sollten Sie sich nicht abschrecken lassen. Das Handauflegen ist immerhin eine der ältesten Formen energetischer Heilung, denn das Wissen um die heilende Kraft der Hände ist ebenso alt wie der Wunsch des Menschen, gesund zu sein und sich wohl zu fühlen.

Ob im Christentum, in schamanischen Ritualen, beim Reiki oder auch in der Yogatradition – das »Heilen durch Handauflegen« war in vielen alten Kulturen bekannt, wo die Übertragung von Energien über die Hände noch als selbstverständlicher Bereich der Heilkunde galt.

Die Lebensenergie strahlen lassen

Die Chakra-Massage ist eine sanfte Methode, bei der die Hände dazu dienen, die Energie der Chakras zu harmonisieren. Es geht jedoch nicht darum, dass Sie Ihre eigene Kraft und Energie auf Ihren Partner übertragen. Vielmehr sollten Sie versuchen, die universelle Lebensenergie Prana durch Ihre Hände in die Chakras des massierten Partners strahlen zu lassen.

Für die Chakra-Massage müssen Sie zum Kanal werden, durch den die Lebensenergie frei fließen kann. Dies gelingt natürlich nur, wenn Sie selbst in einem ausgeglichenen Zustand sind (siehe dazu auch »Zen in der Kunst der Berührung«, Seite 46 ff.). Je besser Sie sich selbst fühlen, desto mehr Energie und Wohlbefinden können Sie auch Ihrem Partner schenken!

Prana und die Aura

▶ **Alle Techniken** der Energiezonen-Massage dienen dazu, die Lebensenergie Qi bzw. Prana zu wecken. Solange wir leben, nehmen wir automatisch Prana auf, etwa durch Licht, Luft, Sonne und Bewegung. Doch laut Yogaphilosophie können wir viel tun, um unsere Energietanks bewusst aufzuladen. Neben einer ausgewogenen Ernährung sind vor allem Körperübungen und Atemtechniken gut geeignet, um besonders viel Prana aufzunehmen. Darüber hinaus bietet uns auch die Arbeit mit den Chakras eine gute Möglichkeit, unsere Prana-Speicher zu füllen.

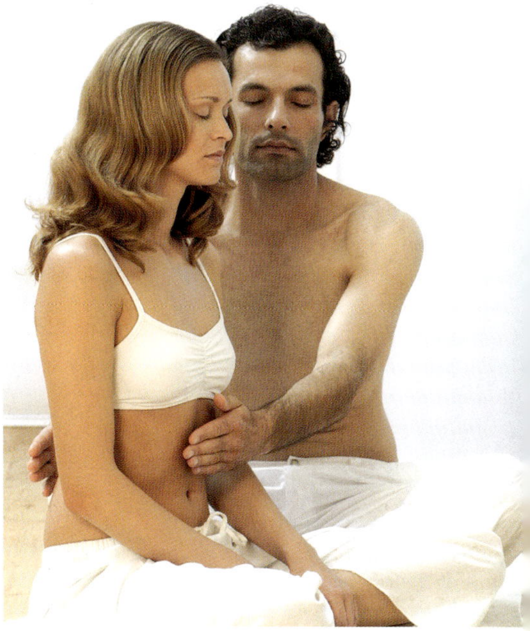

Bei der Chakra-Massage werden die inneren Energiefelder harmonisiert.

▶ **Nach indischer Auffassung** strömt Prana durch feine Energiekanäle, die so genannten Nadis. Auch wenn das an die chinesischen Meridiane erinnert, so ist nur das Prinzip das gleiche – die Lage der Nadis unterscheidet sich deutlich von der der Meridiane. Die wichtigsten drei Nadis heißen Ida, Pingala und Sushumna, die gemeinsam entlang der Wirbelsäule verlaufen und so die sieben Chakras miteinander verbinden. Durch Energiezonen-Massagen im Bereich der Chakras werden die Nadis ganz von selbst von Blockaden befreit, wodurch mehr Prana durch diese Energiekanäle fließen kann.

▶ **Um die Wirkungen** der Energiezonen-Massage zu verstehen, ist neben der Prana- auch die Aura-Theorie interessant: Neben den inneren Energiefeldern wie den Chakras oder Marmas gibt es auch ein äußeres Energiefeld – die Aura. Im Yoga wird die Aura als Energiefeld beschrieben, das den gesamten Körper einhüllt und schützt.

▶ **Die Aura** ist in vielen Traditionen bekannt. Meist wird sie als Lichtphänomen wahrgenommen und auch als solches dargestellt. Der indischen Yogatradition zufolge setzt sich die Aura aus sieben Schichten zusammen, die aus unterschiedlich dichten Energiefeldern bestehen. Je feiner das Energiefeld, desto größer wird der Abstand zum physischen Körper. Ob Sorgen, Ängste, Unsicherheit und Hassgefühle oder aber innere Ruhe, Gelassenheit, Freude und Mitgefühl – alle mentalen und seelischen Zustände wirken sich auf die Aura aus. Bei einer negativen Ausstrahlung büßt die Aura ihre Schutzfunktion ein – mit negativen Folgen für die Gesundheit.

> Wenn wir von Aura sprechen, meinen wir meist die Ausstrahlung eines Menschen. Wer eine gute Aura hat, ist bei anderen sehr beliebt, denn jeder hält sich gerne in der Nähe von Menschen auf, die ihre guten »Schwingungen« ausstrahlen.

▶ **Die Energiezonen-Massage** nimmt Einfluss auf die äußeren wie auf die inneren Energiefelder. Eine starke, positive Aura gehört daher ebenfalls zu den spürbaren Wirkungen der Energiezonen-Massage.

Special: Zen in der Kunst der Berührung

Die Energiezonen-Massage geht auf jahrtausendealte Massagemethoden zurück. Zu dieser Zeit wusste man wenig über Anatomie, es gab keine Reagenzgläser, keine Röntgengeräte oder Laborwerte, die Auskunft über den Zustand eines Patienten geben konnten. Den Heilern von damals standen weder technische noch pharmazeutische Hilfsmittel zur Verfügung. Daher gingen sie einen anderen Weg: Sie entwickelten ihre Beobachtungsgabe, ihre Intuition und ihren »siebten Sinn« – und kamen so zu erstaunlichen Erkenntnissen, die die Alternativmedizin bis heute maßgeblich beeinflussen.

Lassen Sie sich bei der Energiezonen-Massage von Ihrer Intuition leiten: Mit etwas Fingerspitzengefühl und Einfühlungsvermögen werden Sie die zu massierenden Zonen leicht finden.

Die Energiezonen-Massage ist keine technische Methode. Natürlich gibt es bestimmte Techniken, die sich auf die Druckdauer und die Lage der Energiezonen beziehen. Diese Anleitungen dienen jedoch nur als Orientierungshilfe, denn wenn Ihr Partner sich in Ihre Hände begibt, sollten Sie wissen, wie Sie in etwa verfahren werden. Aber noch wichtiger ist es, auf Ihr Herz zu hören. Sie finden die richtige Energiezone am leichtesten, wenn Sie nicht zu viel denken, sondern in sich und Ihren Partner hineinspüren und genau beobachten, was passiert.

Massage als Meditation

Der buddhistische Begriff »Zen« entwickelte sich aus dem chinesischen »Ch'an« und bezeichnet den Zustand tiefer Meditation. Die eigentliche Kunst der Energiezonen-Massage besteht nun nicht darin, irgendwelche Punkte zu drücken, sondern in einen meditativen, offenen Zustand zu kommen – denn nur so können die Energien zwischen Ihnen und Ihrem Partner frei fließen.

Auf sich und den anderen achten

Die Frage ist nur, wie man das schafft. Dazu gibt es eine schöne Geschichte, die Buddha seinen Mönchen erzählte: Ein Akrobat, der auf einer Bambusstange balancierte, forderte seinen Schüler auf, auf die Stange zu klettern und sich auf seine Schultern zu stellen. Nachdem der Schüler obenauf balancierte, sprach der Akrobat: »Jetzt, mein Junge, pass du gut auf mich auf, und ich werde gut auf dich acht geben, dann werden wir das Gleichgewicht behalten und nach unseren Kunststücken wieder unversehrt von der Stange herunterkommen.« Darauf erwiderte der Schüler: »Oh nein, Meister. Besser du gibst auf dich acht und ich auf mich, so werden wir das Gleichgewicht behalten und von der Bambusstange heil wieder nach unten kommen.«

Buddha erklärte, dass der beste Weg genau dazwischen liege. Nur wenn der Meister auf sich selbst und auf seinen Schüler achte und der Schüler ebenso auf seinen Meister wie auf sich selbst, würde das Kunststück gelingen.

Und das gilt auch für die Energiezonen-Massage: Achten Sie auf sich selbst, aber achten Sie zugleich auch auf den Menschen, den Sie massieren. Wenden Sie sich Ihrem Partner achtsam zu, aber bleiben Sie zugleich in Ihrer eigenen Mitte. Dies ist der einfachste Weg, konzentriert und gleichzeitig mit dem anderen verbunden zu bleiben. Und es ist der beste Weg, sein Bewusstsein auf das Hier und Jetzt zu lenken.

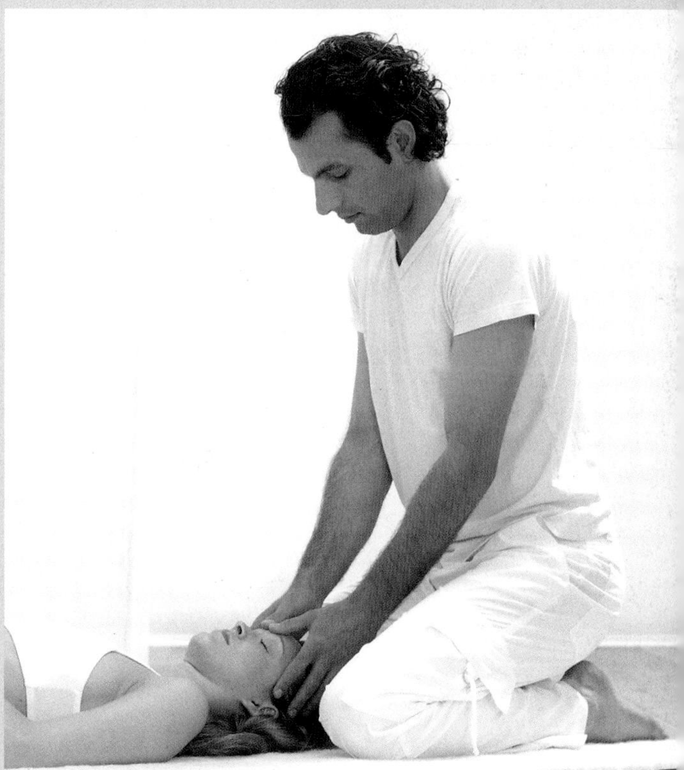

Die Haltung

Nehmen Sie bei der Energiezonen-Behandlung immer Körperhaltungen ein, die angenehm für Sie sind. Wenn Sie sich »verrenken« müssen, können Sie nicht effektiv arbeiten. Achten Sie darauf, dass Ihre Wirbelsäule aufrecht bleibt – egal, ob Sie sitzen, knien oder stehen. Eine stabile äußere Haltung erleichtert es Ihnen, auch eine kraftvolle innere Haltung einzunehmen.

Einige »Haltungstipps«

▶ Wenn Sie Punkte am Kopf oder im Gesicht massieren, ist es günstig, hinter dem Kopf zu knien (Bild rechts).

▶ Wenn Sie an den Beinen oder am Rücken arbeiten, können Sie im Fersensitz oder auch im halben Kniestand arbeiten. Im halben Kniestand sollte das Knie des Beines, das näher am Partner ist, den Boden berühren. Das andere Bein wird aufgestellt **(Bild oben).**

▶ Eine weitere Körperhaltung, die sich besonders für die Massage des oberen Rückens eignet: Knien Sie sich über Ihren Partner. Achten Sie dabei jedoch darauf, dass Ihr Gewicht nicht auf ihm, sondern auf Ihren Knien ruht **(Bild unten).**

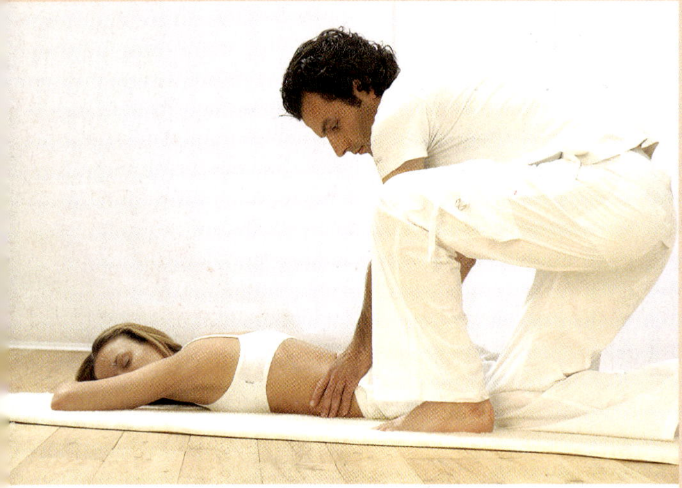

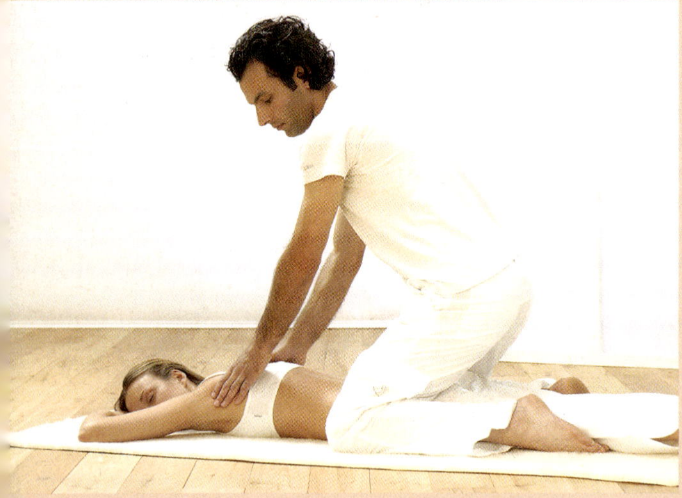

▶ Natürlich können Sie Ihren Partner auch auf eine Massagebank legen und im Stehen arbeiten. Doch wie auch immer die Körperstellung ist – Sie sollten dabei auf jeden Fall entspannt bleiben. Sobald die Energiezonen-Massage Sie anstrengt, wird sich dies auf Ihren Partner übertragen. Kürzen Sie die Behandlung daher im Zweifelsfall lieber ab, oder legen Sie zwischendurch eine kurze Pause ein, in der Sie einfach nur die Hände auf den Rücken oder Bauch Ihres Partners legen.

Hara – der natürliche Schwerpunkt

Im Zen wird viel Wert darauf gelegt, dass der Meditierende seine Mitte findet – nicht nur seelisch, sondern auch körperlich. Wer gut in seinem Körper zentriert ist, hat sehr viel Energie. Ob in der Zen-Kunst des Bogenschießens, in den japanischen Kampfkünsten oder der Meditation – der richtige Schwerpunkt ist dabei immer das A und O.

In Japan wird der natürliche Schwerpunkt des Menschen »Hara« genannt. Wörtlich übersetzt heißt »Hara« eigentlich »Bauch«, gemeint ist aber das vitale Zentrum im Bauch-Becken-Raum, das in Japan auch als »Meer der Lebenskraft« bezeichnet wird. Wer »im Hara ist«, ist voller Energie und ermüdet selbst bei großen Anstrengungen nicht. Es ist daher günstig, die Zen-Haltung für die Energiezonen-Massage zu übernehmen. Das ist gar nicht schwierig, denn es geht dabei nicht um Willenskraft, sondern um das Vorstellungsvermögen.

Wie ein Baum verwurzelt

Stellen Sie sich einfach vor, Sie wären wie ein Baum im Boden verwurzelt. Oder denken Sie an einen Berg, den nichts umwerfen kann, da er eine breite, starke Basis hat. Ihre Wirbelsäule sollte aufrecht, Ihre Schultern und das Gesicht ganz entspannt sein. Arbeiten Sie nicht mit Muskelkraft, sondern lassen Sie einfach die Schwerkraft wirken. Konzentrieren Sie Ihre Kräfte im Bauch – genauer gesagt etwas unterhalb des Bauchnabels, denn hier ist das Zentrum der vitalen Energie. Wenn Sie sich auf diese Weise nach unten ausrichten und einen guten Kontakt zu Ihrem Bauch und Beckenraum aufnehmen, werden Sie sich selbst nach einer langen Massage kein bisschen müde fühlen.

Sorgen und Probleme müssen bei einer Energiezonen-Massage draußen bleiben! Nur wenn Ihr Kopf wirklich frei ist, können Sie heilende Energien auf Ihren Partner übertragen.

Klarer Geist – den Kopf frei machen

Wenn Sie heilende Energien auf Ihr Gegenüber übertragen wollen, fällt dies am leichtesten, wenn Sie möglichst wenig denken. Ein klarer Geist im Sinne des Zen ist ein »leerer Geist«. »Leer« bedeutet, dass Sie die üblichen Alltagsgedanken, Sorgen und Grübelei loslassen und innerlich ruhig und gesammelt sind. Es macht wenig Sinn, die Energiezonen Ihres Partners zu stimulieren und dabei an Ihre Steuererklärung zu denken. Davon können weder Sie noch Ihr Partner neue Kräfte schöpfen.

Einfach oder schwierig – Sie haben die Wahl

Der Umgang mit Energien ist sehr einfach, aber auch sehr schwierig. Einfach ist es, wenn Sie eine gute Haltung einnehmen, den Atem frei strömen lassen und Ihre Achtsamkeit entspannt auf das Hier und Jetzt richten. Schwierig ist es, wenn Sie unter Zeitdruck stehen, mechanisch vorgehen, sich anstrengen oder Körper, Atem und Stimmung Ihres Partners nicht bemerken, da Sie gedanklich abschweifen oder sich durch zu hohe Erwartungen unter Druck setzen. Glücklicherweise können Sie selbst wählen, für welche Variante Sie sich entscheiden!

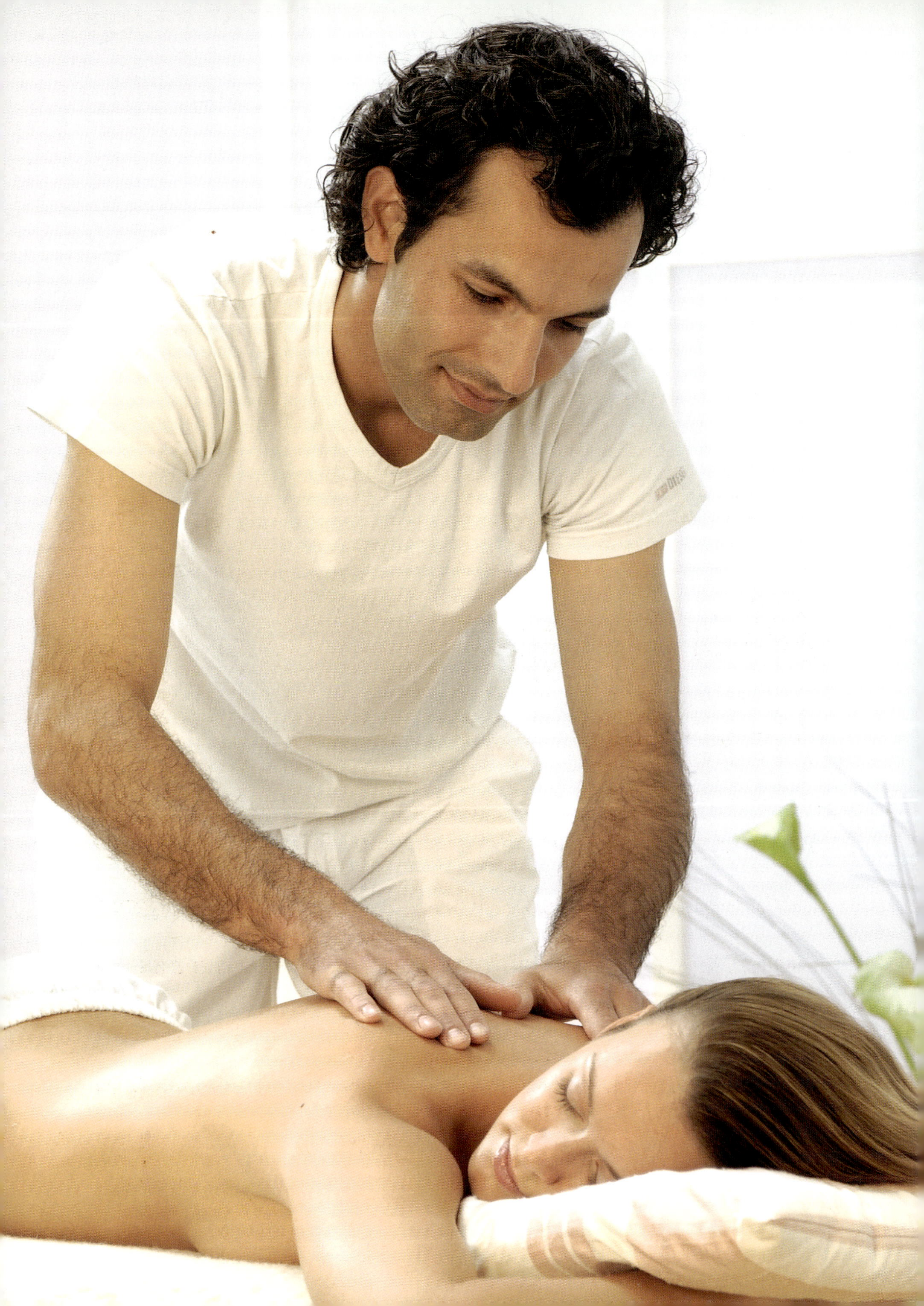

Massagen für Körper und Seele

Tief entspannen, neue Kräfte sammeln oder die Abwehrkräfte stärken – mit den folgenden Massageprogrammen ist das ganz einfach. Schritt für Schritt lernen Sie, die richtigen Punkte zu drücken und so Energieblockaden zu lösen. Mit Techniken aus Shiatsu, Tuina und Ayurveda können Sie schon in wenigen Minuten viel für Gesundheit und Wohlbefinden tun.

Eine **entspannte Atmosphäre** schaffen

Bei der Energiezonen-Massage dürfen Sie Ihren Partner ruhig ein wenig verwöhnen. Jede auch noch so kurze Massage sollte zu einem entspannenden und zugleich sinnlichen Erlebnis werden. Wärme und Geborgenheit sind schließlich Balsam für die Seele, und nur wenn sich die Seele wohl fühlt, können Energieblockaden wirksam aufgelöst werden. Die richtige Vorbereitung ist somit bereits ein wichtiger Bestandteil einer effektiven Behandlung. Mit einigen einfachen Tricks können Sie in kürzester Zeit eine Oase der Ruhe schaffen – in sich selbst und im Zimmer, in dem Sie behandeln wollen.

Es ist gar nicht so wichtig, ob Sie sich ein ganzes Zimmer oder nur eine kleine Ecke für die Massage einrichten. Etwas Ruhe und Konzentration lassen sich selbst in die kleinste Nische zaubern.

Den Raum verzaubern

Unser Alltag ist oft ganz schön anstrengend. Es ist daher gut möglich, dass entweder Sie oder Ihr Partner (oder beide) nicht gerade locker und entspannt sind, wenn Sie sich zu einer Massage treffen. Umso wichtiger ist es, in der Umgebung bewusst für ein wenig Ruhe und Frieden zu sorgen. Die Einstimmung auf die Energiezonen-Massage beginnt schon mit der Gestaltung des Raumes. Um Abstand von den Sorgen des Alltags zu gewinnen und die Entspannung zu fördern, sollten Sie unbedingt für eine harmonische Atmosphäre sorgen.

Ruheoasen mitten im Wohnzimmer – die besten Tipps

Äußere Ruhe: Sie ist zwar keine Garantie für Entspannung – aber sie hilft! Natürlich hängt es davon ab, ob Sie am Waldrand oder in der Großstadt wohnen, doch einige Störungen können Sie vermeiden: indem Sie Telefon und Handy abschalten und ein »Bitte-nicht-stören-Schild« an die Tür hängen.

Temperatur: Wärme fördert die Entspannung, Kälte verhindert sie. Gerade in der kalten Jahreszeit sollten Sie für eine angenehme Zimmertemperatur sorgen – im Zweifelsfall lieber etwas zu warm als zu kalt. Frische Luft tut ebenfalls gut, allerdings sollten Sie vor und nicht während der Behandlung lüften.

Wärmende Decke: Damit Ihr Partner nicht friert, sollten Sie vorsichtshalber immer eine Decke in Griffweite haben. Wenn Sie am Oberkörper massieren, können Sie seine Beine zudecken und umgekehrt.

Farben: Schöne Tücher, Kissen oder Decken sorgen für den nötigen Farbtouch. Denken Sie an Blumen – auch das Auge genießt. Eine harmonische Kombination aus warmen Farben im Raum trägt viel zum Wohlfühlen bei.

Beleuchtung: Sie ist Geschmacksache. Kerzenschein und gedämpftes Licht wird von vielen als besonders wohltuend empfunden. Shiatsu- und Tuina-Therapeuten ziehen meist jedoch helleres, freundliches Licht vor. Hauptsache ist, dass Sie und Ihr Partner sich wohl fühlen und das Licht nicht blendet.

Musik oder Stille: Da Stille Konzentration und Klarheit fördert, verzichten professionelle Therapeuten meist auf Musik. Andererseits wirkt ruhige, fließende Musik im Hintergrund auf viele Menschen entspannend. Klassische Musik hat

Bringen Sie Farbe in den Massageraum

Farben haben eine starke Wirkung auf die Seele. In der Farbtherapie werden sie gezielt gegen Ängste, Unruhe, Stimmungstiefs oder Erschöpfung eingesetzt. Die Wirkungen der Farben bieten eine gute Ergänzung zur harmonisierenden Wirkung der Energiezonen-Massage. Oft genügt es, im Raum für einige farbenfrohe Akzente zu sorgen. Durch Bilder und Blumen, Decken, Kissen und farbige Handtücher oder Laken auf der Massageunterlage verbessern Sie auch automatisch das Wohlbefinden Ihres Partners.

***Gelb** ist sehr Energie spendend, schenkt Lebensfreude und wirkt gegen Erschöpfung, Müdigkeit und Stimmungstiefs. Sie können die Farbe beim Aktivierungsprogramm (Seite 62 ff.) einsetzen.*

***Grün** wirkt entspannend und beruhigend. Die Farbe von Wald und Wiese ist Balsam für die Seele und ein wirkungsvoller Stresskiller. Nutzen Sie die beruhigende Wirkung beim Entspannungsprogramm (Seite 58 ff.) oder für das Rückenprogramm (Seite 90 ff.).*

***Blau** schenkt Klarheit und innere Ruhe. In medizinischen Versuchen konnten Blautöne den Blutdruck harmonisieren und Schlafstörungen beheben. Auf die Stimmung wirkt Blau zwar anregend, aber nicht aufputschend. Wenn Sie eine meditative Atmosphäre wünschen oder unter Schlafproblemen leiden (siehe Seite 154), sollten Sie ein bisschen »blaumachen«.*

***Rot und Orange** haben eine aktivierende Wirkung auf die sexuelle Energie. Diese warmen Farben regen den Blutdruck an, vertiefen die Atmung und wecken die Lebensgeister. Gerade bei Rottönen sollten Sie jedoch darauf achten, dass die Farben nicht zu grell sind. Dezent eingesetzt, eignen sich rote oder orange Tücher, Kissen und Decken für das Stärkungsprogramm für Frauen bzw. Männer (Seite 70 ff. und 76 ff.).*

Tipp: Die richtige Unterlage

Sie werden wohl kaum eine Massagebank, Shiatsu-Matte oder einen Futon besitzen. Sie können aber trotzdem effektiv massieren, denn wichtig ist dafür nur eine stabile, nicht zu weiche Unterlage. Und was läge näher, als den Boden zu nutzen? Ein weicher Teppich, eine zusammengelegte Decke und ein großes Saunatuch oder ein Laken – schon ist die Unterlage perfekt. Als Kopfstütze ist ferner ein kleines, flaches Kissen oder auch ein mehrfach zusammengefaltetes Handtuch zu empfehlen.

sogar heilende Wirkungen. Wichtig ist, ruhige, meditative Musik auszuwählen. Doch Vorsicht: Selbst leise Hintergrundmusik kann die Konzentration stören – also: ausprobieren!

Innere Ruhe

Nervosität, innere Unruhe und Grübelei führen dazu, dass Sie nicht wirklich bei der Sache sind – und natürlich wird Ihr Partner dies spüren. Die innere Haltung ist daher das A und O und letztlich sogar wichtiger als eine gute Technik.

Die äußere Vorbereitung ist wichtig, aber noch wichtiger ist, sich innerlich auf die Massage vorzubereiten. Wenn Sie Ihren Partner in eine harmonische Stimmung bringen und Energieblockaden auflösen wollen, sollten Sie natürlich auch selbst in einer ausgeglichenen Stimmung sein.

Ebenso wie Sie den Raum um sich herum gestalten, können Sie auch Ihren »Innenraum« beeinflussen. Dazu einige Anregungen:

- Bevor Sie jemanden »berühren« und damit Einfluss auf sein Energiesystem nehmen, sollten Sie sich um Ruhe und Gelassenheit bemühen (siehe dazu auch das Special »Zen in der Kunst der Berührung«, Seite 46 ff.).
- Tragen Sie bequeme Kleidung, am besten aus Baumwolle oder anderen atmungsaktiven Stoffen. Einengende Kleidungsstücke erschweren den freien Fluss Ihrer Lebensenergie.
- Eine entspannte innere Haltung können Sie nicht durch Anstrengung oder Willenskraft erreichen. Vielmehr geht es darum, sich auf Ihr Einfühlungsvermögen und Gespür zu verlassen und geduldig zu bleiben.
- Achten Sie zwischendurch auf Ihre Körperhaltung: Die Wirbelsäule sollte aufrecht, Schultern und Gesicht ganz entspannt sein! Auch wenn Sie viel Druck ausüben, sollten Sie dabei nicht die Zähne zusammenbeißen. Arbeiten Sie nicht mit der Kraft Ihrer Muskeln, vielmehr mit Ihrem Gewicht und der Schwerkraft!

Drucktechniken leicht gemacht

Die Energiezonen-Massage arbeitet hauptsächlich mit Drucktechniken, doch das heißt nicht, dass Sie sich dabei anstrengen sollten. Im Gegenteil: Richtig ausgeübt, sollte die Massage nicht nur Ihrem Partner, sondern auch Ihnen gut tun. Neben einer entspannten Grundeinstellung ist daher vor allem auch die richtige »Fingertechnik« wichtig.

Die Art und Weise, wie Sie bestimmte Energiezonen massieren sollten, ist bei den jeweiligen Massageprogrammen genau angegeben. Für »Massageneulinge« ist es sinnvoll, die verschiedenen Drucktechniken zur Übung zunächst einmal an sich selbst auszuprobieren.

Den Fingerdruck richtig einsetzen

Den Atem nutzen: Steigern Sie den Fingerdruck bei der Energiezonen-Massage immer langsam und allmählich. Achten Sie dabei möglichst auf die Atmung Ihres Partners: Geben Sie mit seinem Ausatmen Druck auf die Energiezone, halten Sie den Druck einige Sekunden lang, und lassen Sie dann behutsam los!

Druckdauer: Wie lange der Druck auf Energiezonen ausgeübt werden soll, ist letztlich eine Frage Ihres Gespürs. Jeder Therapeut arbeitet hier etwas anders. Als Richtwert gilt jedoch: Drücken Sie 5 bis 10 Sekunden lang – bauen Sie den Druck über 1 bis 2 Sekunden auf, halten Sie ihn, und schwächen Sie dann langsam wieder ab. Jede Energiezone wird mindestens 1-mal und höchstens 3-mal gedrückt.

Kreisbewegungen: Einige Energiezonen reagieren besonders gut auf kleine Kreisbewegungen. Um eine beruhigende Wirkung zu erzielen, sollten Sie gegen den Uhrzeigersinn kreisen. Wollen Sie die Energien hingegen anregen und aktivieren, ist es besser, den Daumen im Uhrzeigersinn kreisen zu lassen.

Die wichtigsten Fingerdrucktechniken

Daumendruck: Der Daumen wird besonders häufig zur Stimulierung von Energiezonen eingesetzt. Achten Sie unbedingt darauf, dass Sie weder mit der Daumenspitze oder gar dem Nagel noch mit dem Knochen, sondern immer mit dem

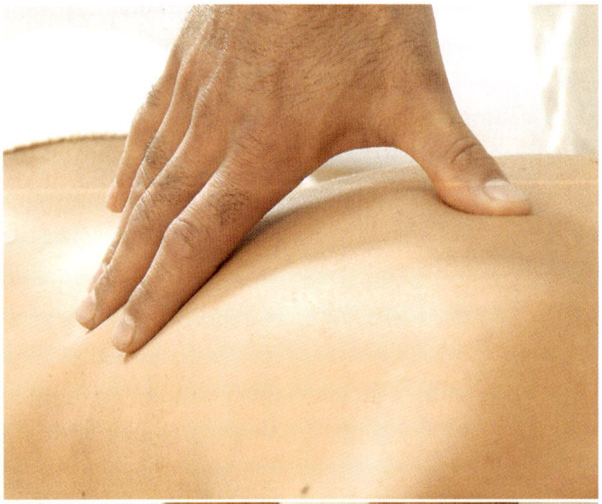

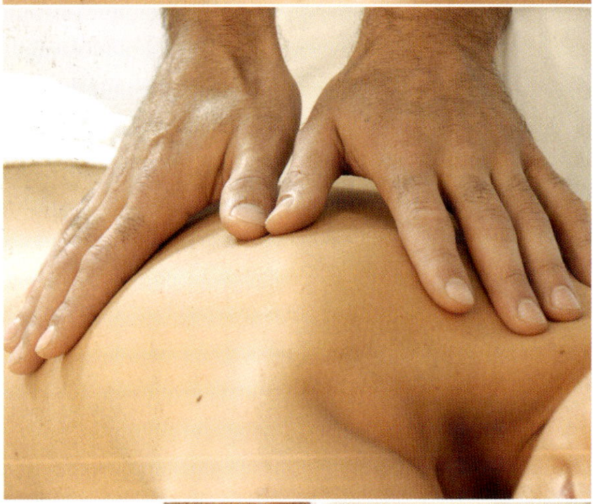

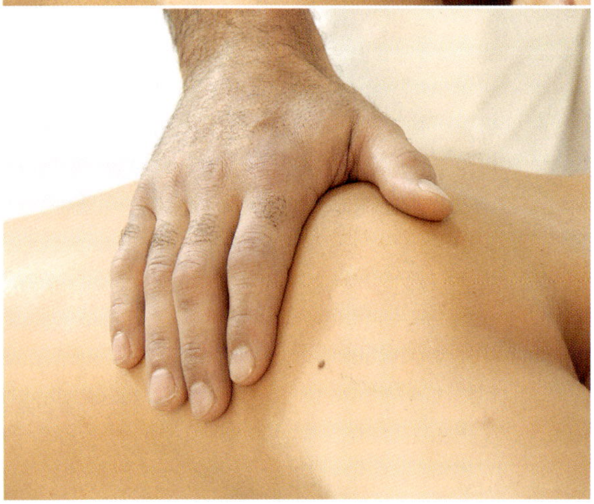

weichen, fleischigen Teil des Daumenendes, also der Fingerbeere drücken. Ansonsten könnte der Druck für Ihren Partner unangenehm oder gar schmerzhaft werden **(Bild links oben)!**

Druck mit beiden Daumen: Sie können auch mit beiden Daumen drücken, um so größere Zonen zu erreichen, was beispielsweise manchmal nahe der Wirbelsäule oder im Kopfbereich sinnvoll ist. Beide Daumen sollten sich dabei an den Außenkuppen berühren. Die anderen Finger werden zur Seite abgespreizt **(Bild links Mitte).**

Druck mit den Handflächen: Um Energiezonen besonders großflächig zu stimulieren, können Sie auch die Handflächen einsetzen. Alle Finger sollten sich dabei berühren. Drücken bzw. streichen Sie mit der gesamten Handfläche – das Gewicht ist auf die ganze Fläche verteilt **(Bild links unten).**

Drei-Finger-Technik: Legen Sie Zeige-, Mittel- und Ringfinger zusammen, und drücken Sie gleichmäßig mit den Fingerkuppen dieser drei Finger. Daumen und kleiner Finger werden dabei leicht abgespreizt **(Bild rechts oben).**

Handballentechnik: Auch diese Technik eignet sich gut für die Massage größerer Energiezonen. Dabei wird jedoch nicht die ganze Handfläche, sondern nur der Handballen eingesetzt. Winkeln Sie die Hand dazu etwas nach oben ab, und krümmen Sie die Finger leicht **(Bild rechts unten).**

Beim Auffinden der Energiezonen locker bleiben

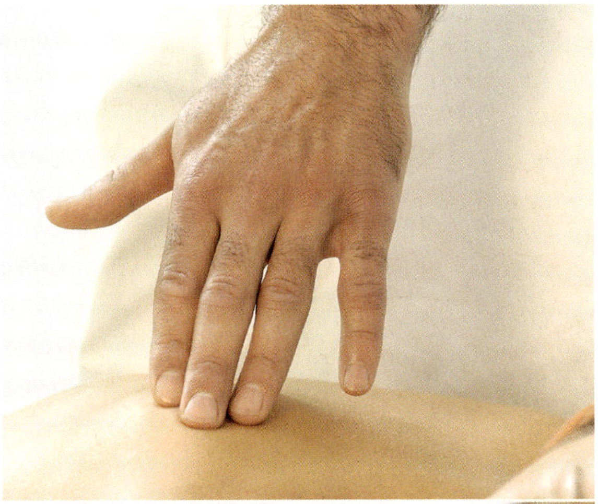

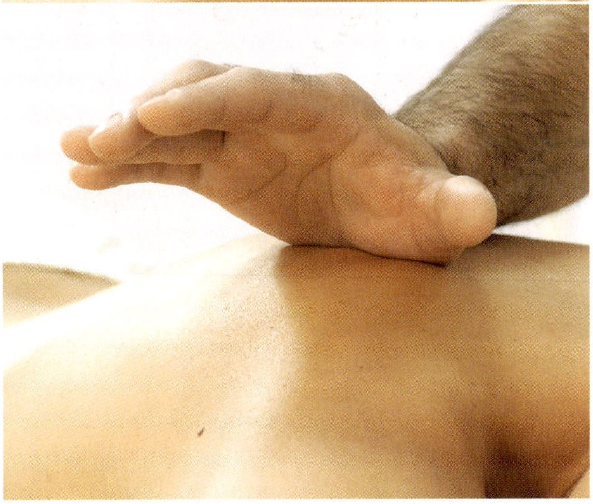

Oft trauen sich Anfänger nicht richtig an die Massage heran, da sie nicht sicher sind, wo die Energiezonen genau liegen. So wichtig die millimetergenaue Lage für die Nadelung in der Akupunktur ist – um eine Energiezonen-Massage durchzuführen, müssen Sie nicht Anatomie studiert haben.

Die Daumenkuppen und erst recht die Handballen oder -flächen decken ein großes Gebiet ab. Es genügt daher, die ungefähre Lage der Zonen zu finden. Dazu kommt, dass die meisten Energiezonen in kleinen Mulden oder tastbaren Spalten liegen und eine geradezu »magnetische« Anziehungskraft auf heilende Finger haben, so dass viele von ihnen sich wie von selbst aufspüren lassen.

Bitte beachten:

Verzichten Sie generell auf die Durchführung einer Energiezonen-Massage, wenn Ihr/e Partner/in, den/die Sie behandeln wollen,

- an Bandscheibenschäden, einem Hals-, Brust- oder Lendenwirbelsyndrom leidet;
- vor kurzem operiert wurde;
- neurologische Beschwerden wie beispielsweise Lähmungen hat;
- unter schweren chronischen Krankheiten wie beispielsweise Krebs oder Herzbeschwerden leidet;
- schwanger ist (nach dem dritten Monat oder bei Risikoschwangerschaften);
- an akuten Entzündungen wie Nieren-, Nierenbecken-, Blasen-, Venen- oder Gelenkentzündungen leidet!
- Üben Sie außerdem grundsätzlich nie Druck auf Operationsnarben, Krampfadern oder im Bereich schlecht verheilender Knochenbrüche aus!

Das Entspannungsprogramm

Die Energiezonen-Massage ist eine wirkungsvolle Möglichkeit, übermäßigen Stress abzubauen. Wenn Ihr Partner in erster Linie Entspannung und Ruhe braucht, sollten Sie mit Ihrer Massage ein Gegengewicht zur Hektik des Alltages setzen. Zu viel Stress macht bekanntlich krank und schädigt nicht nur Organe, Herz und Kreislauf, sondern führt auch zu Nervosität, Schlafstörungen und vielen anderen psychischen Beschwerden.

Vorbereitung

Das Entspannungsprogramm hilft, Stresshormone abzubauen und die Nerven nachhaltig zu beruhigen.

Achten Sie bei der Massage auf eine dezente Beleuchtung, und sorgen Sie für eine angenehm warme Zimmertemperatur! Lassen Sie sich viel Zeit, und meiden Sie bei der Bearbeitung der Energiezonen jegliche Hektik und Unruhe. Wählen Sie nach Möglichkeit grüne Farben für Handtücher, Kissen oder Laken, und stellen Sie einige Grünpflanzen im Zimmer auf.

Kontakt aufnehmen

Bauchlage: Ihr Partner liegt auf dem Bauch, sein Kopf ruht seitlich auf einer Wange, die Augen sind geschlossen, die Arme liegen locker neben dem Körper. Sie knien neben Ihrem Partner.

Reiben Sie zunächst Ihre Handflächen kräftig aneinander, bis sie richtig warm sind. Legen Sie dann eine Hand auf den unteren Rücken etwas oberhalb des Gesäßes, und spüren Sie den Atem Ihres Partners. Kommen Sie allmählich zur Ruhe, und lassen Sie auch Ihrem Partner Zeit »anzukommen«.

Körper und Seele beruhigen

▶ Behandeln Sie die Zonen **A, B** und **C,** die am unteren Rücken jeweils rechts und links direkt neben der Lendenwirbelsäule liegen. Drücken Sie jeden Punkt mit der Daumenkuppe je 2-mal mit mäßigem Druck. Bearbeiten Sie erst die eine, dann die andere Seite **(Bild rechts).**

▶ Drücken Sie mit den Handballen die Punkte **D** und **E,** die jeweils rechts und links auf einer Linie neben der Wirbelsäule auf Höhe der Schulterblätter liegen. Halten Sie den Druck mindestens 10 Sekunden lang, und steigern Sie ihn nur

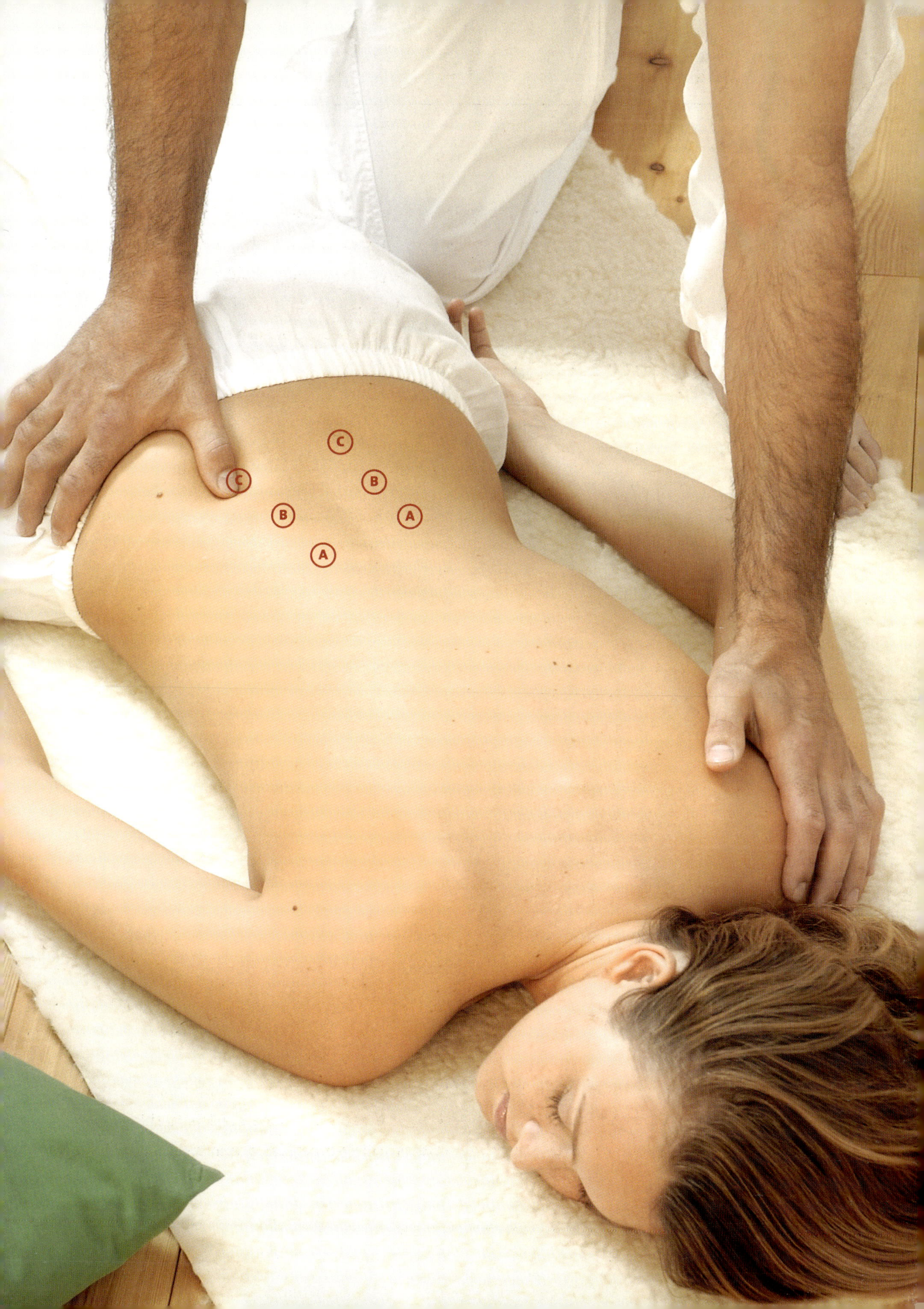
C
C
B
B
A
A

Das Entspannungsprogramm

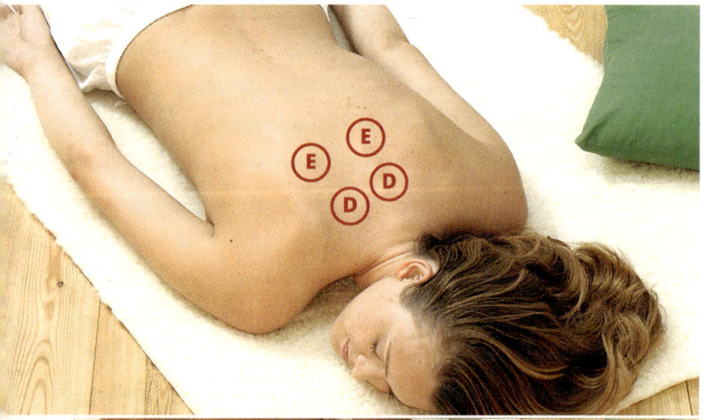

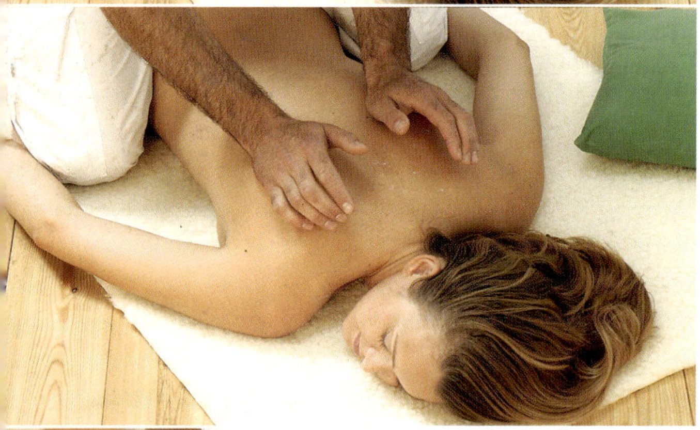

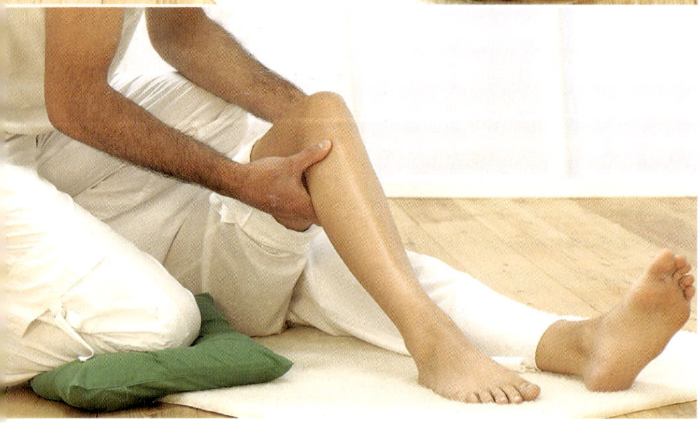

langsam. Lösen Sie den Druck dann wieder, und wiederholen Sie das Ganze noch 1-mal **(Bild oben und Mitte).**

▶ Legen Sie eine Handfläche oberhalb des Gesäßes auf die Wirbelsäule, so dass die Finger nach unten weisen. Reiben Sie mit dem Handballen in kleinen schnellen Bewegungen auf und ab, bis es warm wird (höchstens 1 Minute lang).

▶ Schieben Sie beide Handballen vom Nacken aus rechts und links neben der Wirbelsäule Stück für Stück abwärts, an der Hals-, Brust- und Lendenwirbelsäule entlang, dann über die Pobacken und die Rückseite der Beine bis hinab zu den Fersen. Sobald Sie unten angekommen sind, wiederholen Sie das Schieben von oben nach unten noch 1-mal.

Rückenlage: Bitten Sie Ihren Partner, sich langsam auf den Rücken zu drehen. Die Augen sollten dabei geschlossen bleiben.

▶ Legen Sie Ihre Handfläche auf seinen Bauch, und kreisen Sie mit der Hand 2 bis 3 Minuten lang ganz langsam gegen den Uhrzeigersinn. Üben Sie dabei fast keinen Druck aus – die Bewegung sollte federleicht sein.

▶ Bearbeiten Sie Punkt **F,** der an der Außenseite des Schienbeins kurz unterhalb des Knies liegt. Drücken Sie ihn mit der Daumenkuppe mindestens 1 Minute lang. Führen Sie dabei winzige Kreisbewegungen gegen den Uhrzeigersinn aus. Massieren Sie die gleiche Energiezone auch am anderen Bein **(Bild links unten).**

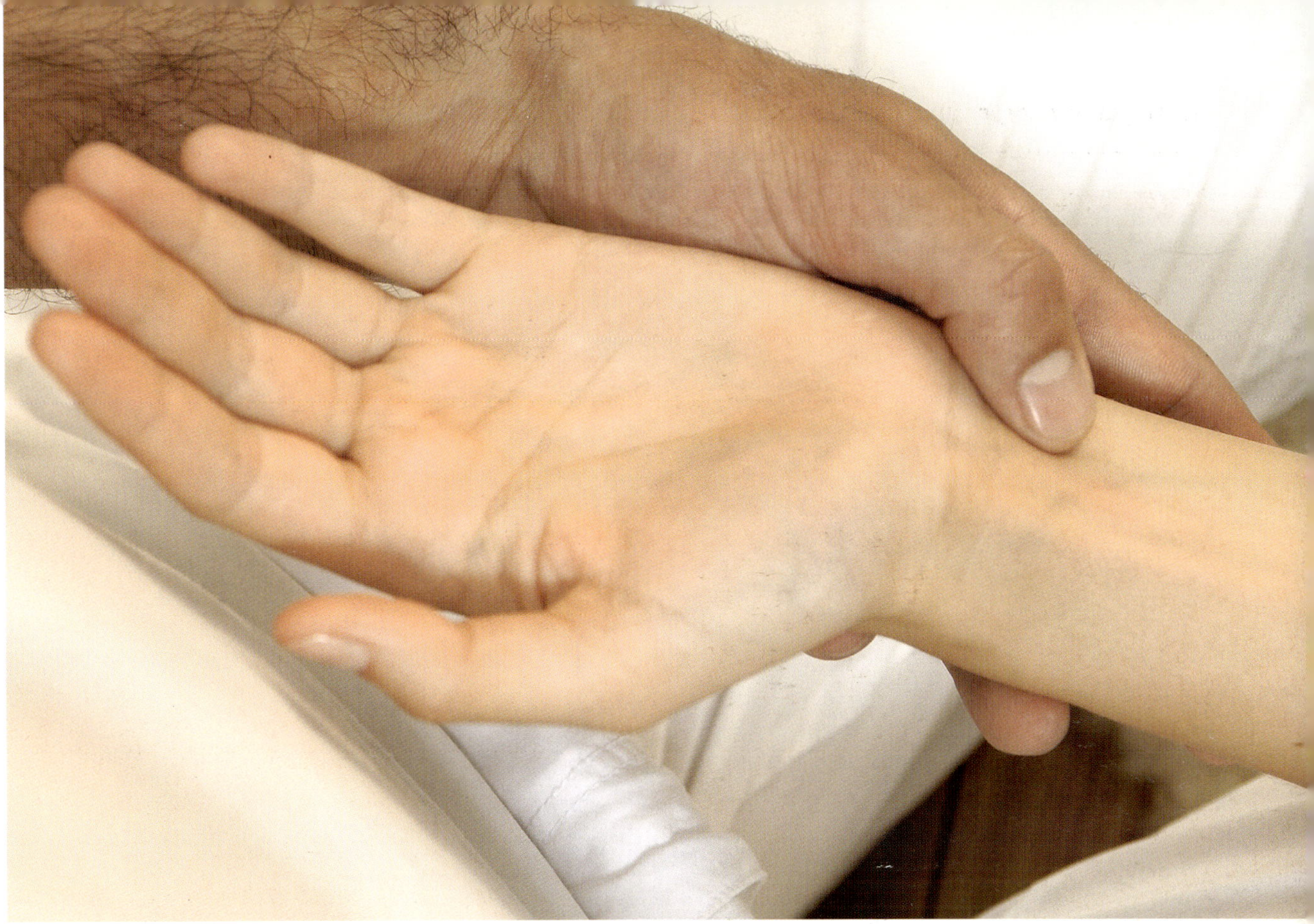

▶ Drücken Sie Zone **G**, die direkt am Ellenansatz am Handgelenk liegt. Sie finden diese Zone auf der Seite des kleinen Fingers etwas unter der Handgelenksfalte. Üben Sie mit dem Daumen sanften Druck aus. Wiederholen Sie dies an beiden Handgelenken je 2- bis 3-mal **(Bild oben)**.

Chakra-Ölmassage mit Jasmin

▶ Mischen Sie 1 Esslöffel Jojobaöl mit 4 Tropfen Jasminöl. Das ätherische Öl aus Jasmin vertreibt Unruhe und verbessert die Laune in Sekundenschnelle.

▶ Tragen Sie das Öl mit einer Handfläche im Bereich des Nabel-Chakras (siehe Seite 132) auf. Führen Sie dazu großflächig sanfte, kreisende Bewegungen oberhalb des Bauchnabels auf Höhe des Solarplexus (Magenbereich) aus. Nehmen Sie sich 2 bis 3 Minuten Zeit, bis das Öl gründlich eingezogen ist.

▶ Lassen Sie abschließend Ihre Hand noch eine Weile auf dem Oberbauch Ihres Partners ruhen. Schließen Sie die Augen, spüren Sie seinen Atem, und verabschieden Sie sich schließlich, indem Sie die Hand langsam lösen.

Mit ätherischen Ölen können Sie die entspannenden Wirkungen der Massage noch steigern. Geben Sie 2 Tropfen Lavendel und 3 Tropfen Cajeput in eine mit Wasser gefüllte Duftlampe, und lassen Sie das beruhigende Aroma während der Behandlung im Raum verdampfen.

Das Aktivierungsprogramm

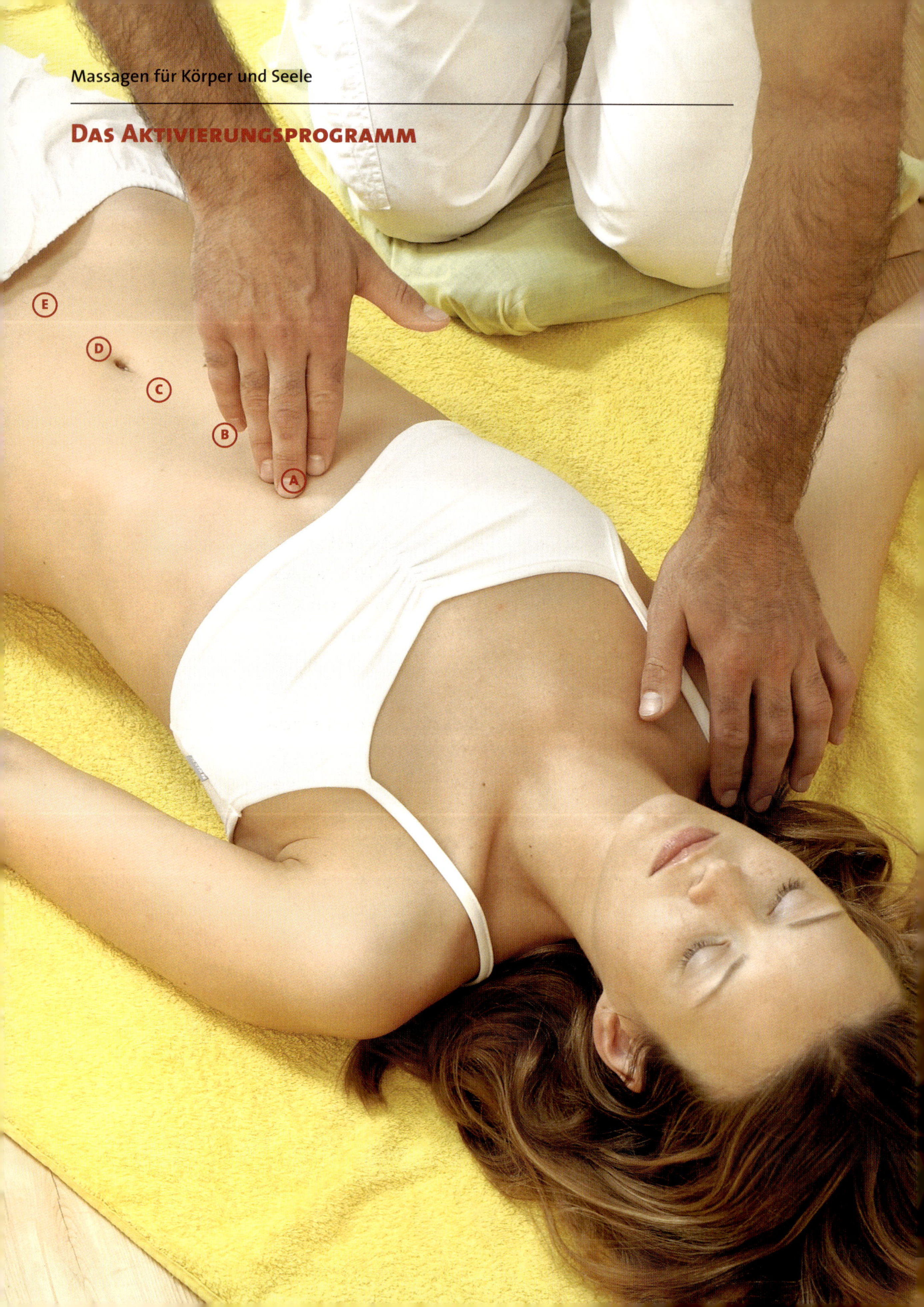

Mit diesem kurzen Massageprogramm können Sie für den nötigen Energiekick sorgen. Die Behandlung der beschriebenen Energiezonen wirkt sehr stimulierend und weckt die Lebensgeister. Gerade wenn Ihr Partner sich erschöpft und ausgelaugt fühlt, können Sie ihm damit etwas Gutes tun. Das Programm wirkt nicht aufputschend, sondern regt Körper, Seele und Geist auf sanfte Weise an.

Führen Sie das Aktivierungsprogramm vorsichtshalber nicht am späteren Abend durch, da es sonst Probleme mit dem Einschlafen geben könnte.

Kontakt aufnehmen

Rückenlage: Ihr Partner liegt entspannt auf dem Rücken. Seine Augen sind geschlossen, die Arme liegen locker neben dem Körper. Knien oder setzen Sie sich neben Ihren Partner, und reiben Sie die Handflächen kräftig aneinander, um sie aufzuwärmen.

Legen Sie eine Hand sanft auf den Bauch Ihres Partners. Die Mitte der Handfläche sollte dabei weich auf dem Bauchnabel ruhen. Spüren Sie, wie der Bauch sich mit dem Einatmen dehnt und mit dem Ausatmen nach innen sinkt. Lassen Sie sich Zeit, um innerlich Kontakt aufzunehmen und zur Ruhe zu kommen.

Verborgene Energien wecken

▶ Stellen Sie sich eine senkrechte Linie vor, die in der Mitte des Bauches zwischen Brustbein und Schambein verläuft. Benutzen Sie die Drei-Finger-Technik (siehe Seite 56), um 5 Punkte auf dieser Linie zu stimulieren: **A, B, C, D** und **E.** Drücken Sie jeden Punkt nur 1-mal, und zwar jeweils etwa 5 Sekunden lang mit mäßigem Druck. Beginnen Sie am obersten Punkt **A,** der etwas unterhalb des Brustbeins liegt. Nach kurzer Pause wandern Ihre Finger 3 Finger breit tiefer und drücken Zone **B.** Tasten Sie sich mit kleinen Pausen nach unten, bis Sie Punkt **E** erreicht haben **(Bild links).**

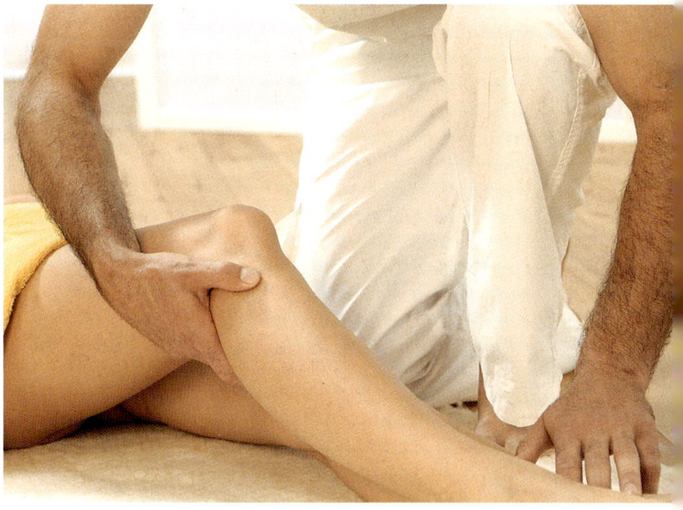

▶ Führen Sie einige streichende Bewegungen von den Leisten über Ober- und Unterschenkel aus. Drücken Sie dann Punkt **K (Bild rechts).** Er befindet sich an der Außenseite des Schienbeins ca. 3 Finger breit

Das Aktivierungsprogramm

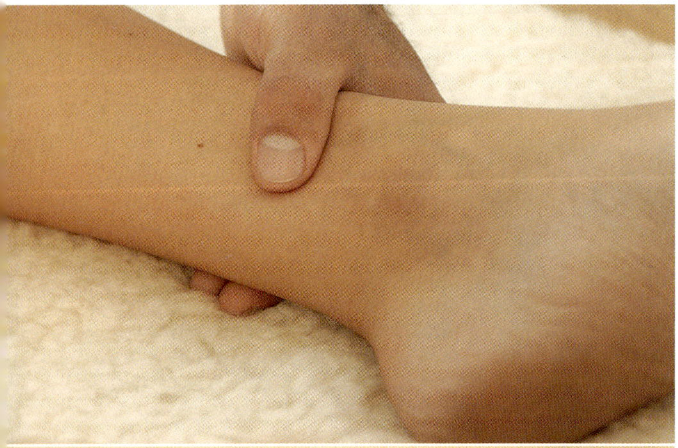

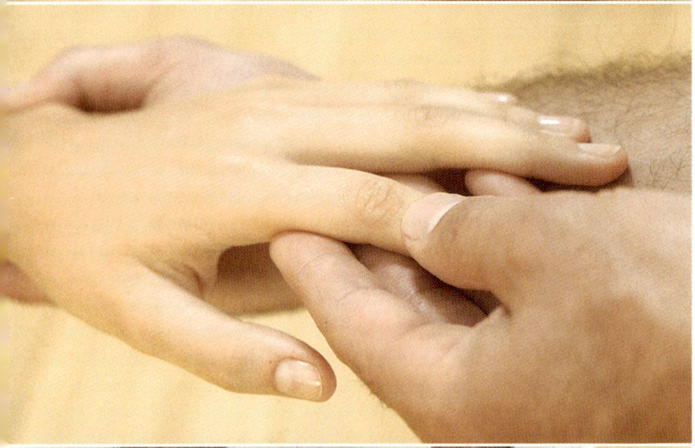

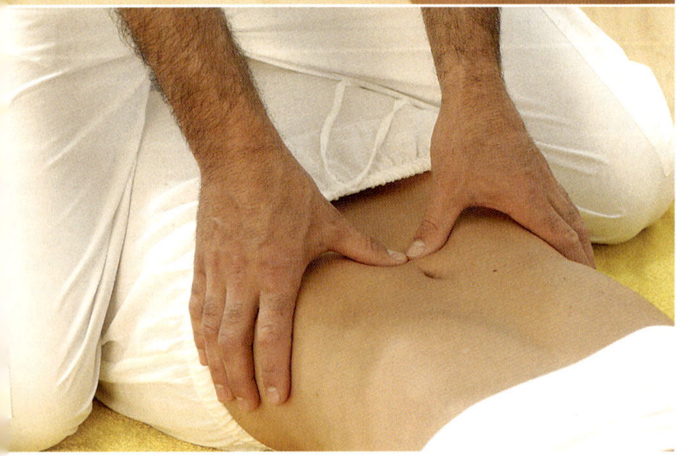

unterhalb vom Knie. Üben Sie mit dem Daumen 2 bis 3 Minuten lang kräftigen Druck auf diese Zone aus. Wiederholen Sie das Ganze auch am anderen Bein.

► Die Energiezone **L** finden Sie auf der Innenseite des Unterschenkels hinter dem Schienbein, etwa 3 Finger breit oberhalb des Innenknöchels. Regen Sie die Zone mit der Daumenkuppe an, wobei Sie mit dem Daumen drücken und gleichzeitig kleine kreisende Bewegungen ausführen. 2 bis 3 Minuten genügen. Stimulieren Sie die gleiche Zone dann auch am anderen Bein **(Bild oben).**

► Regen Sie nun einige aktivierende Energiezonen in den Händen an: Dazu reiben Sie zunächst mit Ihrer Daumenkuppe den kleinen Finger Ihres Partners einige Male kräftig von innen nach außen, also in Richtung Fingerkuppe. Führen Sie das Gleiche an den anderen Fingern aus. Behandeln Sie zunächst die Innenseite der Finger, dann die Oberseite, wo Sie vom Knöchel bis zum Fingernagel reiben. Stellen Sie sich vor, Sie wollten die Finger gründlich »warm reiben«. Führen Sie die gleiche Technik auch an der anderen Hand aus **(Bild Mitte).**

► Drücken Sie nun mit den Fingerkuppen beider Daumen, die sich berühren sollten, vorsichtig auf Punkt **M,** der etwa 2 Finger breit unterhalb des Bauchnabels liegt. Mit jedem Ausatmen Ihres Partners können Sie den Druck ein klein wenig steigern – aber nicht übertreiben, die Zone darf nur sehr behutsam stimuliert werden! Halten Sie den Druck mindestens 2 Minuten lang. Lösen Sie ihn dann langsam **(Bild unten).**

Ölmassagen mit duftenden Aromen

▶ *Neben der klassischen fernöstlichen Fingerdruckmethode können Sie bestimmte Energiezonen auch mit Ölen massieren. Nicht nur in China und Indien, sondern auch in Ägypten waren Duftmassagen sehr beliebt. Hier kannte man schon vor rund 5000 Jahren Salbenmischungen auf Weihrauchbasis. Massagen mit Aromaölen wurden in allen alten Kulturen zu Heilzwecken eingesetzt – kein Wunder, denn die Wirkungen der Massage werden durch die pflanzlichen Aromastoffe ideal ergänzt.*

▶ *Schon wenige Tropfen eines ätherischen Öls genügen, um ein Basisöl wie Jojoba- oder Mandelöl anzureichern. Von Anis bis Zimt gibt es inzwischen ein reiches Angebot an ätherischen Ölen. Doch Vorsicht: Nicht alles, was gut riecht, ist auch echt! Kaufen Sie ausschließlich naturreine, unvermischte Pflanzenessenzen, die aus Blättern, Blüten, Rinden oder Schalen gewonnen wurden. Synthetisch hergestellte Aromaöle – und dazu gehören auch die »naturidentischen« – riechen recht künstlich und haben keinerlei Heilwirkungen!*

▶ *In der Energiezonen-Massage können Sie Ölmischungen benutzen, um Chakras oder Marmas zu behandeln. Über die Riechzellen der Nase gelangen die wohlriechenden Substanzen in das limbische System im Gehirn, sie wecken dort angenehme Gefühle und tragen somit über die psychische Ebene dazu bei, Energieblockaden zu lösen.*

Chakra-Ölmassage mit Rosmarin

▶ Vermischen Sie 1 Esslöffel Mandelöl mit 5 Tropfen Rosmarinöl.

▶ Tragen Sie die Ölmischung mit der Handfläche auf das Herz-Chakra (siehe Seite 134) auf. Verteilen Sie das Öl in großen Kreisen auf der Mitte der Brust. Fahren Sie mit den Kreisbewegungen fort, bis das Öl gut in die Haut eingezogen ist.

▶ Zum Abschluss lassen Sie Ihre Hand im oberen Bereich der Brust sanft aufliegen. Lassen Sie das Gewicht Ihrer Hand wirken, damit Ihr Partner spürt, dass Sie für ihn da sind. Beobachten Sie noch eine Zeit lang seinen Atem, und beenden Sie die Massage, indem Sie die Hand langsam wieder lösen.

Ätherisches Rosmarinöl, das vorwiegend aus dem Mittelmeerraum stammt, ist ein Klassiker unter den Energiespendern. Dieses Öl fördert die Durchblutung, wirkt entgiftend und entschlackend und verbessert zusätzlich die Konzentration.

Das Immunstärkungsprogramm

Jede Form der Energiezonen-Massage stärkt die Abwehrkräfte. Falls Ihr Partner jedoch besonders häufig von Husten, Schnupfen, grippalen Erkrankungen und anderen Infektionen geplagt wird, hilft die Massage einiger spezieller Energiezonen gezielt dabei, die Kräfte der Immunabwehr zu steigern.

Das folgende Massageprogramm eignet sich darüber hinaus auch sehr gut, um den allgemeinen Gesundheitszustand zu verbessern und den gesamten Organismus zu stärken.

Kontakt aufnehmen

Traditionell werden einige ätherische Öle eingesetzt, um die Abwehrkräfte zu steigern und das Allgemeinbefinden zu verbessern. Besonders gut eignen sich hierfür Kamille und Eukalyptus. Träufeln Sie 4 Tropfen Kamille und 2 Tropfen Eukalyptus in die Duftlampe. Lassen Sie die Aromaöle während der gesamten Massage im Zimmer verdampfen.

Bauchlage: Bitten Sie Ihren Partner, sich mit geschlossenen Augen auf den Bauch zu legen. Sein Kopf sollte auf der Seite liegen, am besten auf einem flachen Kissen, die Arme werden neben dem Körper ausgestreckt. Während Sie neben Ihrem Partner knien, wärmen Sie Ihre Handflächen auf, indem Sie sie mit schnellem Kreisen kräftig aneinander reiben.

Legen Sie eine Hand auf den unteren Rücken, und zwar knapp oberhalb des Gesäßes auf die Lendenwirbelsäule. Legen Sie die andere Hand zwischen die Schulterblätter. Lassen Sie Ihren Geist zur Ruhe kommen, und spüren Sie, wie der Atem Ihres Partners kommt und geht.

Die Abwehrkräfte aktivieren

▶ Lassen Sie nun Ihren Partner den Kopf zur Mitte drehen, so dass die Stirn aufliegt. Drücken Sie jetzt die Zonen **A** im Nacken. Sie befinden sich unterhalb des Schädelrands am Haaransatz und sind relativ leicht zu finden, da sie in kleinen Mulden liegen, die man gut ertasten kann. Legen Sie nun den rechten Daumen auf die rechte, den linken auf die linke Zone, und üben Sie langsam etwas Druck aus. Steigern Sie den Druck ganz allmählich, und geben Sie dann wieder langsam nach. Stimulieren Sie die beiden Zonen auf die beschriebene Weise insgesamt 3-mal **(Bild rechts)**.

▶ Wenden Sie sich nun den Zonen **B** zu, die ebenfalls links und rechts neben der Wirbelsäule liegen, allerdings ein ganzes Stück tiefer, und zwar im oberen Drittel der Brustwirbelsäule. Legen Sie Ihre Handballen links und rechts nahe neben die

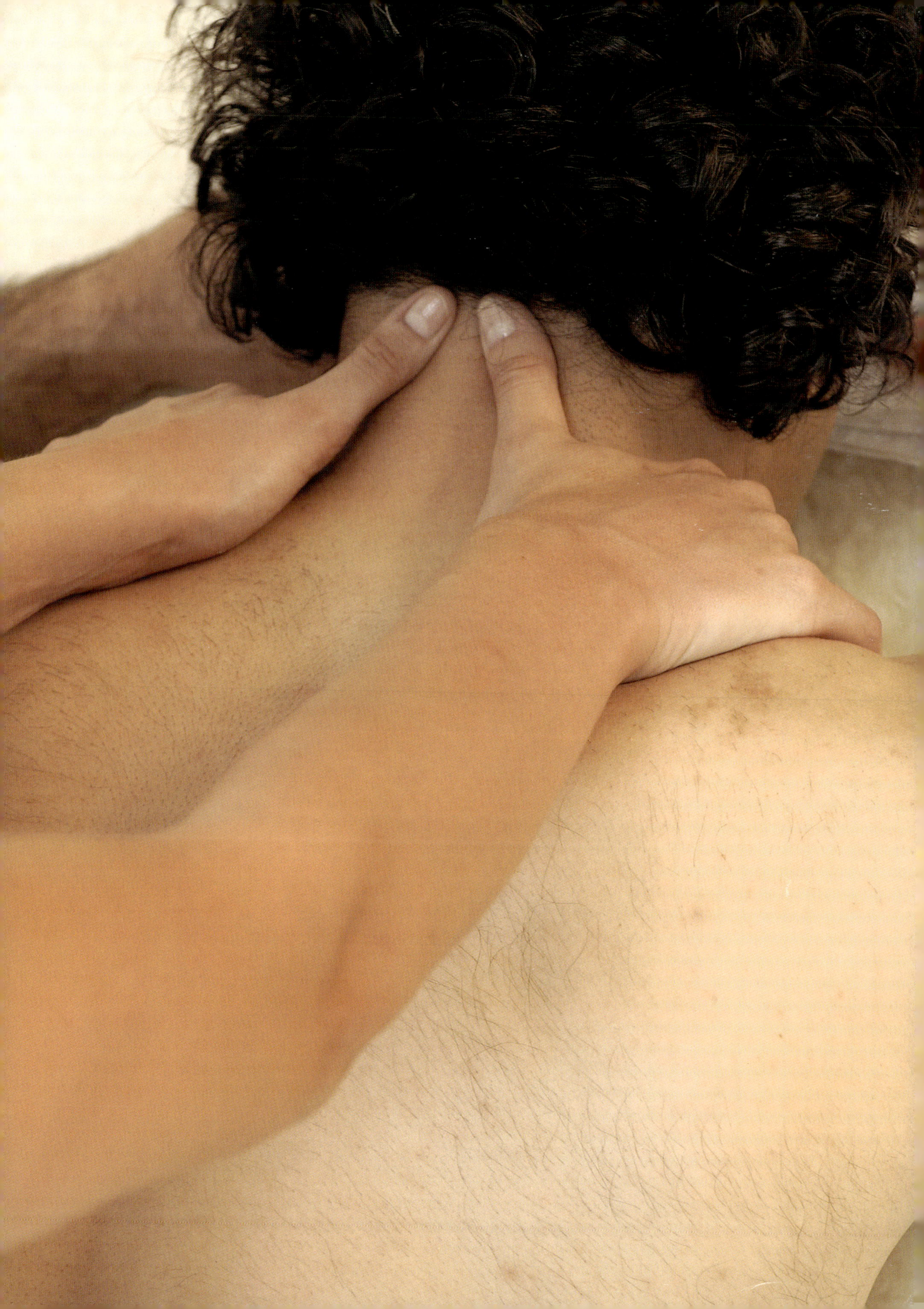

Das Immunstärkungsprogramm

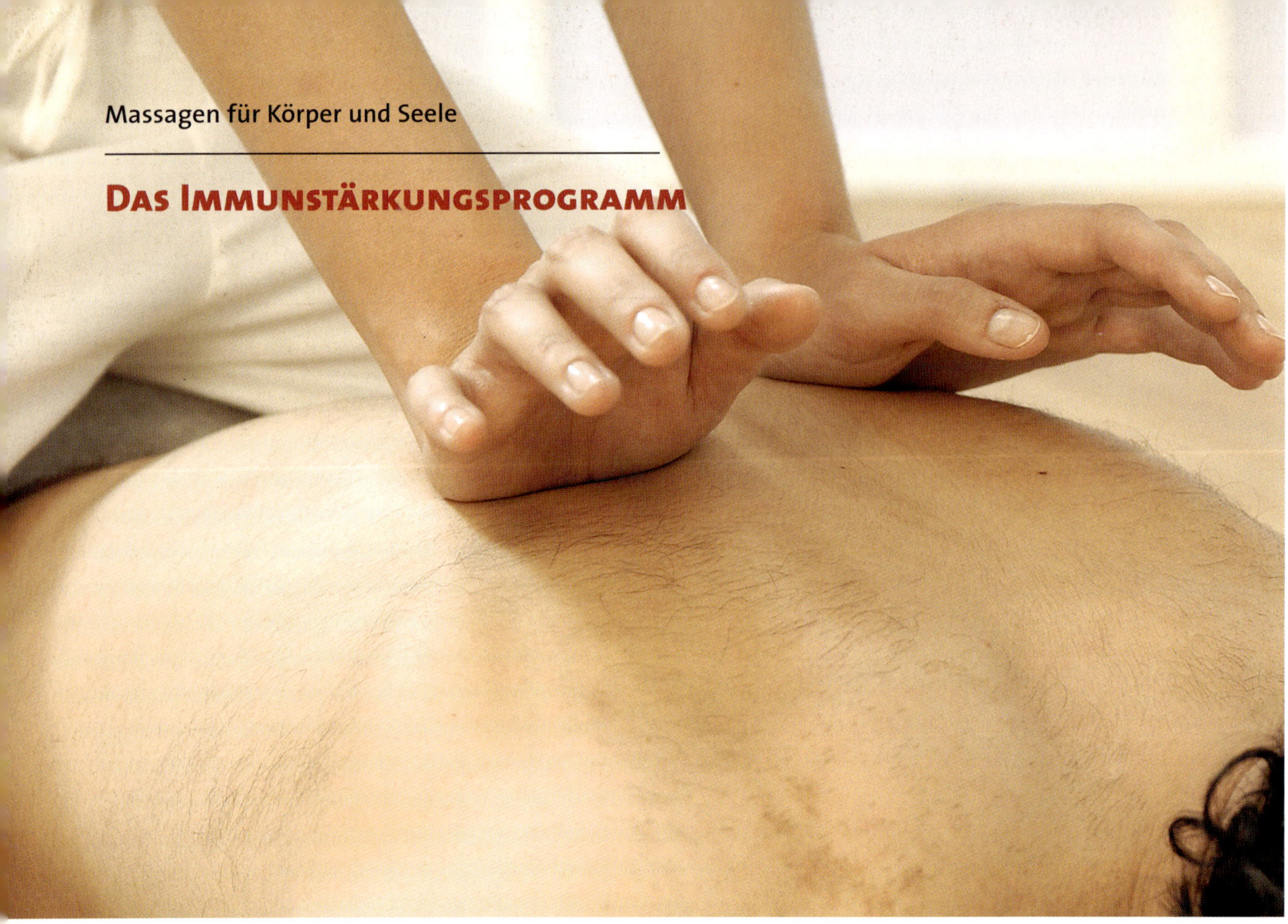

Wirbelsäule. Üben Sie relativ kräftigen Druck auf beide Seiten gleichzeitig aus. Drücken Sie zuerst langsam nach unten, und schieben Sie die Handballen dann etwas nach oben. Lösen Sie den Druck. Das Ganze noch 2-mal wiederholen. **(Bild oben).**

▶ Als Nächstes massieren Sie eine Zone, die auf Höhe des Kniegelenks an der Innenseite der Kniekehle liegt: Zone **C.** Umfassen Sie das Knie, und legen Sie beide Daumenkuppen, die sich berühren sollten, auf die Zone. Steigern Sie den Druck allmählich, aber üben Sie in diesem Bereich nur sanften Druck aus. Drücken Sie 5 bis 10 Sekunden lang, lösen Sie den Druck dann wieder. Wiederholen Sie die Technik insgesamt 3-mal **(Bild rechts oben).**

Rückenlage: Nun bitten Sie Ihren Partner, sich mit weiterhin geschlossenen Augen auf den Rücken zu drehen.

▶ Um die Zone **D** zu aktivieren, umfassen Sie den Unterarm Ihres Partners ungefähr 3 Finger breit oberhalb seines Handgelenks. Ihr Daumen liegt dabei an der

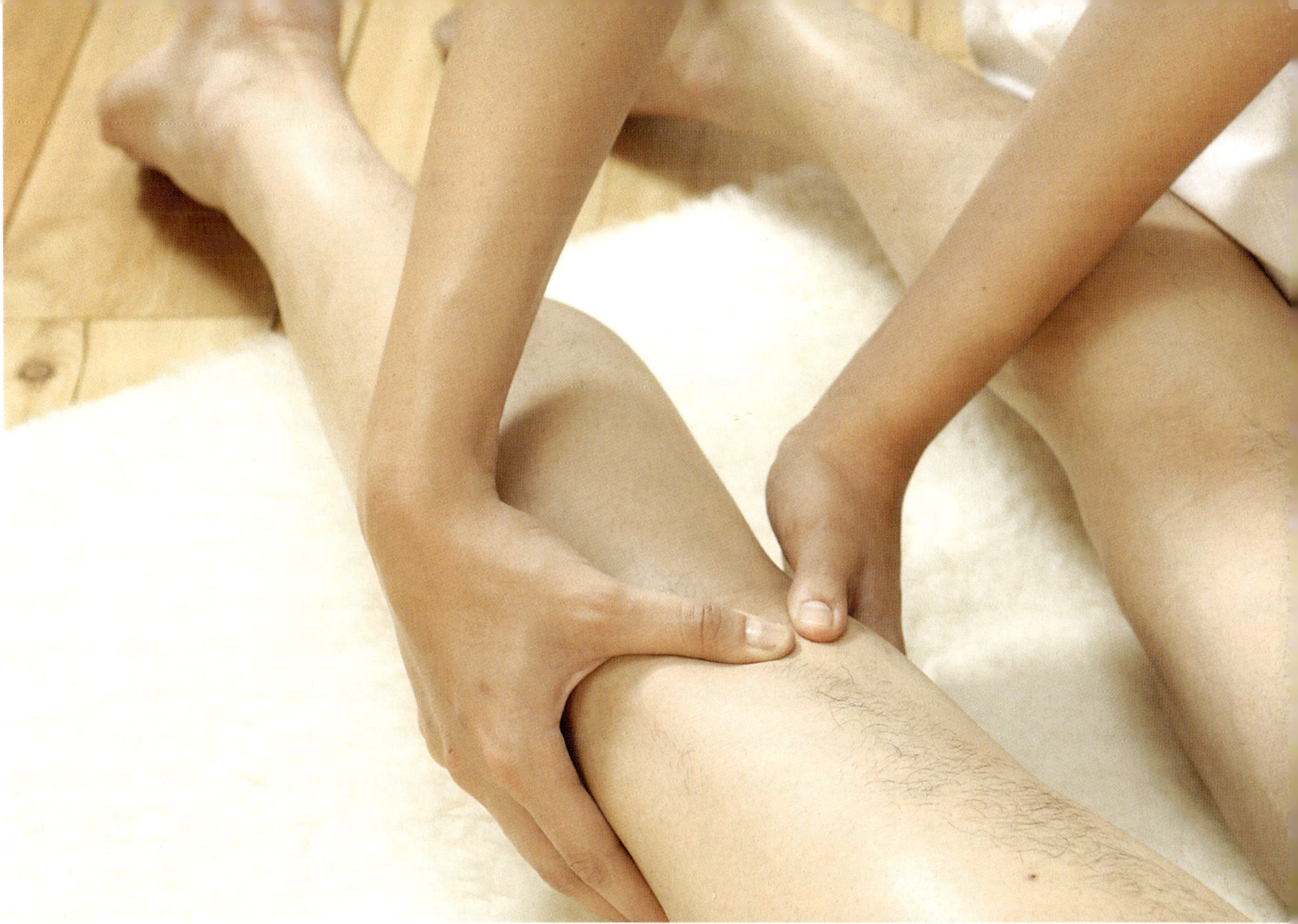

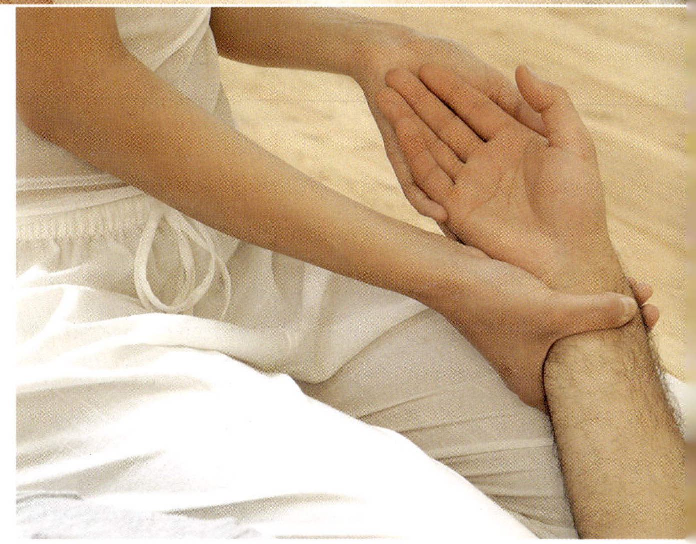

Innenseite, die anderen Finger an der Außenseite seines Unterarms. Der Punkt, den Sie nun stimulieren, liegt etwas höher als die Stelle, an der normalerweise der Puls gefühlt wird. Bauen Sie den Druck über 2 bis 3 Sekunden auf, halten Sie ihn dann 3 Sekunden lang, und lösen Sie den Druck anschließend wieder. Wiederholen Sie dies insgesamt 3-mal. Drücken Sie die gleiche Zone am anderen Handgelenk ebenfalls 3-mal **(Bild rechts).**

▶ Führen Sie abschließend noch eine sanfte Bauchmassage durch. Am besten verwenden Sie dafür etwas Sesamöl, das Sie zuvor im Wasserbad oder auf der Heizung auf Körpertemperatur angewärmt haben. Verteilen Sie das Öl in Ihren Händen, und führen Sie mit einer Handfläche 36 langsame Kreisbewegungen im Uhrzeigersinn rund um den Bauchnabel aus. Wiederholen Sie das Ganze dann nochmal gegen den Uhrzeigersinn.

Das Stärkungsprogramm für Frauen

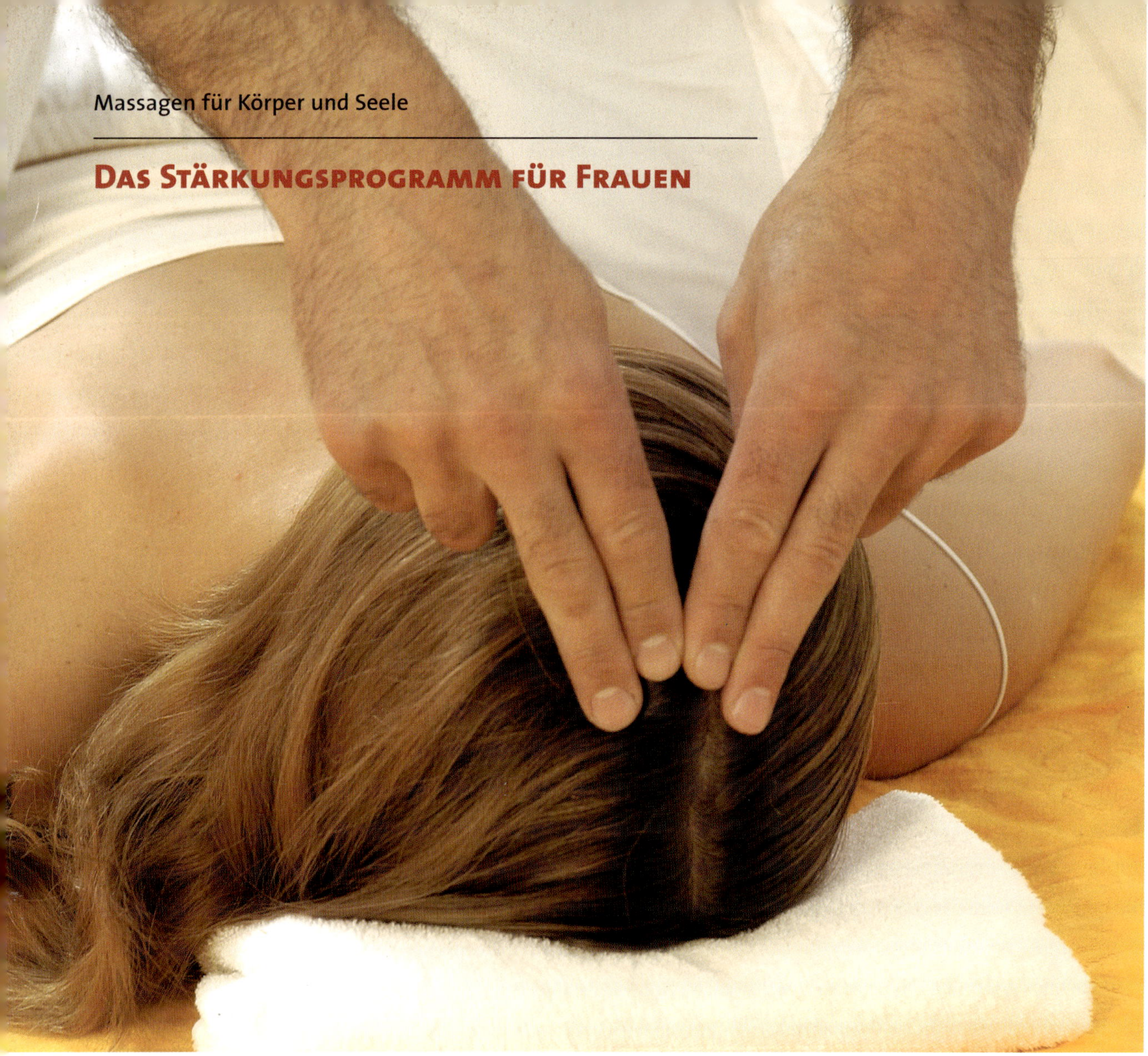

Dieses Energiezonen-Programm eignet sich speziell für Frauen, da es auf den weiblichen Energiefluss abgestimmt ist. Durch die Massage können Sie die Gesundheit Ihrer Partnerin schützen und häufigen Frauenbeschwerden wie beispielsweise das prämenstruelle Syndrom (Brustspannen, Unterleibsschmerzen, Stimmungsschwankungen in den Tagen vor der Menstruation) und Zyklusstörungen entgegenwirken.

Kontakt aufnehmen

Bauchlage: Ihre Partnerin liegt auf dem Bauch, ihr Kopf mit geschlossenen Augen auf der Seite auf einem kleinen Kissen oder einem Handtuch. Reiben Sie Ihre Handflächen einige Sekunden lang kräftig aneinander, um sie aufzuwärmen.

Legen Sie dann beide Hände rechts und links im unteren Rücken auf die Nierenregion. Lassen Sie die Wärme Ihrer Hände in den Rücken Ihrer Partnerin hineinstrahlen. Werden Sie innerlich ruhig, und versuchen Sie, die Atembewegungen Ihrer Partnerin im Rücken zu spüren.

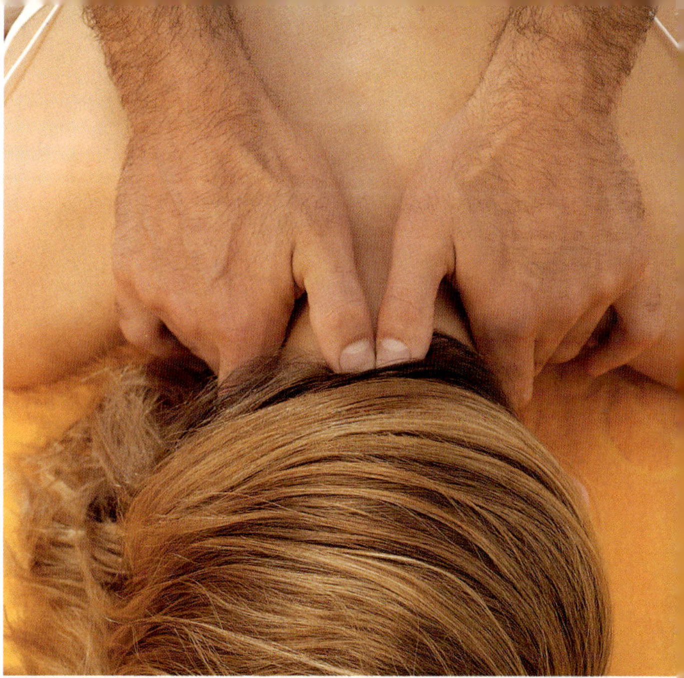

Die weiblichen Energien schützen

▶ Bitten Sie Ihre Partnerin, Ihre Stirn auf das Kissen zu legen, so dass der Kopf in der Mitte liegt. Drücken Sie zunächst Zone **A**, sie befindet sich mitten auf der Schädeldecke. Benutzen Sie Zeige- und Mittelfingerkuppen beider Hände, um den Punkt zu stimulieren, die Zeigefinger berühren sich dabei. Drücken Sie den Punkt 3-mal jeweils 5 bis 10 Sekunden lang **(Bild links).**

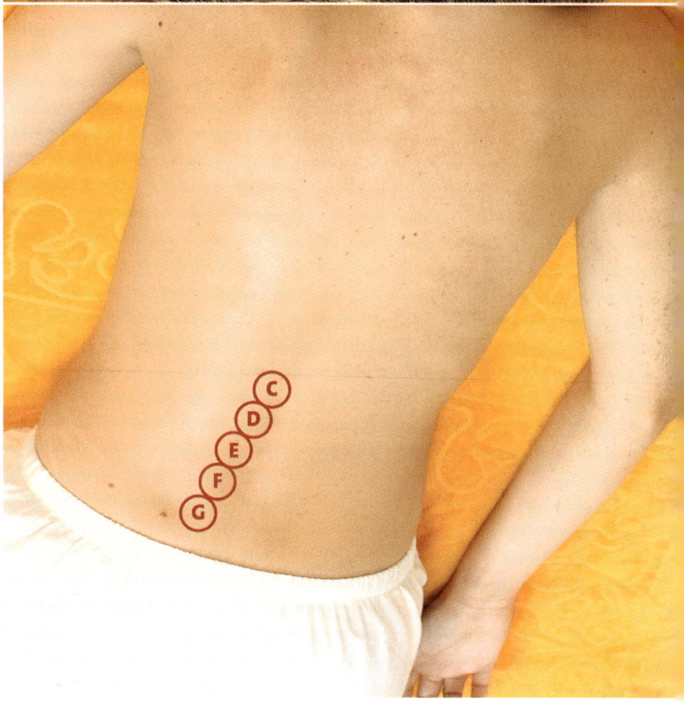

▶ Behandeln Sie Zone **B** mit beiden Daumen. Umfassen Sie sanft den Nacken Ihrer Partnerin, so dass die aneinander gelegten Daumenkuppen den Punkt knapp unterhalb der Schädelbasis berühren. Steigern Sie den Druck allmählich, drücken Sie 3 Sekunden lang intensiv, und nehmen Sie ihn dann langsam wieder heraus. Wiederholen Sie die Technik insgesamt 3-mal **(Bild rechts oben).**

▶ Rutschen Sie etwas nach unten, um am unteren Rücken arbeiten zu können. Drücken Sie die Zonen **C, D, E, F** und **G** im Bereich der Lendenwirbelsäule. Die Punkte liegen jeweils zwischen den Wirbeln – Sie können die Vertiefungen leicht ertasten. Üben Sie mit dem Ausatmen Ihrer Partnerin leichten Druck mit dem Daumen auf jeden Punkt aus, halten Sie den Druck 5 Sekunden lang, und lösen Sie ihn dann langsam wieder. Führen Sie diese Technik von oben nach unten durch, bis Sie Punkt **G** oberhalb des Kreuzbeins erreicht haben **(Bild rechts unten).**

Das Stärkungsprogramm für Frauen

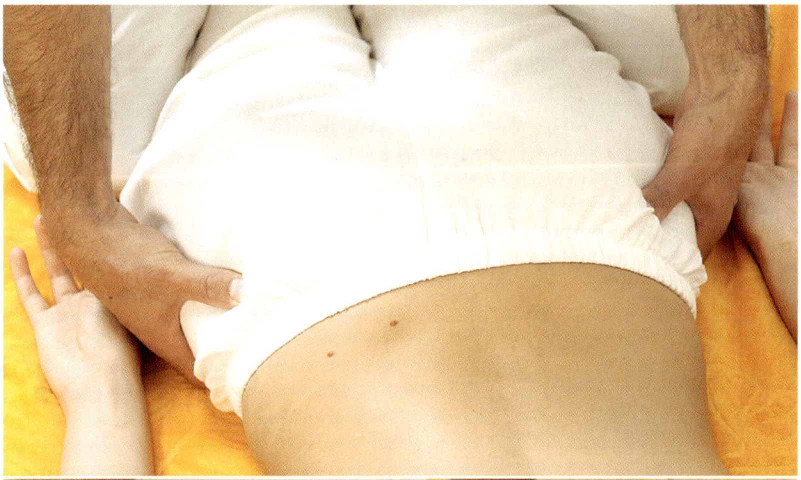

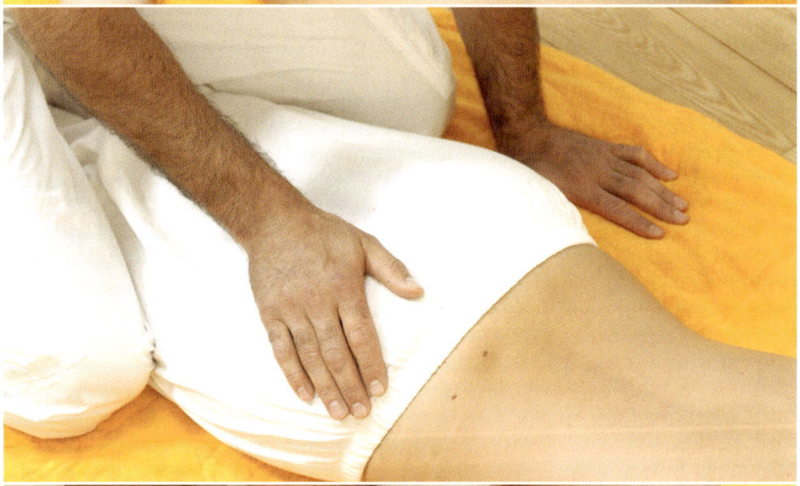

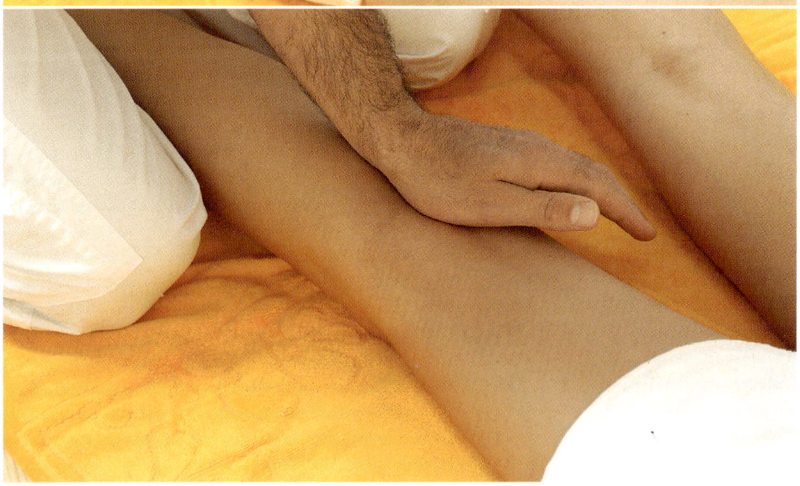

▶ Umfassen Sie die Hüften Ihrer Partnerin, so dass Sie mit den Daumen die Zonen **H** an den Außenseiten des Gesäßes gleichzeitig stimulieren können. Üben Sie mäßigen Druck aus. Lassen Sie die Daumen 5 Sekunden lang kreisen. Wiederholen Sie das Ganze insgesamt 3-mal **(Bild oben).**

▶ Am Gesäß liegen viele Zonen, über die weibliche Energien angeregt werden können. Massieren Sie beide Gesäßhälften abwechselnd mit kreisendem Handflächendruck. Führen Sie einige große Kreise mit wenig Druck aus. Setzen Sie die Hand am Steißbein auf, und führen Sie die Handfläche nach oben, außen, unten und innen (rechts massieren Sie im, links gegen den Uhrzeigersinn) **(Bild Mitte).**

▶ Stimulieren Sie Zone **I** an der Innenseite der Kniekehle auf der Beugefalte. Setzen Sie den Handballen auf, üben Sie langsam Druck aus, und lassen Sie die Hand 1 Minute lang locker kreisen. Wiederholen Sie das auch am anderen Bein **(Bild unten).**

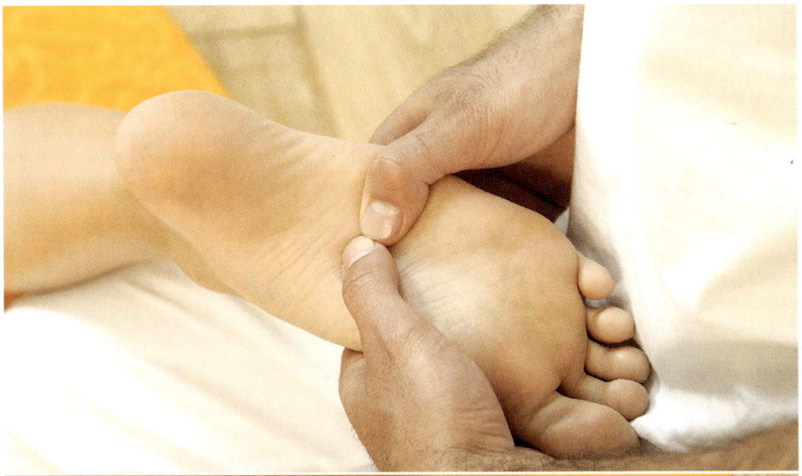

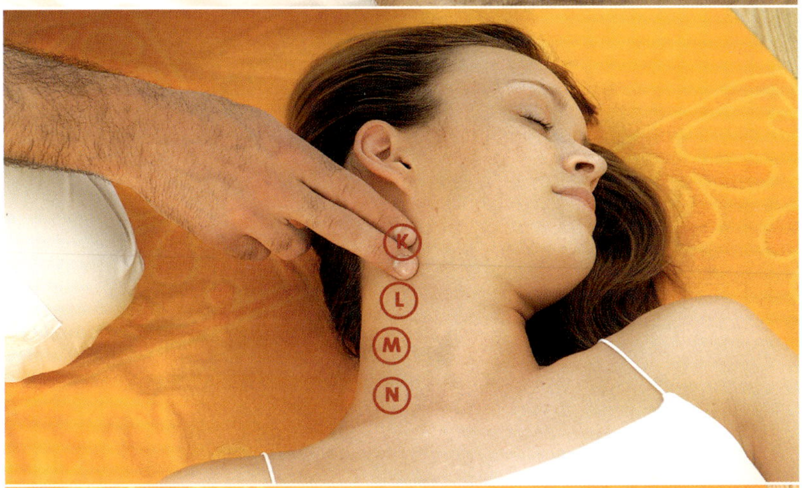

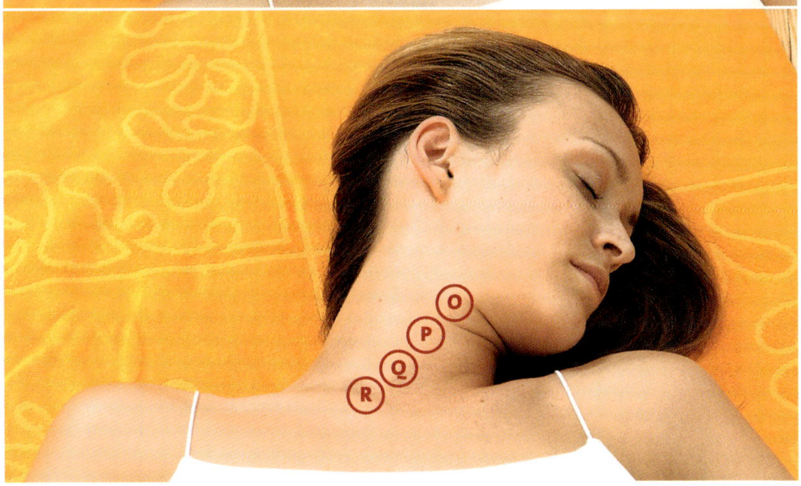

► Bearbeiten Sie nun Punkt **J.** Er befindet sich in der Mitte der Fußsohle. Umfassen Sie mit beiden Händen den Fußrücken Ihrer Partnerin. Legen Sie die Daumen nebeneinander, und drücken Sie dann mit beiden Daumenkuppen 5 Sekunden lang tief in die Fußsohle (es sollte aber nicht schmerzen!). Den Druck lösen und noch 2-mal wiederholen **(Bild oben).**

Rückenlage: Bitten Sie Ihre Partnerin, sich langsam auf den Rücken zu drehen und die Augen dabei geschlossen zu lassen.

► Massieren Sie jetzt die Halspartie: Ihre Partnerin dreht den Kopf dazu nach links. Stellen Sie sich 2 Linien vor, die parallel senkrecht am Hals entlang verlaufen. Die eine führt vom Ohr zum Schlüsselbein, die andere beginnt am Unterkiefer und verläuft neben dem Kehlkopf abwärts. Stimulieren Sie die Zonen **K, L, M** und **N** auf der äußeren **(Bild Mitte)** sowie **O, P, Q** und **R** auf der inneren Linie **(Bild unten).** Benutzen Sie dazu die Fingerkuppen von Zeige- und Mittelfinger.

Das Stärkungsprogramm für Frauen

▶ Beginnen Sie unter dem Kiefer, und drücken Sie Zone **K** 3 Sekunden lang. Pausieren Sie, und drücken Sie dann die Zone **L**, die etwa 2 Finger breit tiefer liegt. Verfahren Sie so bis zum untersten Punkt **N**, und gehen Sie dann zur Zone **O**, die unterhalb des Ohrläppchens liegt, um sich wiederum Stück für Stück nach unten zu bewegen bis zu Zone **R**.

▶ Nachdem Sie die rechte Seite des Halses bearbeitet haben, bitten Sie Ihre Partnerin, den Kopf nach rechts zu drehen, um sich dann auch der linken Seite widmen zu können. Vorsicht: Massieren Sie am Hals grundsätzlich einfühlsam und immer mit wenig Druck!

Achten Sie bitte immer darauf, dass Ihre Partnerin auch wirklich bequem liegt und dass sie vor allem nicht friert!

▶ Wenden Sie sich nun einigen Zonen im unteren Bauchbereich zu. Umfassen Sie dazu die Hüftknochen Ihrer Partnerin, und üben Sie mit beiden Handballen sanften Druck auf die Punkte **S** oberhalb der Leisten aus. Halten Sie den Druck ungefähr 1 Minute lang. Führen Sie die gleiche Technik dann noch 1-mal aus, wobei Sie die Handballen etwas weiter innen ansetzen und dadurch die Zonen **T** stimulieren **(Bild unten)**.

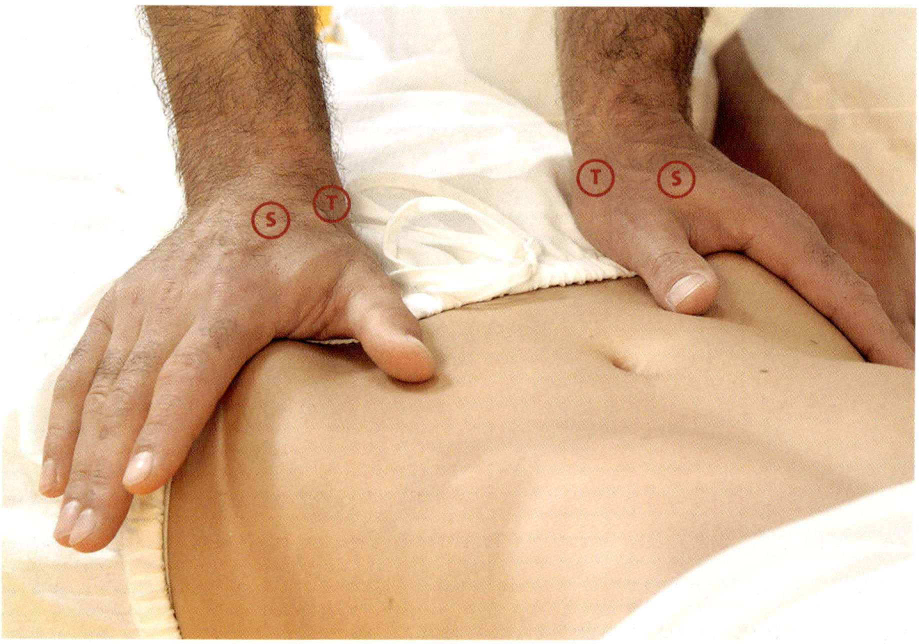

▶ Abschließend massieren Sie die Oberschenkel Ihrer Partnerin mit dem Handballen. Stellen Sie sich dazu eine Linie vor, die an der Innenseite des Oberschenkels von der Leiste bis zum Knie hinabführt. Beginnen Sie mit der Massage am oberen Ansatz des Oberschenkels. Drücken Sie jetzt die Zone U1–U7 5 Sekunden lang. Setzen Sie den Handballen dann ein paar Zentimeter tiefer an, und drücken Sie auch hier für 5 Sekunden. Fahren Sie in dieser Weise fort, bis Sie die Zone kurz oberhalb des Knies erreicht haben. Führen Sie die gleiche Technik dann auch auf der anderen Seite aus (Bild rechts).

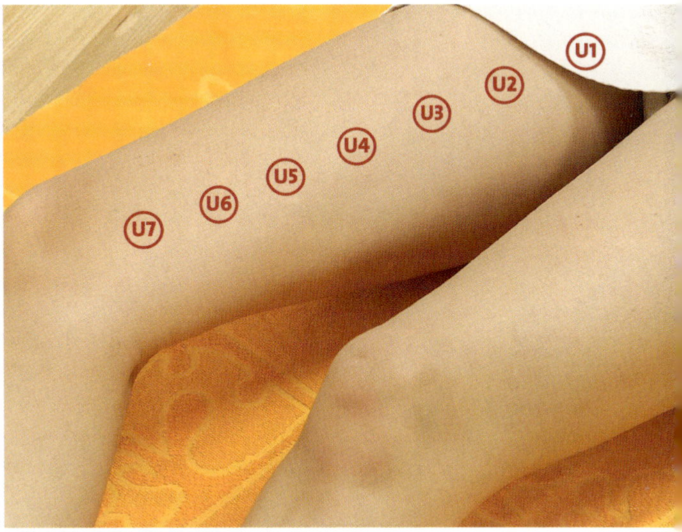

Chakra-Ölmassage mit Rosenöl

Um die abschließende Chakra-Massage vorzunehmen, sollte Ihre Partnerin sich nochmals auf den Bauch drehen. Vermischen Sie 1 Esslöffel Mandelöl mit 5 Tropfen Rosenöl. Dieses ätherische Öl gleicht die weiblichen Energien besonders gut aus. Rosenöl (»Rosa damascena« oder »Rosa centifolia«) wirkt krampflösend, schmerzstillend, gewebestraffend, beruhigend und leicht aphrodisisch. Rosenöl regt den Energiefluss im Sakral-Chakra, das auch als Sexualitäts-Chakra bezeichnet wird, auf sanfte Weise an und löst Blockaden in diesem Bereich.

▶ Während das Sakral-Chakra bei Männern vom Bauch aus behandelt werden sollte, kann dieses Chakra bei Frauen besser von der Lendenwirbelsäule aus stimuliert werden. Tragen Sie die Ölmischung daher mit kreisenden Bewegungen großflächig über den unteren Rücken und den oberen Teil des Gesäßes auf, bis es gründlich in die Haut eingezogen ist.

▶ Lassen Sie Ihre Hände dann noch eine Zeit lang in der Mitte des unteren Rückens ruhen, die eine Hand auf dem Kreuzbein, die andere etwas höher. Entspannen Sie sich, und spüren Sie die Atembewegung Ihrer Partnerin. Beenden Sie die Massage, indem Sie die Hände langsam wieder lösen.

Das Stärkungsprogramm für Männer

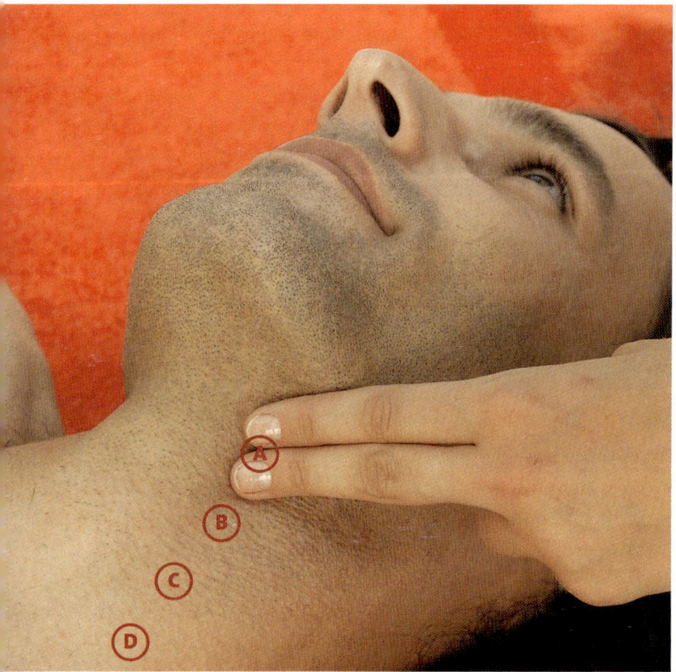

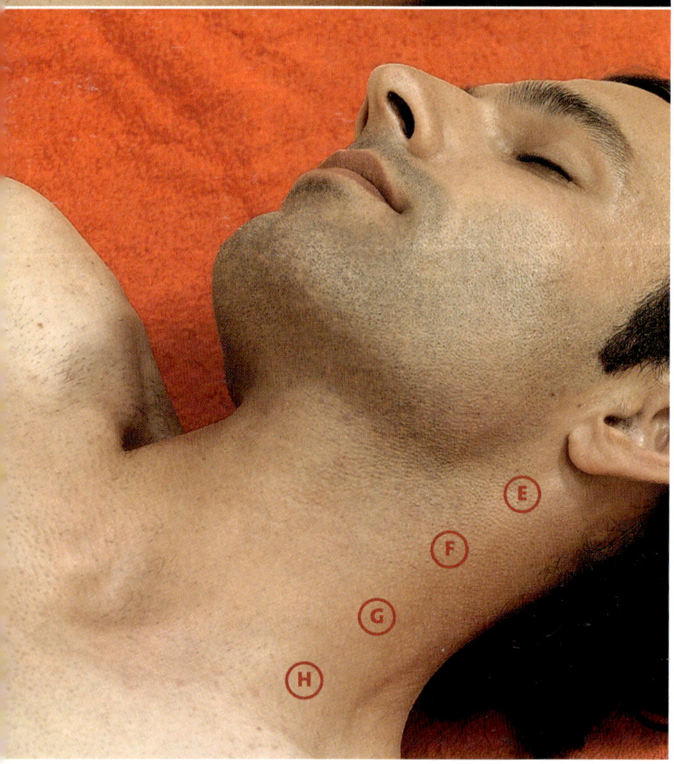

Wenn Sie einen Mann massieren wollen, ist das folgende Stärkungsprogramm besonders empfehlenswert. Auch wenn dabei die sexuelle Energie geweckt wird, handelt es sich dabei doch keinesfalls um eine »erotische Massage«.

Bei der beschriebenen Energiezonen-Massage wird nicht die sexuelle Lust, sondern vielmehr die vitale Kraft angeregt, die für die Lebensenergie und die Jugendlichkeit Ihres Partners wichtig ist. In der traditionellen chinesischen Medizin spielt die sexuelle Energie für die Erhaltung der Gesundheit eine äußerst wichtige Rolle.

Männerprobleme behandeln

Die folgenden Massagetechniken stärken die sexuellen Energien und wirken darüber hinaus auch den ganz typischen »Männerproblemen« wie beispielsweise Potenzstörungen oder Prostatabeschwerden entgegen.

Kontakt aufnehmen

Rückenlage: Bitten Sie Ihren Partner, sich entspannt auf den Rücken zu legen. Die Augen sollte er geschlossen halten. Seine Arme sind seitlich neben dem Körper ausgestreckt. Knien Sie neben Ihrem Partner, und reiben Sie Ihre Handflächen aneinander, bis sie gut warm sind.

Legen Sie eine Hand im Bereich der Gürtellinie auf den Unterbauch Ihres Partners – die ganze Hand sollte unterhalb des Bauchnabels in der Mitte des Bauches ruhen. Die andere Hand legen Sie flach auf die Mitte seiner Brust.

Schließen Sie die Augen, und achten Sie auf die Atembewegungen Ihres Partners! Spüren Sie, wie sein Bauch und vielleicht auch seine Brust sich beim Einatmen leicht dehnen und beim Ausatmen wieder langsam senken. Lassen Sie Ihre Gedanken allmählich zur Ruhe kommen. Stellen Sie sich anschließend voll und ganz auf die nun folgende Massage ein, und nehmen Sie guten Kontakt zu Ihrem Partner auf.

Die männlichen Energien schützen

▶ Beginnen Sie mit der Energiezonen-Behandlung am Hals. Bitten Sie Ihren Partner, den Kopf zunächst nach rechts zu drehen.

Vorsicht, die Energiezonen-Massage im Halsbereich dürfen Sie immer nur mit ganz wenig Druck ausüben!

▶ Alle folgenden Energiezonen liegen auf 2 imaginären Linien, die auf beiden Körperseiten senkrecht über den Hals laufen. Die eine führt vom Ohr zum Schlüsselbein, die andere weiter innen vom Unterkiefer am Kehlkopf entlang. Stimulieren Sie jede Zone sanft, indem Sie Zeige- und Mittelfinger einer Hand zusammenlegen und mit den Kuppen leichten Druck ausüben. Beginnen Sie auf Zone **A** knapp unterhalb des Unterkiefers. Drücken Sie jede Zone 5 Sekunden lang. Machen Sie dann kurz Pause, bewegen Sie die Hand wenige Zentimeter abwärts, und drücken Sie dann Zone **B**. Stimulieren Sie alle Zonen von oben nach unten bis Zone **D** **(Bild links oben).**

▶ Drücken Sie anschließend auch auf der äußeren Linie vom Ohr bis zum Schlüsselbein insgesamt 4 Punkte (die Zonen **E, F, G** und **H**), und zwar jeweils 5 Sekunden lang. Beginnen Sie dazu bei Zone **E** – sie liegt etwas unterhalb des Ohrläppchens **(Bild links unten).**

▶ Nachdem Sie die linke Halsseite behandelt haben, bitten Sie Ihren Partner, den Kopf nach links zu drehen. Führen Sie die Techniken dann auch auf der rechten Seite des Halses durch.

▶ Stellen Sie sich für den folgenden Behandlungsabschnitt eine Linie vor, die unter dem Brustbein beginnt und senkrecht über den Bauch nach unten bis zum

Das Stärkungsprogramm für Männer

Schambein verläuft. Zone **I** ist die oberste von 5 Zonen – sie liegt in der Magengrube. Legen Sie den Handballen vorsichtig auf diese Zone, üben Sie mit dem Ausatmen Ihres Partners etwas Druck aus, und halten Sie den Druck dann etwa 10 Sekunden lang, wobei Sie den Handballen ganz sanft kreisen lassen. Lösen Sie den Druck, rutschen Sie mit dem Handballen etwa 2 bis 3 Finger breit nach unten, und stimulieren Sie Zone **J**. Fahren Sie auf diese Weise fort, bis Sie über **K** und **L** die tiefste Zone **M** erreicht haben, die knapp oberhalb der Schamhaargrenze liegt **(Bild oben).**

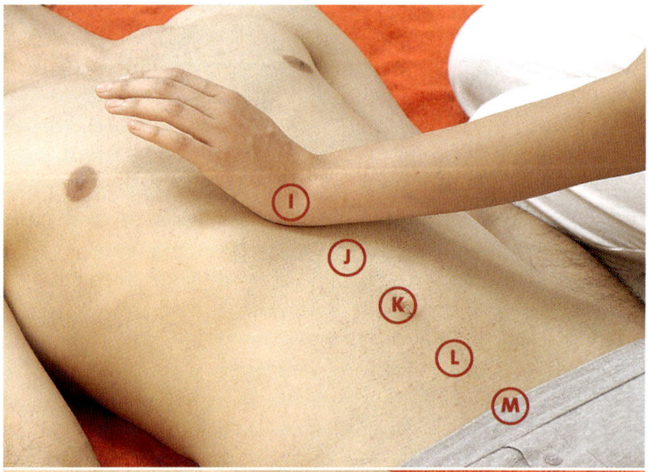

▶ Zone **N** liegt jeweils 3 Finger breit rechts und links von Zone M in der Leistengegend. Legen Sie Ihre Handflächen so auf die Oberschenkel Ihres Partners, dass Ihr rechter Daumen die Zone **N** auf der rechten, Ihr linker Daumen sie auf der linken Seite berührt. Drücken Sie beide Zonen gleichzeitig etwa 5 Sekunden lang – zuerst ganz sanft, dann langsam steigernd. Lösen Sie den Druck, und wiederholen Sie das Ganze noch 2-mal **(Bild Mitte).**

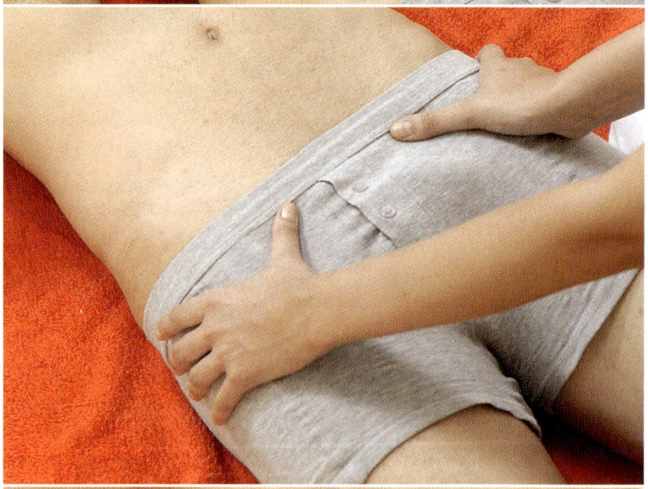

▶ Stimulieren Sie Zone **O** – sie liegt an der inneren Seite des Unterschenkels, und zwar 2 bis 3 Finger breit oberhalb des Fußknöchels. Üben Sie relativ kräftigen Druck mit dem Daumen aus, und lassen Sie ihn dabei mindestens 1 Minute lang kreisen. Wiederholen Sie die Technik auch am anderen Bein **(Bild unten).**

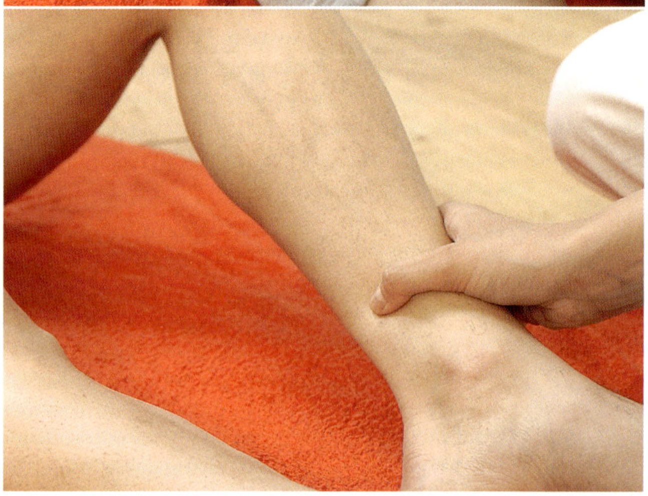

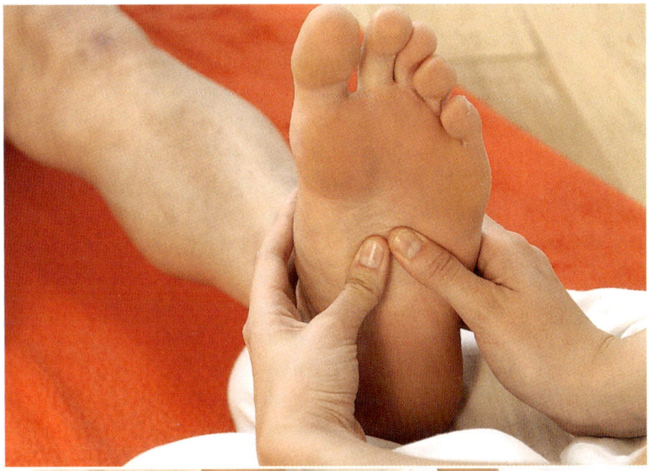

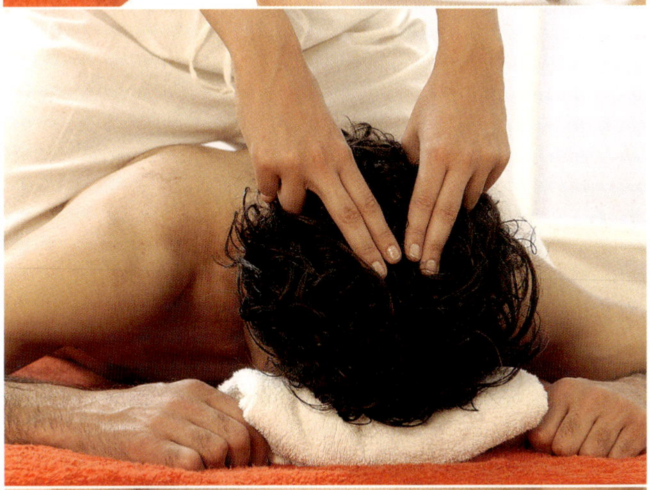

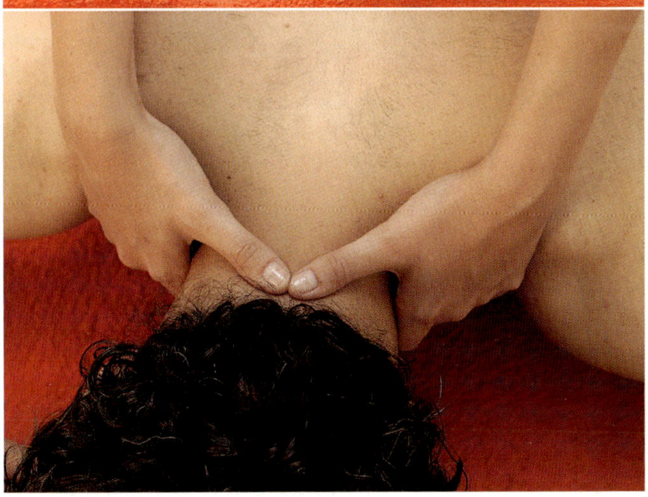

▶ Massieren Sie nun Zone **P** in der Mitte der Fußsohle. Drücken Sie dazu kräftig mit den beiden aneinandergelegten Daumen in die Fußsohle, und führen Sie kleine Kreisbewegungen aus – es darf nicht wehtun! Massieren Sie den Punkt 1 Minute lang. Wiederholen Sie das Gleiche auf der anderen Fußsohle **(Bild oben).**

Bauchlage: Bitten Sie Ihren Partner, sich nun auf den Bauch zu drehen und die Stirn auf das Kissen zu legen. Die Augen bleiben geschlossen.

▶ Massieren Sie Zone **Q** auf der Schädeldecke. Benutzen Sie Zeige- und Mittelfingerkuppen beider Hände, um den Punkt zu stimulieren, die Zeigefinger berühren sich. Drücken Sie den Punkt 3-mal rund 10 Sekunden lang **(Bild Mitte).**

▶ Umfassen Sie den Nacken Ihres Partners, und legen Sie beide Daumen auf Zone **R,** die direkt unterhalb der Schädelbasis liegt. Drücken Sie vorsichtig mit nur allmählich steigerndem Druck. Halten Sie den Druck 5 Sekunden lang, und lösen Sie ihn dann wieder. Führen Sie die Technik insgesamt 3-mal durch **(Bild unten).**

▶ Als Nächstes regen Sie einige Zonen im Bereich des unteren Rückens an. Stellen Sie sich auf beiden Seiten der Wirbelsäule je 2 Linien vor – die eine verläuft knapp neben der Wirbelsäule, die andere in etwa 3 Zentimeter Abstand. Benutzen Sie beide Daumen, um die Punkte auf

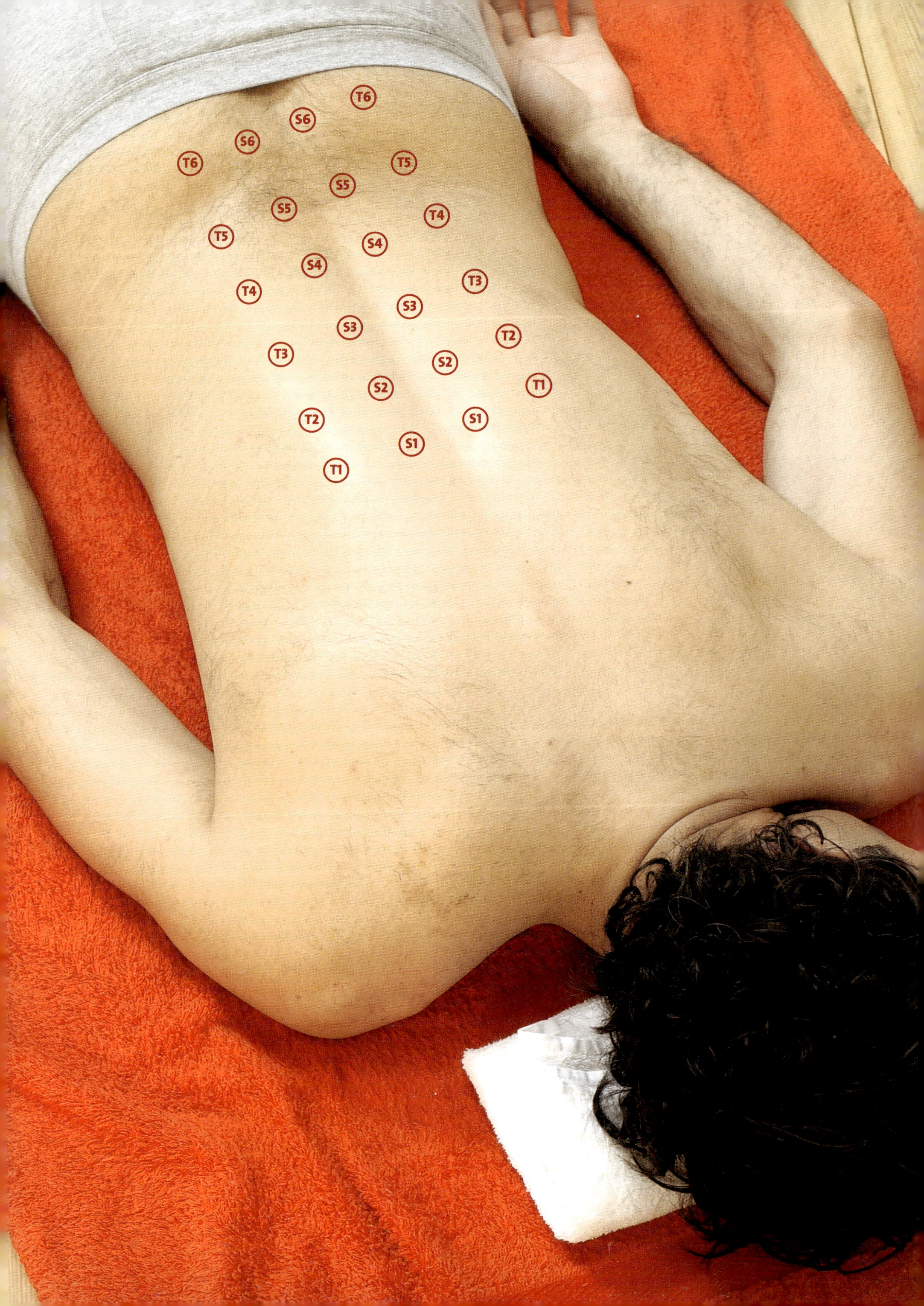
T6
S6
S6
T6
T5
S5
S5
T4
T5
S4
S4
T3
T4
S3
S3
T2
T3
S2
T1
S2
T2
S1
S1
T1

diesen Linien jeweils rechts und links von oben nach unten zu bearbeiten. Drücken Sie immer nur 3 Sekunden lang. Pausieren Sie kurz, und gehen Sie zur nächsten Zone über. Beginnen Sie mit der inneren Linie am obersten Punkt S1. Gehen Sie dann 2 bis 3 Finger breit abwärts, und stimulieren Sie den nächsten Punkt S2. Fahren Sie so fort, bis Sie den untersten Punkt neben der Pofalte erreicht haben. Wiederholen Sie die Folge nochmals von oben nach unten. Verfahren Sie genauso mit der äußeren Linie, wo Sie bei Zone T1 beginnen und sich bis zum Gesäß nach unten arbeiten. Massieren Sie auch die Außenlinie insgesamt 2-mal, wobei Sie jedes Mal oben beginnen (Bild links).

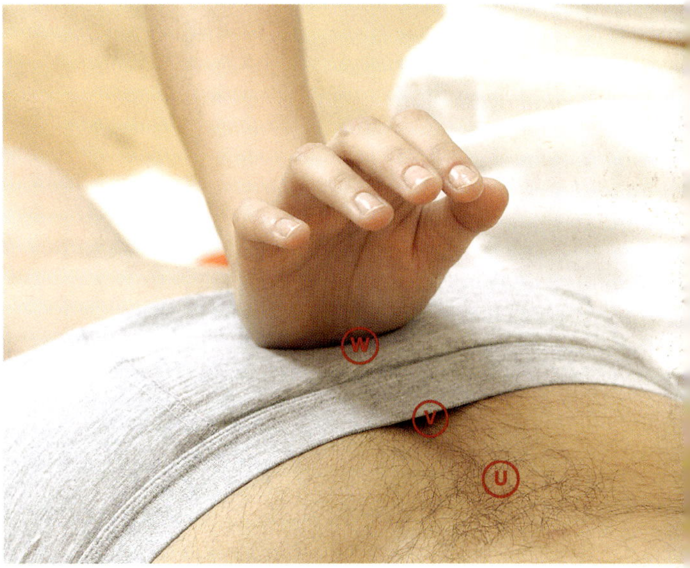

▶ Massieren Sie mit dem Handballen die Zonen U, V und W im Bereich des Kreuzbeins. Beginnen Sie am oberen Punkt U, üben Sie mit dem Handballen sanften Druck aus, den Sie mit dem Ausatmen Ihres Partners noch etwas steigern. Halten Sie den Druck 10 Sekunden lang, dann wiederholen Sie das Ganze. Führen Sie die Technik auch an den beiden Zonen V und W aus (Bild oben).

Chakra-Ölmassage mit Sandelholz und Ylang-Ylang

▶ Ihr Partner sollte sich wieder auf den Rücken drehen. Vermischen Sie 1 Esslöffel Mandelöl mit je 3 Tropfen Sandelholz und Ylang-Ylang.

▶ Gießen Sie das Öl in Ihre Hände. Tragen Sie es dann auf den unteren Bauchbereich Ihres Partners auf. Führen Sie dazu große kreisende Bewegungen mit der ganzen Handfläche aus. Massieren Sie den ganzen Bereich zwischen Bauchnabel und Schamhaargrenze – erst mit großen, dann mit immer kleineren Kreisen.

▶ Lassen Sie Ihre Hand dann noch eine Zeit lang auf dem Unterbauch ruhen, und spüren Sie dem Atem Ihres Partners nach. Lösen Sie die Hände langsam, um die Energiezonen-Massage zu beenden.

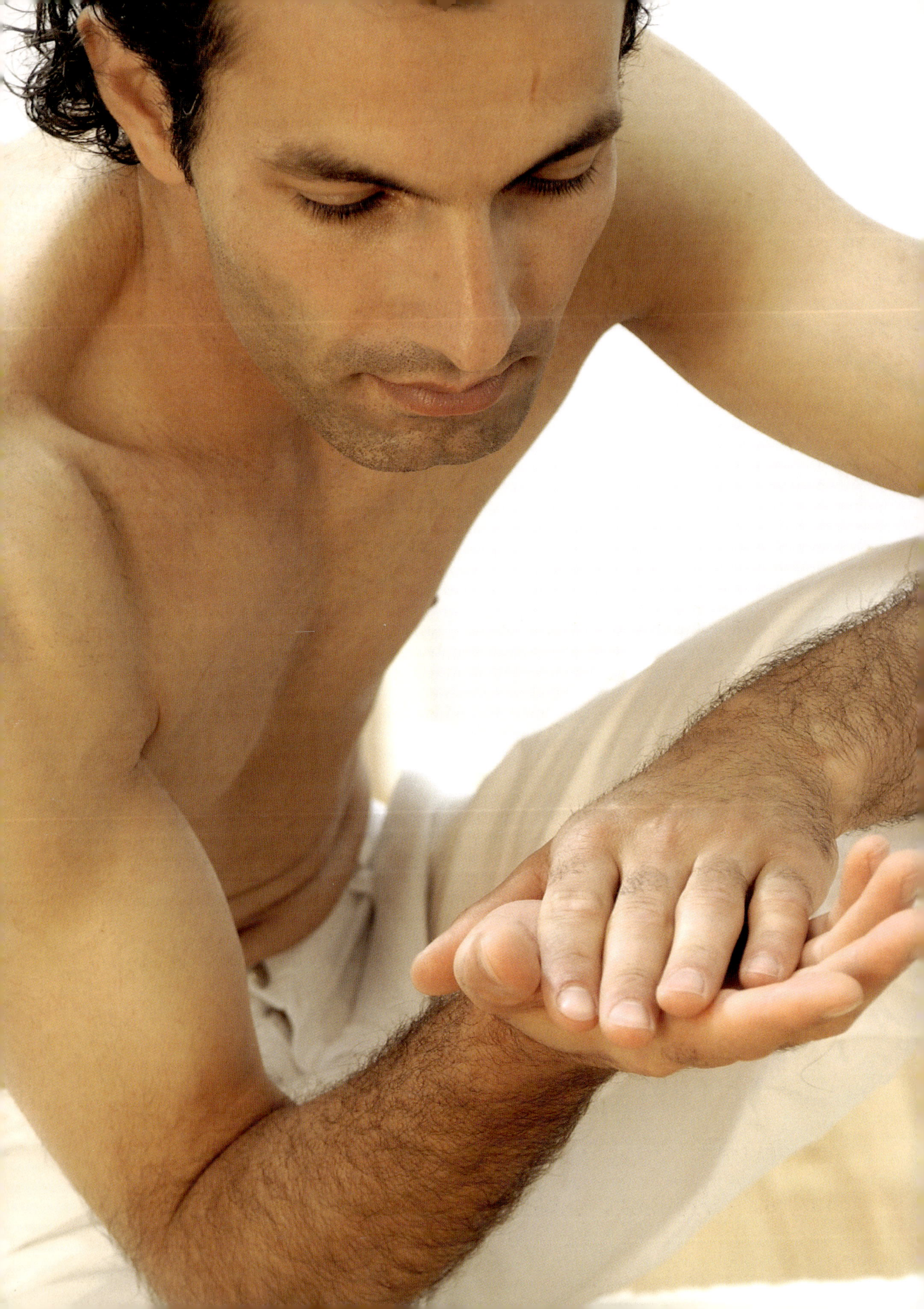

Teilmassagen: Hand, Fuß, Rücken

Normalerweise gehen wir mit unseren Händen und Füßen eher achtlos um, obwohl sie eigentlich den ganzen Tag im Einsatz sind und stark beansprucht werden. Auch der Rücken wird häufig vernachlässigt – mit der Folge, dass er uns Beschwerden macht. Nehmen Sie sich daher regelmäßig ein wenig Zeit für die folgenden kleinen Stärkungsprogramme, die Ihren Händen, Füßen und Ihrem Rücken neue Kräfte schenken.

Das Stärkungsprogramm für Hände

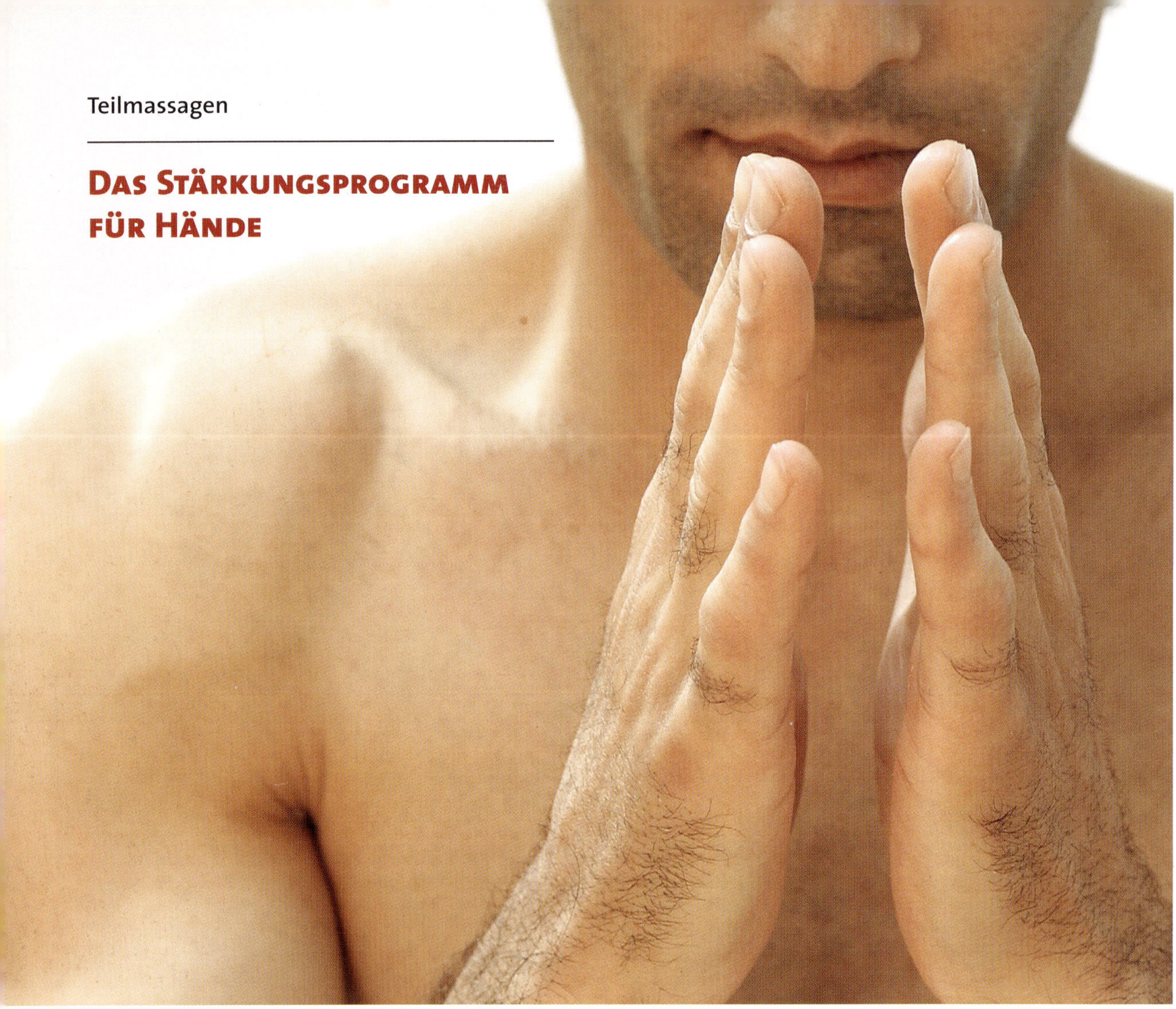

Unsere Hände sind für uns ein besonders wichtiges »Werkzeug«, um mit unserer Umwelt in Kontakt zu treten. Die Hände und besonders die Finger sind extrem sensibel – und müssen daher regelmäßig gestärkt und intensiv gepflegt werden, damit ihnen »Handarbeit« und schädliche Umweltreize nicht zu sehr zusetzen.

Für starke und sensible Hände

▶ Schließen Sie die Augen. Reiben Sie die Hände aneinander, bis sie sich warm anfühlen. Lassen Sie die Handflächen kurz aufeinanderliegen – spüren Sie mit der rechten Hand die linke Handfläche und umgekehrt.

▶ Entfernen Sie die Hände dann ganz langsam voneinander – aber nur 1 Zentimeter! Können Sie die Wärme spüren? Versuchen Sie, sich der Ausstrahlung Ihrer Hände bewusst zu werden. Auch wenn Sie sie jetzt noch ein Stückchen mehr voneinander entfernen, sollten Sie den Kontakt noch spüren. Wie weit können Sie die Hände voneinander lösen, ohne das Gefühl für die Energie zu verlieren, die zwischen den Handflächen strömt? Ziel der Übung ist es, sich der Energien in den Händen bewusst zu werden, um diese dann gezielt für unseren Partner oder auch für uns selbst einsetzen zu können (Bild links).

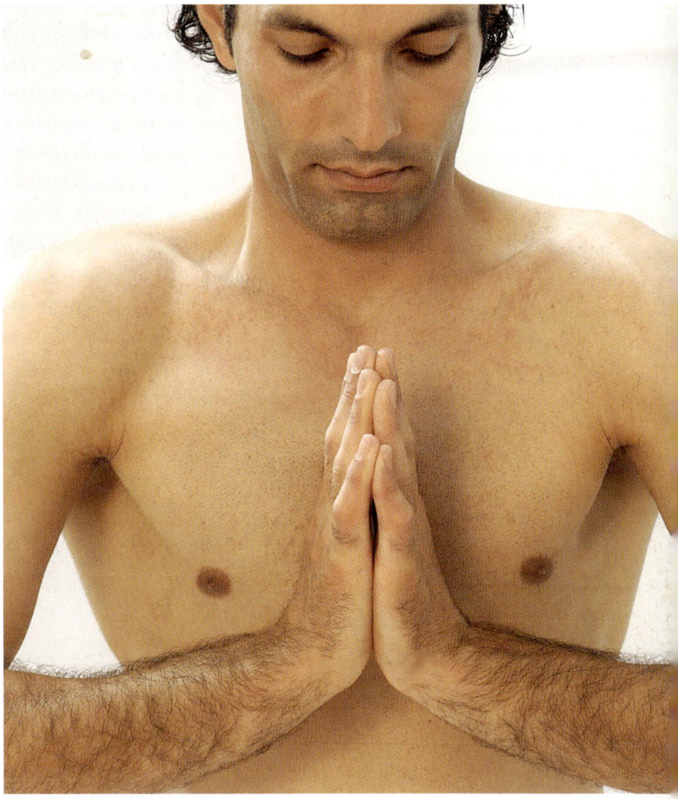

Dehnung der Handgelenke

▶ Legen Sie beide Handflächen vor der Brust wie zum Gebet flach aufeinander, die Finger zeigen nach oben.

▶ Pressen Sie die Hände fest zusammen, und schieben Sie die Unterarme gleichzeitig etwas nach unten – dabei sollte eine deutliche Spannung in den Handgelenken spürbar sein. Halten Sie die Dehnung einige Sekunden lang, dann lösen und nochmals wiederholen (Bild rechts).

Anregung der Energiezonen

Die Hände und die Finger sind dicht mit Energiezonen bedeckt, die mit fast allen wichtigen Organfunktionen zusammenhängen. Wenn Sie sie alle anregen, schützen Sie die Gesundheit Ihres ganzen Organismus. Reiben Sie einfach die Handflächen erneut kräftig aneinander. Lassen Sie sie so lange gegeneinander kreisen, bis sie ganz warm sind. Wollen Sie anschließend Ihren Partner massieren, fühlt sich das für Ihren Partner auch noch besonders gut an.

Lockerung

Schütteln Sie Ihre Hände immer wieder einmal gründlich aus. Auf diese Weise lockern Sie die Gelenke und lösen Energieblockaden. Gerade nach längerer Arbeit an der Tastatur oder kurz bevor Sie jemanden massieren, sollten Sie die Hände ein paar Sekunden lang kräftig schütteln.

Das Stärkungsprogramm für Füsse

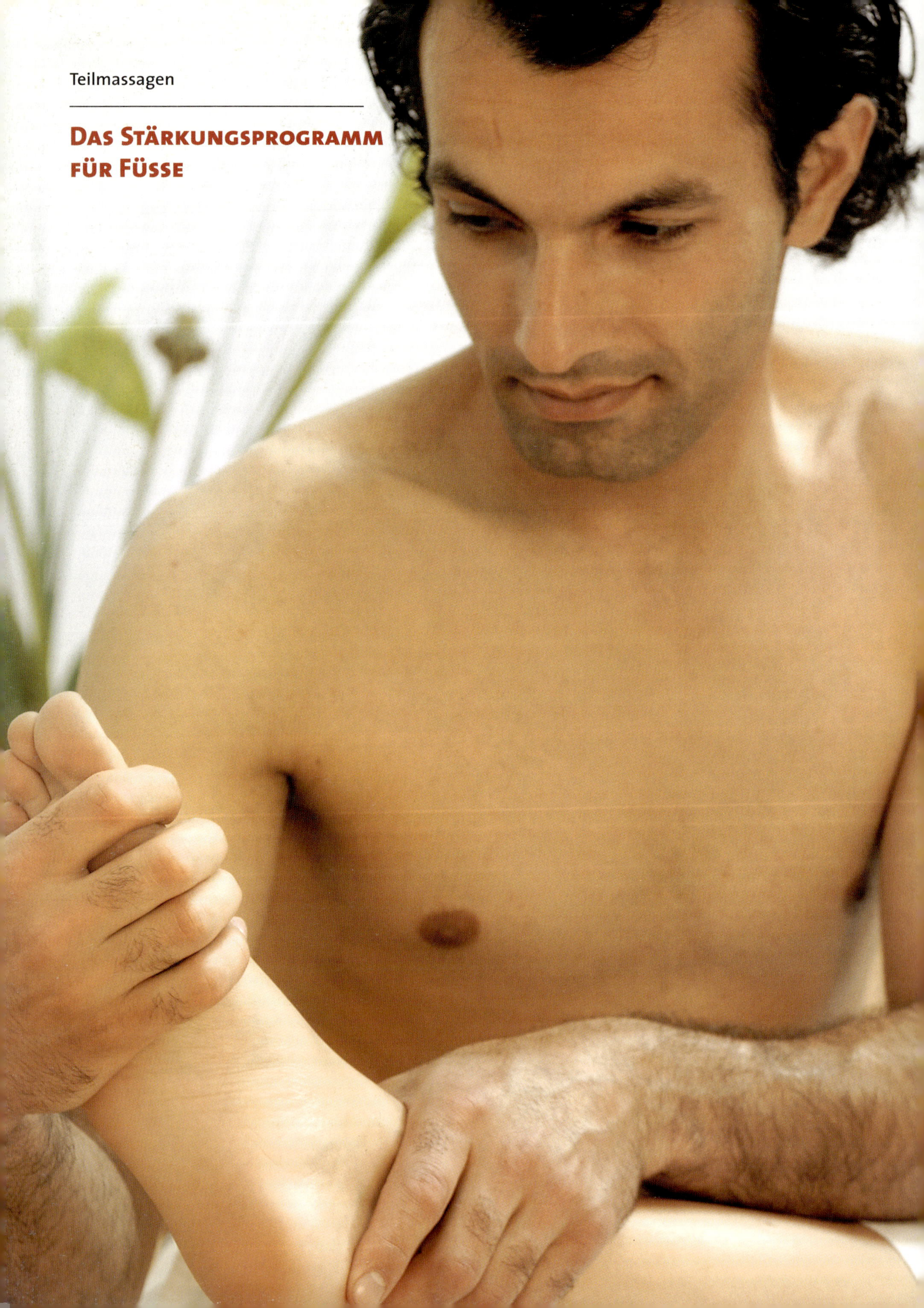

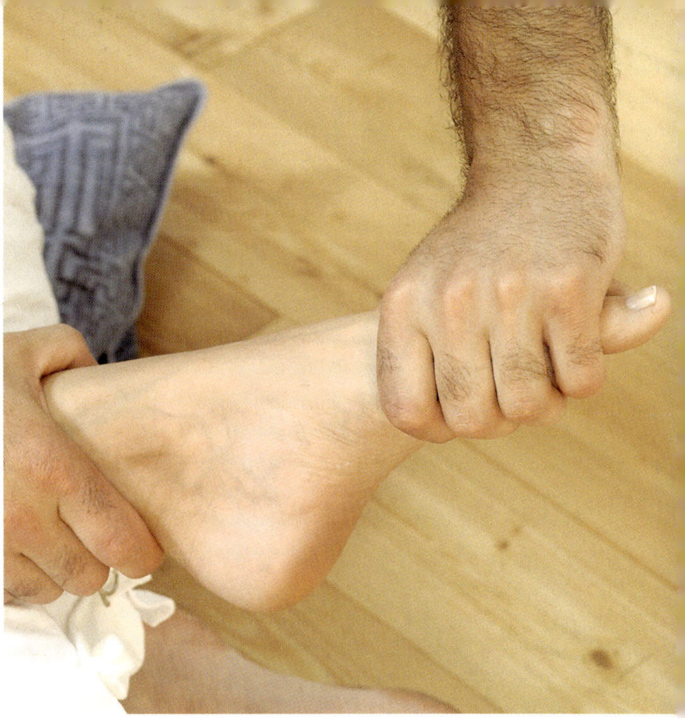

Unsere Füße sind starken Belastungen ausgesetzt, da das gesamte Körpergewicht auf ihnen ruht. Oft müssen sie außerdem in unbequemen Schuhen stecken – kein Wunder also, dass die Füße leiden, wenn wir den ganzen Tag »auf den Beinen sind«. Das folgende Massageprogramm ist Balsam für alle, die unter schmerzenden oder geschwollenen Füßen leiden.

Weitere gute Gründe für eine Fußbehandlung: Auf den Füßen (Fußsohle, -rücken, Zehen, Knöchel) liegen dicht an dicht Energiezonen, die wichtige Organfunktionen beeinflussen! Sowohl in der östlichen Heilkunde als auch in der westlichen Fußreflexzonenmassage werden die Füße stimuliert, um so die Organe zu schützen, die Abwehr zu stärken oder das Wohlbefinden zu erhöhen.

Kleine Fußmassage

Für eine kleine Fußmassage brauchen Sie nur wenige Minuten Zeit – Sie können sie auch zwischendurch einmal kurz ausführen, um Ihren Partner zu verwöhnen.

▶ Ihr Partner sollte barfuß auf dem Rücken liegen. Knien Sie seitlich neben seinem linken Fuß im Fersensitz. Legen Sie diesen Fuß auf Ihrem Oberschenkel ab. Umgreifen Sie den Knöchel mit der rechten, den Fußballen mit der linken Hand. Um das Fußgelenk zu lockern, kreisen Sie den Fuß einige Male langsam in beide Richtungen **(Bild links).**

▶ Um den Fuß zu dehnen, umgreifen Sie mit der linken Hand den Fußrücken. Dehnen Sie den Fuß behutsam nach unten, aber beachten Sie die Schmerzgrenze! Bringen Sie den Fuß wieder in die entspannte Mittelstellung zurück, und dehnen Sie ihn dann nochmals. Wiederholen Sie dies insgesamt 3-mal **(Bild oben).**

▶ Setzen oder knien Sie sich nun unmittelbar vor die Füße Ihres Partners. Umfassen Sie die Zehen mit der einen Hand. Mit dem Daumen der anderen bearbeiten Sie den Fußrücken. Stellen Sie sich 4 parallele Linien vor, die von oberhalb der

Das Stärkungsprogramm für Füsse

Zehen bis zum Knöchelgelenk längst über den Fußrücken laufen. Die erste Linie, die behandelt wird, liegt zwischen dem großen und dem zweiten Zeh. Drücken Sie 3 bis 5 Sekunden lang auf Punkt **A** und dann auf die darüber liegenden Punkte **B, C,** und **D.** Bearbeiten Sie die anderen 3 Linien, die jeweils im nächsten Zehenzwischenraum beginnen, in der gleichen Weise – jeder Punkt wird dabei nur 1-mal gedrückt **(Bild oben).**

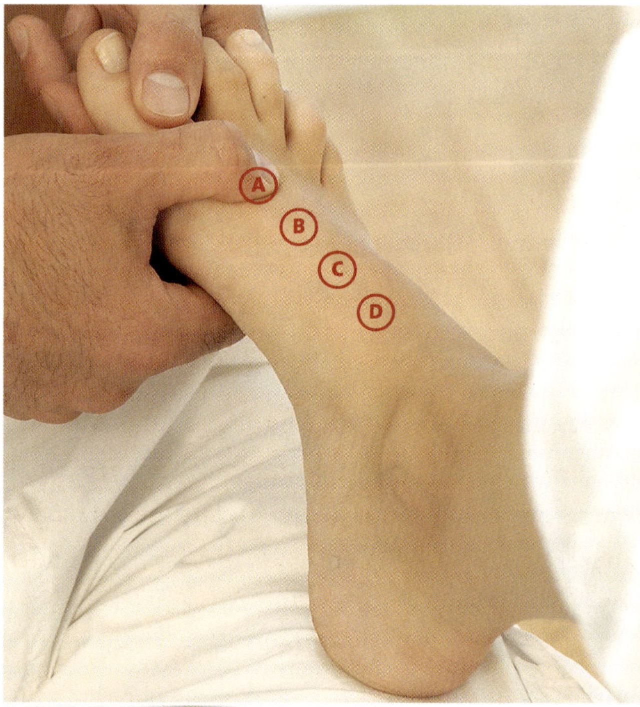

▶ Umfassen Sie mit einer Hand den Fußrücken, so dass der Fuß stabilisiert ist. Um die Energiezonen in den Zehen anzuregen, umgreifen Sie zunächst den kleinen Zeh mit Daumen und Zeigefinger. Ziehen Sie mit mäßiger Kraft am Zeh, als wollten Sie ihn »lang ziehen«. Dann bis zum großen Zeh jede einzelne Zehe in der gleichen Weise »lang ziehen«.

▶ Nun drücken Sie auf der Fußsohle die Zonen **E, F, G** und **H.** Sie liegen auf einer Längslinie, die über die Mitte der Fußsohle verläuft. Beginnen Sie am unteren Punkt **E.** Halten Sie den Fußrücken umfasst, und drücken Sie mit beiden Daumenkuppen einige Sekunden lang diese Zone. Wiederholen Sie dies mit kleinen Pausen insgesamt 3-mal. Massieren Sie die darüber liegenden Zonen genauso **(Bild unten).**

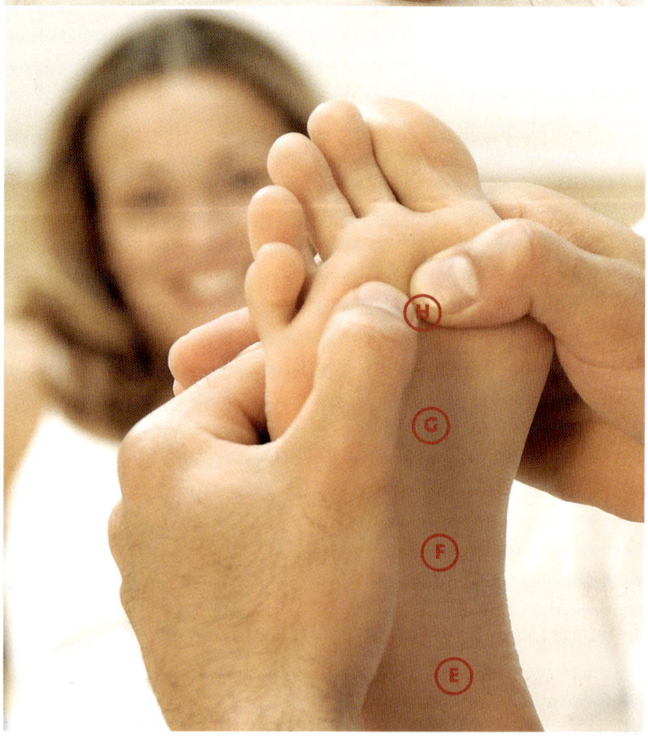

▶ Legen Sie dann Ihre verschränkten Hände um den Fußspann Ihres Partners. Platzieren Sie die Daumen entspannt auf die Fußsohle, ohne Druck auszuüben. Drücken Sie die beiden Fußkanten zusammen, wodurch Sie die natürliche Wölbung im Fuß verstärken. Intensivieren Sie den Druck langsam und allmählich. Halten Sie die Spannung jetzt rund 5 Sekunden lang, und lösen Sie anschließend die Dehnung wieder. Wiederholen Sie diese Technik 1-mal (Bild rechts).

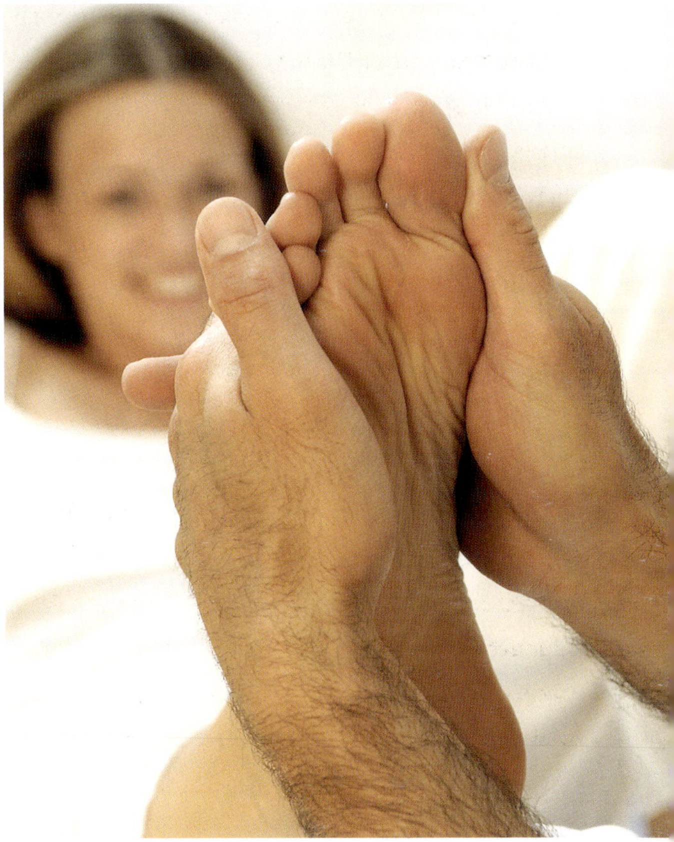

▶ Führen Sie abschließend noch einige kräftige Streichungen durch. Schieben Sie den Daumen von der Ferse bis zum unteren Zehenrand langsam über die Fußsohle – erst am äußeren Bereich, dann über die Mitte der Fußsohle und schließlich unterhalb der großen Zehe. Wiederholen Sie das Ganze auf jeder Linie 2- bis 3-mal.

▶ Führen Sie den gesamten Ablauf der Massage anschließend auch mit dem anderen Fuß durch.

Ayurvedische Fußmassage

Auch eine ayurvedische Fußmassage bietet eine gute Möglichkeit, die zahlreichen Energiezonen Ihrer Füße anzuregen und damit etwas für Ihre Gesundheit sowie Ihr Wohlbefinden zu tun.

▶ Am besten Sie benutzen dazu kaltgepresstes Sesamöl. Im Ayurveda-Fachhandel und in einigen Apotheken erhalten Sie spezielles Sesammassageöl. Wärmen Sie 1 bis 2 Esslöffel dieses Öls im Wasserbad auf Körpertemperatur auf. Dann ein wenig Öl in die Hände gießen und beide Füße kräftig einölen. Massieren Sie jeden einzelnen Zeh, und führen Sie an der Fußsohle und auf dem Fußrücken kleine Kreisbewegungen mit dem Daumen aus. Schon 5 Minuten Gesamtmassagezeit genügen, um alle Energiezonen zu beleben.

Das Rückenprogramm

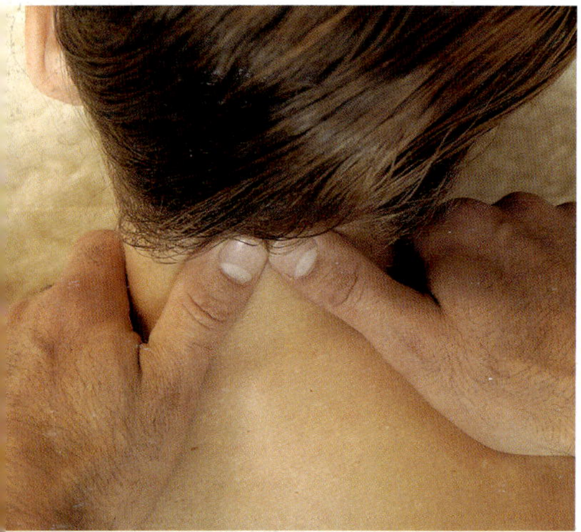

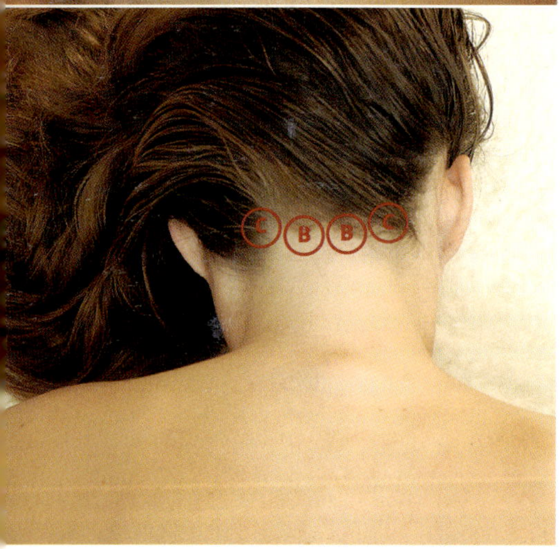

Rückenschmerzen sind inzwischen zur Volkskrankheit geworden. Akutellen Umfragen zufolge leiden heute rund 80 Prozent der Deutschen an Rücken-, Nacken- oder Schulterschmerzen.

Zu den besten Möglichkeiten, quälende Rückenschmerzen loszuwerden, gehören regelmäßige Bewegung und Massagen. Um den Rücken zu entlasten, können Sie aromatische Ölmischungen verwenden, die Sie mit klassischen Massagegriffen in den Rücken einmassieren. Sie können aber auch gezielt Energiezonen stimulieren und im Rücken auf subtiler Ebene Blockaden lösen und Schmerzen lindern. Im folgenden Programm werden beide Methoden miteinander kombiniert, wodurch Sie einerseits für schnelle Hilfe sorgen, andererseits aber auch nachhaltig Beschwerden lindern können.

Kontakt aufnehmen

Bauchlage: Bitten Sie Ihren Partner, sich entspannt mit geschlossenen Augen auf den Bauch zu legen. Die Stirn kann dabei auf einem kleinen Kissen oder einem zusammengerollten Handtuch ruhen, die Arme liegen locker neben dem Körper. Knien Sie neben Ihrem Partner, reiben Sie Ihre Handflächen einige Sekunden lang warm, und legen Sie die eine Hand zwischen die Schulterblätter, die andere auf den unteren Rücken. Spüren Sie den Atem Ihres Partners, und geben Sie sich beiden Zeit, zur Ruhe zu kommen.

Blockierte Energien wecken

▶ Stimulieren Sie zunächst Zone **A.** Sie liegt im Nacken in der mittleren Vertiefung unterhalb der Schädelbasis. Drücken Sie den Punkt kräftig 3 bis 5 Sekunden lang mit beiden Daumenkuppen, dann den Druck wieder lösen und noch 2-mal wiederholen **(Bild ganz oben).**

▶ Als Nächstes behandeln Sie die Energiezonen **B** und **C,** die jeweils links und rechts etwas weiter außen, ebenfalls am unteren Schädelrand, liegen. Beginnen Sie mit Zone **B**: Auf der rechten Seite drücken Sie mit dem rechten, auf der linken

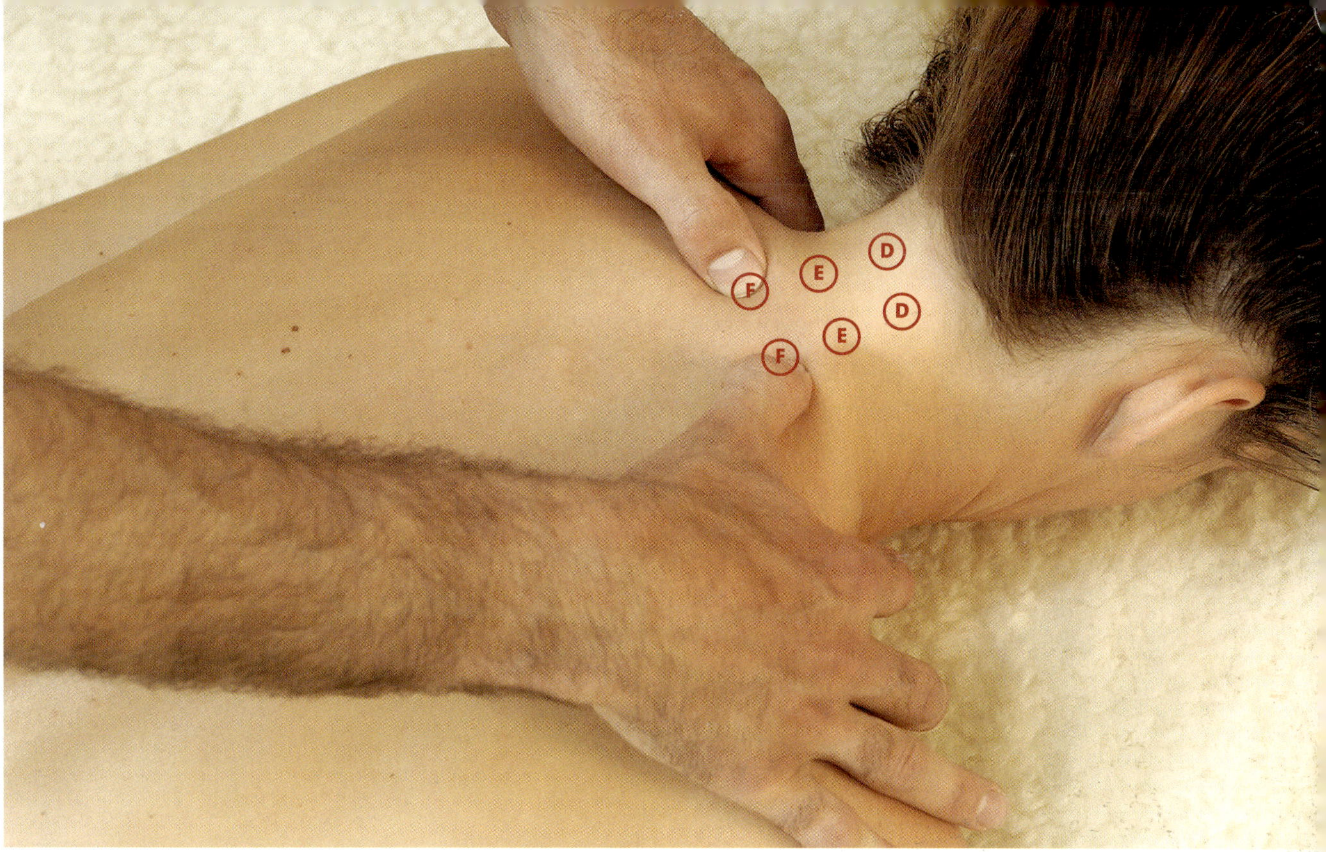

gleichzeitig mit dem linken Daumen. Steigern Sie den Druck sehr langsam, halten Sie ihn dann einige Sekunden lang, und lösen Sie ihn behutsam wieder. Wiederholen Sie dies insgesamt 3-mal. Führen Sie die gleiche Technik auch an der etwas weiter außen gelegenen Zone **C** durch **(Bild links unten).**

► Als Nächstes sind die Zonen **D, E** und **F** an der Reihe – sie liegen jeweils rechts und links neben der Halswirbelsäule. Bearbeiten Sie auch diese Punkte mit dem Daumen, indem Sie 3-mal je 3 bis 5 Sekunden lang mäßigen Druck ausüben. Beginnen Sie am oberen Punkt **D,** gehen Sie dann 2 Finger breit tiefer zu **E,** und landen Sie schließlich bei Zone **F,** die noch etwas tiefer liegt. Stimulieren Sie die Zonen jeweils auf beiden Seiten gleichzeitig **(Bild oben).**

► Massieren Sie jetzt 3 Energiezonen auf dem oberen Rücken – **G, H** und **I.** Der tiefste Punkt **G** befindet sich in der Mitte der Schulterblätter 2 Finger breit neben der Brustwirbelsäule. Die anderen Zonen liegen etwas höher und etwas weiter außen – die Vorstellung einer V-Linie am oberen Rücken erleichtert das Auffinden der Zonen. Setzen Sie Ihre Handballen auf Zone **G** – die rechte Hand rechts, die linke links neben der Wirbelsäule. Üben Sie gleichzeitig langsam Druck auf beide Seiten aus, und lassen Sie die Handballen dann etwa 1 Minute lang locker

In den meisten Fällen sind Rückenschmerzen auf Verspannungen zurückzuführen, die durch die sitzende Lebensweise und damit verbundene einseitige Körperhaltungen entstehen. Doch auch seelische Belastungen und Leistungsdruck drücken oft schwer auf den Rücken.

Das Rückenprogramm

kreisen. Nehmen Sie den Druck dann wieder raus. Wiederholen Sie die Technik auf den darüber liegenden Zonen **H** und **I**. **(Bild oben).**

▶ Wenden Sie sich als Nächstes dem unteren Rücken zu. Drücken Sie die Zonen **J**, **K** und **L** – sie liegen in einer halbrunden Linie, die über dem Kreuzbein beginnt und am Beckenkamm nach außen verläuft. Legen Sie den linken Daumen auf den rechten, und üben Sie mit beiden Daumen 3 Sekunden lang Druck auf Zone **J** aus. Wiederholen Sie dies noch 2-mal. Führen Sie die Technik dann auch auf Zone **K** und **L** aus. Behandeln Sie anschließend die andere Körperseite in der gleichen Weise **(Bild Mitte).**

▶ Umfassen Sie die Hüften Ihres Partners; Ihre Daumen sollten dabei links und rechts jeweils auf Zone **M** an der Außenseite des Gesäßes liegen. Üben Sie langsam steigenden Druck aus, und lassen Sie die Daumen dabei 5 Sekunden lang kreisen. Wiederholen Sie das Ganze mit kurzen Pausen insgesamt 3-mal **(Bild unten).**

▶ Zuletzt massieren Sie die Zonen **N** und **O**. Sie liegen auf einer Linie, die senkrecht mitten über die Rückseite der Oberschenkel läuft. Punkt **N** finden Sie direkt unterhalb des Gesäßes, Punkt **O** genau zwischen diesem Punkt und der Kniekehle. Benutzen Sie den Handballen, um zuerst Zone **N** zu stimulieren. Üben Sie mäßigen Druck aus, und lassen Sie die Hand 1 Minute lang krei-

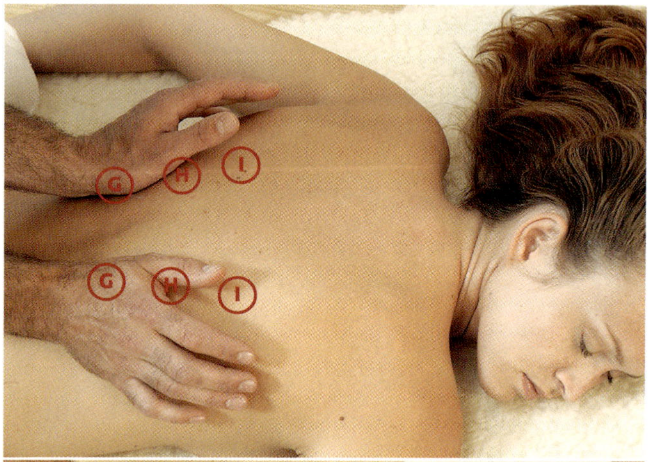

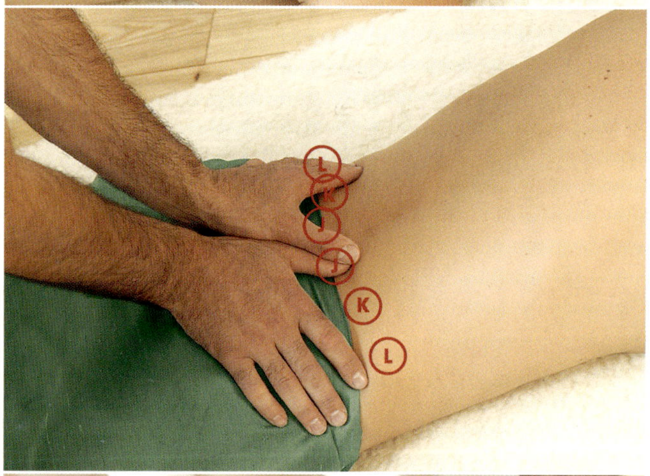

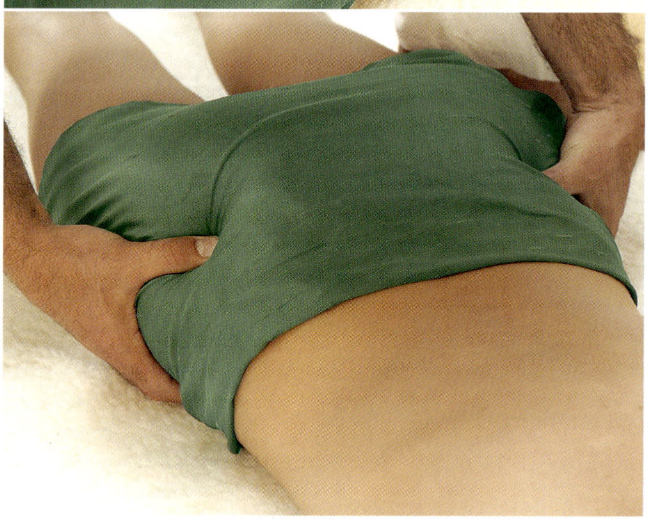

sen. Lockern Sie den Druck, und wiederholen Sie die gleiche Technik auf Zone O. Danach sollten Sie das andere Bein ebenso massieren (Bild rechts).

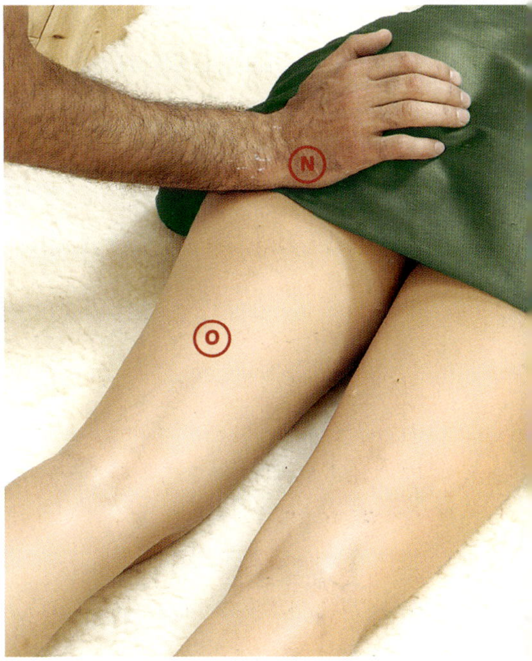

Entspannende Ölmassage

Sie können die Energiezonen-Massage durch einige westliche Massagegriffe ergänzen. Für ein gutes Rückenmassageöl mischen Sie 50 Milliliter Avocadoöl mit 8 bis 10 Tropfen Rosmarinöl.

▶ Geben Sie etwas Öl in Ihre Handflächen, und legen Sie sie rechts und links auf den unteren Rücken. Streichen Sie nun mit den Handflächen an der Wirbelsäule entlang Richtung Nacken. Öffnen Sie die Hände etwas, und streichen Sie über Schultern und Schulterblätter wieder nach unten bis zum Gesäß. Wiederholen Sie diese Kreisbewegung so lange, bis das Öl gut in die Haut eingezogen ist.

▶ Träufeln Sie nochmals Massageöl in Ihre Hände. Verteilen Sie es im Nacken Ihres Partners. Kneten Sie den Nacken und die Muskeln, die von dort bis zur Schulter verlaufen, mit den Fingerspitzen durch. Da dies bei verspannten Muskeln recht schmerzhaft sein kann, sollten Sie behutsam beginnen und den Druck nur so weit steigern, dass es für Ihren Partner noch angenehm ist. Beenden Sie das »Nackenkneten« mit einigen entspannenden Streichbewegungen.

▶ Tauchen Sie zum Abschluss nochmals beide Daumen in das Massageöl. Setzen Sie die Daumen am oberen Rand des Gesäßes auf, und beschreiben Sie kleine Kreise, während Sie die Hände neben der Wirbelsäule immer weiter nach oben führen. Sobald Sie den Nacken erreicht haben, streichen Sie mit den Handflächen sanft abwärts. Wiederholen Sie das Kreisen noch 2- bis 3-mal.

▶ Beenden Sie die Massage, indem Sie eine Handfläche zwischen die Schulterblätter, die andere auf den unteren Rücken Ihres Partners legen und seinem Atem nachspüren.

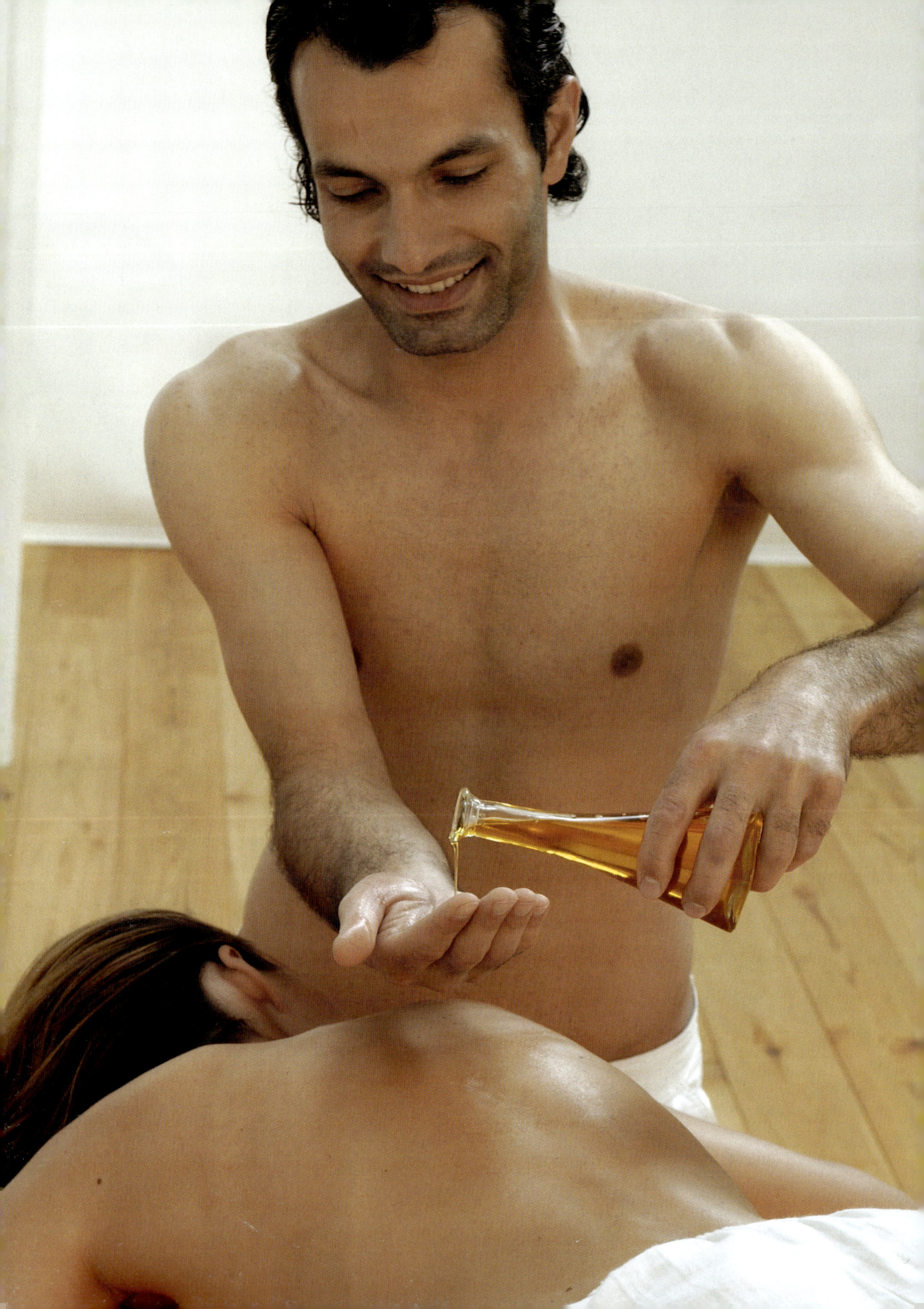

Spezielle Öl- und Chakra-Massagen

Mit der klassischen ayurvedischen Ölmassage gönnen Sie sich und Ihrem Partner eine außergewöhnliche Wohltat. Diese Energiezonen-Massage mit aromatisch duftenden und zugleich pflegenden Ölen verwöhnt Körper, Geist und Seele gleichermaßen. Durch eine Massage der Chakras können Sie diese speziellen »Energiewirbel« anregen bzw. harmonisieren und so Ihrem Partner Frische und neue Kraft schenken.

Typgerechte **Ayurveda**-Massagen

Die ayurvedische Medizin stellt das Individuum in den Mittelpunkt der Behandlung. Jeder Mensch ist unterschiedlich, was auch in der Therapie beachtet werden sollte. Grundlage für die Ayurveda-Philosophie ist die Lehre von den drei Doshas. Diese drei Lebensenergien bestimmen den jeweiligen Konstitutionstyp.

Die Sanskrit-Bezeichnungen für die drei Doshas lauten Vata, Pitta und Kapha – wir werden noch genauer auf sie zu sprechen kommen. Nur wenn diese drei Grundenergien im Gleichgewicht sind, spricht man im Ayurveda von einer »optimalen Gesundheit« in Körper, Seele und Geist. Gewisse Schwankungen sind dabei ganz natürlich. Und jeder von uns hat seinen individuellen Konstitutionstyp, der die Persönlichkeit prägt, je nachdem, welcher der drei Doshas bei uns vorherrscht.

Es gibt viele Faktoren, die die Harmonie mit unserer inneren Natur empfindlich stören können: Lärm, Hektik, Nikotin, Alkohol, Fehlernährung, zu wenig oder zu viel Schlaf, Überarbeitung – was immer Körper und Seele schadet, schadet auch den Doshas.

Doshas im Gleichgewicht?

Größere Abweichungen vom Gleichgewicht der Doshas machen jedoch schnell Probleme. Wenn der gesunde Austausch zwischen den drei Grundenergien gestört ist, leiden Organe und Stoffwechsel, die Stimmung verschlechtert sich und negative Gedanken gewinnen die Oberhand.

Ziel der ayurvedischen Gesundheitslehre ist es, die Doshas entsprechend der individuellen Veranlagung zu harmonisieren. Dazu stehen verschiedene Möglichkeiten zur Verfügung, von der Ernährung bis zu Heilkräutern, Wärmebehandlungen oder Atemübungen. Eine der wirkungsvollsten traditionellen Methoden, die Balance wiederherzustellen, bieten typgerechte Ayurveda-Massagen.

Die fünf Elemente in der indischen Heilkunde

Die ayurvedische Dosha-Lehre beruht auf den fünf Elementen: Neben Erde, Wasser, Feuer und Luft, den klassischen vier Elementen der westlichen Denkweise, nennt die indische Philosophie noch Äther als fünftes Element. Die gesamte

Schöpfung setzt sich aus diesen fünf Elementen zusammen, die als die Bausteine allen Lebens gelten. Dabei repräsentiert jedes dieser Elemente bestimmte Qualitäten und Eigenschaften:

Erde symbolisiert Stabilität, Festigkeit und Urvertrauen. Im Körper reguliert das Erdelement Knochen, Zähne, Nägel, Muskeln, Haut und Haare und steuert den Geruchssinn.

Wasser repräsentiert Flexibilität, Anpassungsfähigkeit und Kreativität. Auf körperlicher Ebene reguliert dieses Element alle Körperfüssigkeiten wie Blut, Plasma, Verdauungssäfte, Speichel und Harn sowie die Funktion der Schleimhäute. Dem Wasserelement ist der Geschmackssinn zugeordnet.

Feuer steht für Energie, Transformation und die Emotionen. Im Körper beeinflusst das Feuerelement Verdauung, Enzymbildung, Geschlechtsorgane und Kreislauf. Außerdem wirkt es auf den Gesichtssinn.

Luft repräsentiert die Qualitäten Reinigung, Beweglichkeit, Wandlungsfähigkeit und Mitgefühl. Im Organismus steuert das Element Luft die Atmung, den Sauerstoffaustausch, die Lungenfunktion sowie die Entgiftung. Ihm ist der Tastsinn zugeordnet.

Äther wird als Ursprung aller anderen Elemente betrachtet. Dieses Element ist – wie der Name schon sagt – ätherisch, flüchtig und kaum fassbar. Das Ätherelement symbolisiert den Raum, die Urquelle der Energie sowie Intuition und höhere Erkenntnis. Im Körper beeinflusst es alle Zellen und Organe und ist dem Gehörsinn zugeordnet.

Die ayurvedische Gesundheitslehre ordnet dem Menschen jeweils einen Konstitutionstyp – Vata, Pitta oder Kapha – zu. Charakter und körperliche Merkmale des Menschen helfen bei der Zuordnung.

Die Zusammensetzung der drei Doshas

Ayurveda leitet die drei Doshas aus dem jeweils unterschiedlichen Zusammenwirken der fünf Elemente ab:

Vata entspricht dem Prinzip der Bewegung und entsteht aus dem Zusammenwirken von Luft und Äther.

Pitta entspricht dem Prinzip der Umwandlung und entsteht aus dem Zusammenwirken von Feuer und Wasser.

Kapha entspricht dem Prinzip der Formgebung und entsteht aus dem Zusammenwirken von Erde und Wasser.

Der Dosha-Test

Mit diesem einfachen dreiteiligen Test, können Sie herausfinden, welches Dosha bei Ihnen überwiegt. Wenn Sie einen Freund, ein Familienmitglied oder auch eine gute Bekannte mit Ayurveda-Massagen verwöhnen möchten, sollten Sie die- oder denjenigen zunächst bitten, den Test durchzuführen, da Sie sonst keine typgerechte Massage durchführen können. (Bei der Beantwortung der Fragen müssen Sie nicht daneben sitzen, es genügt, wenn Sie das Ergebnis erfahren.)

Wenn Ihre Antwort auf die Testfragen nicht eindeutig »Ja« oder »Nein« lauten kann, wählen Sie bitte »?«, und geben Sie sich 1 Punkt.

Teil I: Vata-Eigenschaften

	Ja	Nein	?
1. Haben Sie einen eher leichten, feingliedrigen und schmalen Knochenbau?	*2*	*0*	*1*
2. Können Sie sich oft schwer entscheiden?	*2*	*0*	*1*
3. Mögen Sie lieber Wärme als Kälte?	*2*	*0*	*1*
4. Frieren Sie leicht an Händen und Füßen?	*2*	*0*	*1*
5. Fällt es Ihnen schwer, die Nerven zu behalten?	*2*	*0*	*1*
6. Neigen Sie zu Ängstlichkeit?	*2*	*0*	*1*
7. Machen Sie sich oft Sorgen?	*2*	*0*	*1*
8. Ist Ihre Haut eher trocken?	*2*	*0*	*1*
9. Leiden Sie unter Einschlaf- oder Durchschlafstörungen?	*2*	*0*	*1*
10. Sind Sie musikalisch?	*2*	*0*	*1*
11. Ist Ihr Haar eher fein oder lockig?	*2*	*0*	*1*
12. Fällt es Ihnen leicht, mit anderen Menschen zu sprechen, und sprudelt es oft nur so aus Ihnen heraus?	*2*	*0*	*1*
13. Fällt es Ihnen schwer, Gelerntes im Kopf zu behalten?	*2*	*0*	*1*
14. Sind Sie im Grunde ein fröhlicher Mensch, lachen Sie gerne und oft?	*2*	*0*	*1*
15. Sind Ihre Augen grau, dunkel oder braun?	*2*	*0*	*1*
16. Fällt es Ihnen leicht, morgens aufzustehen? Springen Sie beim ersten Weckerläuten gut gelaunt aus dem Bett?	*2*	*0*	*1*
Ergebnis (Gesamtpunktezahl addieren) =			

Bedenken Sie, dass die Doshas ständig in Bewegung sind. Gerade dann, wenn das Ergebnis nicht eindeutig ist, kann die Dominanz der Doshas von Tag zu Tag variieren, weshalb es wichtig ist, den Test ab und zu zu wiederholen.

Nachdem Sie alle Punkte zusammengezählt haben, können Sie Ihr Dosha leicht erkennen – es entspricht dem Testabschnitt mit den meisten Punkten. Falls Sie in zwei Abschnitten ähnlich viele Punkte haben (plus/minus 2 bis 3 Punkte), sind Sie ein Mischtyp und können von den Massagen für beide Typen profitieren.

Teil II: Pitta-Eigenschaften

	Ja	Nein	?
1. *Liegen Gewicht und Knochenbau bei Ihnen im Durchschnittsbereich?*	2	0	1
2. *Können Sie andere gut überzeugen?*	2	0	1
3. *Neigen Sie bei der Arbeit zu Perfektion und Genauigkeit?*	2	0	1
4. *Verlieren Sie schnell die Geduld?*	2	0	1
5. *Haben Sie eine gute Ausdauer und reichlich Durchhaltevermögen?*	2	0	1
6. *Kommen Sie schnell ins Schwitzen?*	2	0	1
7. *Mögen Sie kalte Getränke und Speisen?*	2	0	1
8. *Haben Sie eine empfindliche Haut, die zu Rötungen neigt und/oder Sommersprossen?*	2	0	1
9. *Können Sie im Allgemeinen gut schlafen?*	2	0	1
10. *Essen Sie gerne scharf Gewürztes?*	2	0	1
11. *Ist Ihr Haar dünn, seidig, rötlich oder hell?*	2	0	1
12. *Wird es Ihnen im Sommer oft zu warm?*	2	0	1
13. *Haben Sie eine starken Willen, und fällt es Ihnen leicht, sich Ziele zu setzen?*	2	0	1
14. *Haben Sie einen ausgeprägten Sinn für Humor?*	2	0	1
15. *Sind Ihre Augen grün oder grau?*	2	0	1
16. *Würden Sie sich als leidenschaftlich bezeichnen?*	2	0	1
Ergebnis (Gesamtpunktezahl addieren) =			

Den dritten Teil dieses Tests über die Kapha-Eigenschaften finden Sie auf Seite 100. Und im Anschluss daran die Auswertung.

Teil III: Kapha-Eigenschaften

	Ja	Nein	?
1. Haben Sie einen kräftigen Knochenbau, und/oder nehmen Sie leicht zu?	2	0	1
2. Würden Sie sich als geduldig bezeichnen?	2	0	1
3. Fühlen Sie sich bei feuchtem, nebligem Wetter unwohl?	2	0	1
4. Schlafen Sie gerne lange?	2	0	1
5. Sind Sie ein Genießer und Feinschmecker?	2	0	1
6. Haben Sie relativ große Augen, und sind Ihre Augen blau oder braun?	2	0	1
7. Fällt es Ihnen leicht, zwischendurch einmal auf eine Mahlzeit zu verzichten?	2	0	1
8. Ist Ihre Haut weich und/oder eher kühl?	2	0	1
9. Können Sie gut einschlafen, und ist Ihr Schlaf tief und ruhig?	2	0	1
10. Sind Sie im Großen und Ganzen ein zufriedener Mensch?	2	0	1
11. Ist Ihr Haar dick, kräftig und glänzt es?	2	0	1
12. Können Sie sich gut an Ereignisse aus Ihrer Vergangenheit erinnern?	2	0	1
13. Nehmen Sie sich für Ihre Arbeit gerne Zeit und gehen den Dingen auf den Grund?	2	0	1
14. Sprechen Sie eher wenig und/oder langsam?	2	0	1
15. Würden Sie sich als bodenständig bezeichnen?	2	0	1
16. Haben Sie ein starkes Immunsystem, und sind Sie selten krank?	2	0	1
Ergebnis (Gesamtpunktezahl addieren) =			

Wenn Ihre Antwort auf die Testfragen nicht eindeutig »Ja« oder »Nein« lauten kann, wählen Sie bitte »?«, und geben Sie sich 1 Punkt.

Testauswertung

Der Vata-Typ – luftig, und lebhaft und beschwingt

▶ Vata vereint die Eigenschaften von Luft und Äther in sich. Die Sanskrit-Bezeichnung »Vata« heißt übersetzt »sich bewegen«. Dementsprechend schnell und wendig ist auch der Vata-Typ – sei es beim Denken, beim Sprechen oder in seinen Bewegungen. Ein Mensch mit vorwiegend Vata-Eigenschaften liebt die Veränderung und das Reisen. Er ist Neuem gegenüber aufgeschlossen und äußerst begeisterungsfähig. Er besitzt eine rasche Auffassungsgabe, aber leider vergisst er Gelerntes auch recht schnell wieder.

▶ Gerät Vata aus dem Gleichgewicht, können Ängste, Sorgen, Schlafstörungen und schlechte Nerven bis hin zu depressiven Verstimmungen die Folge sein. Auch trockene Haut, eine unregelmäßige Verdauung, Rückenschmerzen und Erschöpfung sind typische Anzeichen von Vata-Störungen.

Der Pitta-Typ – energiegeladen und hitzig

▶ Die Sanskrit-Bezeichnung »Pitta« bedeutet wörtlich »erhitzen«. Pitta ist besonders von den Eigenschaften des Feuerelements geprägt, vereint aber auch Qualitäten des Wasserelements in sich. Das beherrschende Prinzip lautet »Umwandlung«. Der Pitta-Typ ist folglich alles andere als ein Langweiler. Er hat ein leidenschaftliches Temperament und strahlt Lebendigkeit und Wärme aus. Pitta-Menschen sind meist zielstrebig, mutig und intelligent, und oft lieben sie auch das Risiko.

▶ Wenn Pitta aus dem Gleichgewicht gerät, schlägt das hitzige leicht in ein cholerisches Temperament um. Auch Ungeduld, Wutausbrüche, ein Hang zum Perfektionismus sowie Entzündungen, Sodbrennen, Hitzewallungen und Schlaflosigkeit deuten auf Pitta-Störungen hin.

Mischtypen vereinen mehrere Merkmale von zwei oder drei Doshas in sich. Allerdings kann – je nach Tagesform– das eine oder andere Dosha überwiegen.

Der Kapha-Typ – erdverbunden, stabil und gelassen

▶ Kapha-Menschen werden vom Element Erde und Wasser beeinflusst. Der Sanskrit-Name »Kapha« bedeutet »umarmen« oder »festhalten« – was auf das Form gebende, stabilisierende Prinzip hinweist, das dieses Dosha bestimmt. Kapha-Typen haben kräftige Knochen und starke Nerven. Sie lieben die Ruhe, meiden hektisches Treiben und bleiben gerne an einem Ort. Stabilität, Beständigkeit und Ausdauer sind einige Eigenschaften, die Kapha-Menschen bei anderen so beliebt machen.

▶ Wenn die Kapha-Energie gestört ist, wird die Ruhe zur Trägheit, die Stabilität zu Starrheit. Übergewicht, Stimmungstiefs, mangelnde Motivation, aber auch zu viel Schlaf und ein Mangel an sexueller Energie deuten ebenfalls auf Kapha-Störungen hin.

Abhyanga – die Praxis der Ayurveda-Ölmassage

Im Mittelpunkt der manuellen Methoden des Ayurveda steht die Abhyanga-Massage. Die Sanskrit-Bezeichnung »Abhyanga« heißt übersetzt »mit Öl salben«. Trotzdem darf die altindische Massage nicht mit der westlichen Massage verwechselt werden. Ziel von Abhyanga ist es zwar auch, die Muskeln zu lockern und Verspannungen abzubauen, doch darüber hinaus geht es vor allem um den Ausgleich der energetischen Ströme im Körper. Die Wirkungen der ayurvedischen Massage sind entsprechend vielfältig. Hinzu kommt, dass besonderer Wert auf die jeweilige Konstitution gelegt wird. Durch Ayurveda-Massagen können Sie das Dosha Ihres Partners wieder ins Gleichgewicht bringen und so auch auf seelischer und geistiger Ebene für Balance sorgen.

Die Wirkungen der Ölmassage

Für die ayurvedische Massage sollten Sie hochwertige Pflanzenöle verwenden – Mandel-, Oliven-, Kokos-, Sesam- und Jojobaöl sind besonders geeignet.

Durch spezielle Ölbehandlungen können Sie den Energiefluss im Körper anregen, Blockaden lösen und den jeweiligen Konstitutionstyp auf sanfte Weise harmonisieren. Regelmäßige Abhyanga-Behandlungen

- gleichen die Doshas aus;
- vertreiben Erschöpfung und Müdigkeit;
- lockern Muskeln und Gewebe;
- lösen Verspannungen;
- stärken das Immunsystem;
- können Schmerzen lindern oder sogar ganz zum Verschwinden bringen;
- regen Kreislauf und Stoffwechsel an;
- vertiefen die Atmung und verbessern die Sauerstoffversorgung;
- lösen negative Gefühle wie Ängste, Ärger oder Ungeduld auf;
- schenken Ruhe und Gelassenheit;
- regen die Entgiftung des Organismus an;
- pflegen die Haut;
- führen zu einem Verjüngungseffekt.

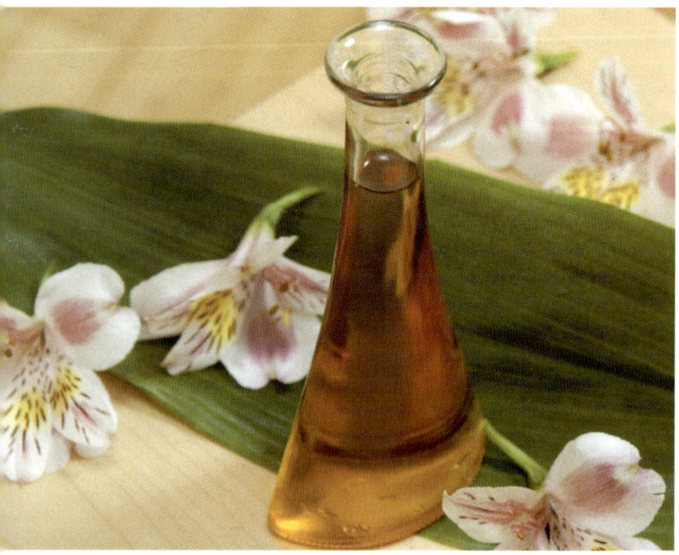

Besonderheiten der Ayurveda-Massage

Im Gegensatz zu Tuina oder Shiatsu kommen bei Abhyanga kaum gezielte Drucktechniken vor. Zwar gibt es auch in der ayurvedischen Massage Techniken, bei denen der Daumen mit kreisenden Bewegungen bestimmte Energiezonen, die Marmas, massiert, doch in erster Linie werden beim Abhyanga großflächige Bewegungen wie Streichen und Reiben eingesetzt.

Das Ziel der indischen Massage besteht darin, den Energiefluss im Ganzen anzuregen. Einzelne Meridiane spielen dabei keine Rolle. Um durch die Abhyanga-Ölmassage möglichst viele Energiezonen stimulieren zu können, arbeitet der Masseur daher vorwiegend mit den Handflächen. Der Einsatz spezieller Öle erleichtert das sanfte Auf- und Abgleiten auf der Haut.

Tipps für die Abhyanga-Massage

Bedenken Sie auch bei der Wahl Ihrer Kleidung für die Massage, dass das verwendete Öl auf Stoff Flecken hinterlassen kann.

- Da Sie für die indische Massage teilweise recht viel Öl brauchen, sollten Sie an entsprechend saugfähige Unterlagen denken. Legen Sie dicke Frotteehandtücher auf die Behandlungsfläche, und halten Sie auch ein kleines Handtuch für Ihre Hände bereit.
- Traditionell wird Abhyanga von zwei Personen gleichzeitig durchgeführt. Natürlich können Sie Ihren Partner auch alleine massieren und sogar Selbstmassagen durchführen.
- Besonders für die indische Massage sollte der Raum, in dem Sie massieren, gründlich aufgewärmt sein. Decken Sie unbehandelte Körperteile ab, und legen Sie wenn nötig eine Wärmflasche an die Füße Ihres Partners.
- Massieren Sie immer in fließenden, weichen Bewegungen. Auch wenn Sie mehr Druck verwenden, um beispielsweise Kapha auszugleichen, sollten die Bewegungen trotzdem weder grob noch stockend sein. Bleiben Sie also bei Abhyanga immer »im Fluss«.
- Arbeiten Sie hauptsächlich mit den Handflächen, wobei Sie immer darauf achten sollten, die gesamte Handfläche aufzulegen und die Hände der Form von Beinen, Armen usw. anzupassen.
- Nehmen Sie sich für die Abhyanga-Massage mindestens 10 Minuten Zeit. Das Öl braucht eine Weile, um tief in die Unterhaut einziehen zu können. Decken Sie

Ihren Partner nach der Massage gründlich zu, und lassen Sie ihm noch einmal 10 Minuten Zeit, den Wirkungen nachzuspüren.

▶ Nach einer Abhyanga-Massage ist eine warme Dusche zu empfehlen. Erstens sollten die Haare gewaschen werden, um sie vom Öl zu befreien, und zweitens werden Stoffwechselabbauprodukte abgespült, die durch die Massage an die Hautoberfläche gelangt sind. Verwenden Sie dabei nur rückfettende Pflanzenseifen oder pH-neutrale Präparate.

Bitte beachten: Nach einer Abhyanga-Massage ist die Haut sehr ölig, was die Rutschgefahr vor allem in der Badewanne deutlich erhöht. Sorgen Sie daher unbedingt für eine rutschfeste Unterlage in Wanne oder Dusche. Um Ölflecken im Teppich und auf dem Boden zu vermeiden, sollten Sie nach der Massage Badesandalen anziehen.

Massageöle für die Ayurveda-Massage

Verwenden Sie für die Massage ausschließlich hochwertige Pflanzenöle. Die Öle, die sich für Abhyanga besonders gut eignen, sind Sesam-, Mandel-, Kokos-, Oliven- und Jojobaöl. Ganz gleich, für welches Basisöl Sie sich entscheiden – Hauptsache, Sie wählen kaltgepresstes Öl von bester Qualität, denn Ihre Haut (oder die Ihres Partners) wird es Ihnen danken.

Mandelöl

▶ Nicht nur in Indien hat die Verwendung von Mandelöl eine lange Tradition. Auch bei den Griechen und Römern war das Öl für kosmetische und heilende Zwecke sehr beliebt. Mandelöl ist ein ideales Basisöl für jede Art von Massage. Es wird aus den Früchten süßer Mandeln gewonnen und ist, zumindest in kaltgepresster Form, sehr gut verträglich. Auch empfindlicher Haut macht Mandelöl meist keinerlei Probleme, weshalb das aromatische Öl auch die Grundlage vieler Kinderpflegepräparate bildet.

▶ Im Ayurveda gilt Mandelöl als harmonisierendes und beruhigendes Öl, das sowohl Vata als auch Kapha ausgleicht. Mandelöl ist aber auch eine gute Alternative für alle, die Sesamöl nicht vertragen.

Sesamöl

▶ Sesamöl ist der Klassiker unter den Ayurveda-Ölen und wird in Indien schon seit Jahrtausenden eingesetzt. Sesamöl hat viele Vorteile: Es dringt schnell und tief in die Haut ein, wirkt entzündungshemmend, ist lange haltbar und wärmt den Körper auf angenehme Weise.

»Gereiftes Öl« verwenden

Im Ayurveda wird traditionell so genanntes gereiftes Sesamöl verwendet. Dieses Öl wird einmal kurz auf gut 100 °C erhitzt, wodurch es noch besser in die Haut einzieht. Das Reifen des Öls ist relativ aufwändig – schon 10 °C zu viel, und Sie können es nicht mehr verwenden. Darüber hinaus ist es nicht ungefährlich, Öle stark zu erhitzen, da sie leicht brennbar sind. Die Alternative: Besorgen Sie sich im Ayurveda-Fachhandel oder über das Internet fertig gereiftes Sesamöl. Noch einfacher: Wärmen Sie das Öl im Wasserbad auf Körpertemperatur auf. Auch dadurch wird es dünnflüssiger und zieht leichter ein. Doch Vorsicht: Kaufen Sie kein geröstetes Sesamöl, wie es vor allem in Asien-Shops angeboten wird, da dieses Öl für die Hautpflege gänzlich ungeeignet ist!

▶ Sesamöl enthält einen hohen Anteil an essenziellen Fettsäuren und wertvolle Linolsäure. In wissenschaftlichen Untersuchungen zeigte sich, dass Sesamöl das Wachstum von Krebszellen hemmte. Auf jeden Fall ist das Öl hautfreundlich und für alle Konstitutionstypen geeignet. In den Veden, den heiligen Schriften der Inder, wird erwähnt, dass die Könige aus ferner Vergangenheit es bereits nutzten, um Erschöpfung zu vertreiben und sich ein langes Leben zu sichern.

Das aromatische Sesamöl hat einen starken Eigengeruch, der von den meisten Menschen als angenehm würzig und erdig, mitunter aber auch als aufdringlich empfunden wird. Es hilft also nur eines: Probieren Sie es aus! Sollte Ihnen das Sesamöl tatsächlich nicht behagen oder, was ebenfalls in Einzelfällen passieren kann, zu Juckreiz führen, weichen Sie besser auf andere Öle aus.

Kokosöl

▶ Die Kokospalme wächst vorwiegend in heißen, tropischen Gegenden und ist dort sehr beliebt, da sie den Organismus kühlt. Kokosöl wird gerne in der indischen und thailändischen Küche verwendet, spielt aber auch im Ayurveda eine große Rolle. Das süßlich duftende Öl hält die Haut feucht und weich und eignet sich auch gut für die Haarpflege bei trockenem Haar. Die kühlenden Eigenschaften machen Kokosöl zur idealen Grundlage für die Massage von Menschen, die von der Pitta-Energie dominiert werden. Es eignet sich auch gut für Massagen an heißen Sommertagen.

▶ In der Regel ist Kokosöl nichts anderes als Kokosfett. Wenn Sie das Fett kurz im Wasserbad anwärmen, verflüssigt es sich schnell und kann gut für Abhyanga eingesetzt werden. Auch wenn Sie das Öl vor der Anwendung kurz aufwärmen – der nachhaltig kühlende Effekt wird dadurch nicht verringert.

Olivenöl

▶ Olivenöl kennen wir vor allem aus der mediterranen Küche. Die zahlreichen positiven Wirkungen von Olivenöl auf Immunsystem, Blutdruck, Herz und Verdauung sind inzwischen wissenschaftlich bestätigt worden. Die im Olivenöl enthaltenen Antioxidanzien schützen die Zellen und das enthaltene Vitamin E Herz und Kreislauf.

▶ Als gesunde Zutat für Salate, Gemüse und Fleischgerichte ist Olivenöl inzwischen auch bei uns sehr beliebt. Weniger bekannt ist hingegen, dass Olivenöl auch äußerlich angewendet werden kann. In Mittelmeerländern ist das nährende, entzündungshemmende Öl seit eh und je als wirkungsvolles Hautpflegemittel beliebt und wird sogar als Heilmittel, etwa bei Haut- oder Gelenkerkrankungen, eingesetzt.

Hochwertige, naturreine Pflanzenöle für Ihre ayurvedische Massage erhalten Sie in Reformhäusern, Bioläden und gut sortierten Drogerien.

▶ Olivenöl wirkt leicht kühlend und empfiehlt sich für wärmere Tage oder für alle, die Sesamöl schlecht vertragen. Das Öl passt zu allen Doshas. Achten Sie jedoch beim Einkauf auf die Qualität. Am besten eignet sich »natives Olivenöl extra«, das mit Sicherheit kaltgepresst ist und einen sehr geringen Anteil an freien Fettsäuren enthält. Dieses Öl schmeckt nicht nur besonders mild, sondern ist auch sehr hautfreundlich.

Jojobaöl

▶ Jojoba ist ein gutes Allroundöl, da es sich für die Anwendung bei Vata-, Pitta- und Kapha-Typen eignet. Jojobaöl wird aus den Samen einer Wüstenpflanze gewonnen, die vorwiegend in Mexiko wächst und sich sogar bei Temperaturen bis zu 60 °C noch wohl fühlt. Jojobaöl trägt seinen Namen nicht ganz zu Recht, da es sich eigentlich um ein flüssiges Wachs handelt. Bei kühler Lagerung wird Jojoba sofort fest, doch kurzes Aufwärmen im Wasserbad genügt, um das Öl in der Massage anwenden zu können.

▶ Jojoba ist eine Heilpflanze, die schon von den Indianern genutzt wurde, da sie Entzündungen entgegenwirken kann, zahlreiche Hautschutzvitamine enthält und viel Feuchtigkeit spendet. Außerdem hat Jojoba im Gegensatz zu allen anderen Ölen eine sehr hohe Haltbarkeitsdauer, da es nicht oxidiert und somit nicht ranzig wird.

Vata, Pitta oder Kapha? Das sollten Sie beachten

Der Ablauf von Abhyanga folgt einem relativ festen Schema. Unabhängig davon, ob Ihr Partner ein Kapha-, Vata- oder Pitta-Typ ist, läuft die Massage also immer ähnlich ab. Dennoch sollten Sie Ihre Behandlung an das dominierende Dosha Ihres Partners – oder bei der Selbstmassage natürlich auch an Ihr eigenes Dosha – anpassen. Je nachdem, wie Sie vorgehen, können Sie durch Abhyanga anregen oder entspannen, kühlen oder wärmen, für Erdung oder Bewegung sorgen und so den nötigen Ausgleich im Energiehaushalt schaffen.

Bevor wir uns die Abhyanga-Massage Schritt für Schritt ansehen, folgen hier einige allgemeine Tipps, die Sie bei der Massage der unterschiedlichen Dosha-Typen beherzigen sollten.

Tipp zur Verbesserung von Vata:
Um die Wirkungen bei der Harmonisierung von Vata zu verbessern, können Sie auf 50 Milliliter Basisöl je 3 Tropfen Sandelholz und 3 Tropfen Weihrauch beimischen. Ferner können Sie diese ätherischen Öle während der Massage einzeln oder als Mischung in der Aromalampe verdampfen lassen.

Vata-Typen massieren

Vata neigt zu trockener Haut und gerät leicht aus dem Gleichgewicht. Schlechte Nerven, Erschöpfung und Rückenschmerzen sind einige typische Vata-Störungen. Bei der Behandlung sollten Sie Ruhe und Entspannung schenken und Wärme und Stabilität vermitteln.

▶ Verwenden Sie bei der Massage sehr viel Öl, um die eher trockene Haut gründlich zu verwöhnen. Die besten Sorten sind Sesam- und Mandelöl, aber auch Oliven- oder Walnussöl eignen sich sehr gut für den Vata-Typ. Sobald die Haut bei der Massage trocken zu werden beginnt, können Sie ruhig nochmal nachölen.

▶ Gerade Vata reagiert sehr empfindlich auf Kälte. Nicht nur der Raum, sondern auch das Massageöl sollte daher gründlich aufgewärmt werden. Erwärmen Sie das Öl im Wasserbad – es sollte für die Anwendung über der Körpertemperatur liegen.

▶ Arbeiten Sie mit wenig Druck. Lassen Sie Ihre Hände sanft und liebevoll über die Haut gleiten. Um innere Spannungen zu lösen, sollten Sie Vata-Menschen »mit Samthandschuhen« anfassen. Arbeiten Sie fast ohne Kraftaufwand, streicheln Sie mehr als dass Sie drücken.

▶ Setzen Sie die Farbe Grün ein – entweder indem Sie grüne Tücher und Handtücher verwenden oder durch Zimmerpflanzen. Grün beruhigt Vata und stabilisiert schwache Nerven.

Pitta-Typen massieren

Pitta-Menschen werden vom Feuerelement bestimmt. Sie frieren selten und haben meist normale Haut, die nicht ganz so viel Öl braucht. Auch Pitta braucht Ruhe und Ausgleich, wenn auch nicht in dem Maß wie Vata. Spenden Sie bei der Massage Energie, ohne jedoch hektisch zu werden. Vermitteln Sie Sicherheit und Klarheit.

▶ Verwenden Sie bei der Massage genug Öl, um die Haut zu pflegen, aber nicht so viel, dass sie glitschig wird. Für die Anwendung bei Pitta-Typen eignen sich besonders Kokos- und Sesamöl. Doch auch das Feuchtigkeit spendende Jojobaöl ist ideal. Alternativ können Sie zu Olivenöl oder auch einmal zu Sonnenblumenöl greifen.

Tipp zur Verbesserung von Pitta:
Sie können die Behandlungserfolge bei Pitta-Menschen verbessern, wenn Sie ätherische Öle anwenden. Mischen Sie auf 50 Milliliter Basisöl je 3 Tropfen Lavendel und Orange bei. Sie können diese Aromaöle natürlich auch für die Verbesserung des Raumklimas verwenden. Träufeln Sie dazu einfach einige Tropfen in die Duftlampe.

▶ Pitta ist nicht sonderlich kälteempfindlich – im Gegenteil: Natürlich sollte es im Massageraum nicht ziehen oder kalt sein, aber überhitzen Sie das Zimmer nicht. Auf die Wärmeflasche an den Füßen können Sie wahrscheinlich ebenfalls verzichten. Wärmen Sie das Öl vor der Anwendung nur kurz im Wasserbad an – es sollte lauwarm und dünnflüssig, aber keinesfalls heiß sein.

▶ Um Pitta zu verwöhnen, sollten Sie beim Massieren den goldenen Mittelweg gehen. Arbeiten Sie weder mit zu viel noch mit zu wenig Druck. Führen Sie die Streich- und Reibebewegungen fließend, aber keinesfalls schnell durch.

▶ Setzen Sie die Farbe Blau ein. Verwenden Sie hellblaue Handtücher, Kissen und Stoffe, und/oder hängen Sie Poster mit Himmel- und Meeresmotiven auf. Blau kühlt das zuweilen etwas hitzige Gemüt von Pitta-Menschen ab und wirkt zugleich beruhigend.

Kapha-Typen massieren

Kapha-Menschen haben oft feuchte, geschmeidige Haut, die gut rückfettet. Sie werden von den Elementen Erde und Wasser beeinflusst und sind meist ruhig und gut geerdet. Denken Sie jedoch daran, dass Kapha-Typen oft unter Trägheit und Energiemangel leiden. Richten Sie Ihr Abhyanga daher darauf aus, Energie zu spenden und zu beleben.

▶ Verwenden Sie bei der Massage wenig Öl. Verteilen Sie nur so viel Öl auf der Haut Ihres Partners, dass Sie Ihre Hände reibungslos streichen und kreisen lassen

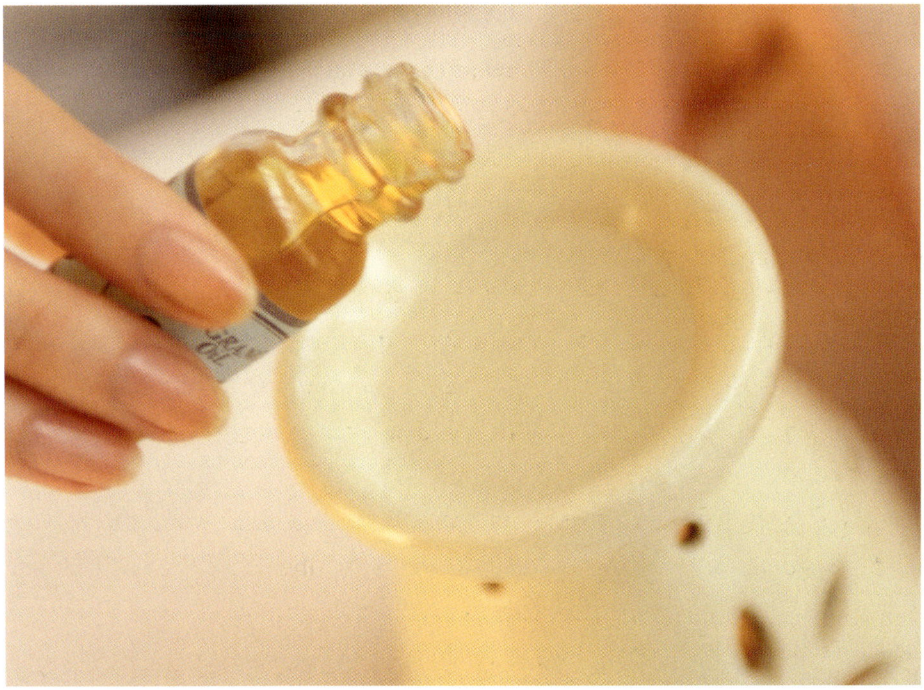

Mit einem Duftlämpchen aromatisieren Sie nicht nur die Raumluft – durch die Verwendung der entsprechenden Ölmischungen können Sie auch positiv auf das Dosha einwirken.

können, aber »ertränken« Sie Kapha-Haut nicht in Öl. Die besten Ölsorten für Kapha sind Sesam- und Mandelöl. Sie können aber auch Jojoba- oder Olivenöl verwenden.

▶ Ebenso wie Vata braucht auch Kapha Wärme. Sowohl das Zimmer als auch das Massageöl sollten daher angenehm warm sein. Um das Öl für die Anwendung vorzubereiten, erwärmen Sie es eine Zeit lang im Wasserbad – es sollte warm, aber nicht zu heiß sein.

▶ Kapha-Menschen brauchen stärkere Impulse. Massieren Sie daher relativ schnell, in zügigen, dynamischen Bewegungen. Arbeiten Sie mit relativ viel Druck, und kneten Sie verspannte Muskeln ruhig und kräftig durch. Doch selbst wenn Sie hier und da etwas kraftvoller zupacken dürfen, sollten Sie auch bei der Massage von Kapha-Typen immer einfühlsam massieren.

▶ Rote und orange Farbtöne regen die Lebensenergie von Kapha-Menschen besonders gut an. Setzen Sie diese Farben ein, indem Sie entsprechende Stoffe, Handtücher oder Kissen wählen oder Bilder und Poster aufhängen, auf denen warme, rote Farben dominieren – etwa Motive von Sonnenuntergängen.

Tipp zur Verbesserung von Kapha:
Um die Wirkungen der Kapha-Massage noch zu steigern, können Sie auf 50 Milliliter Basisöl je 3 Tropfen Neroli und 3 Tropfen Eukalyptus beimischen. Sie können die Aromen auch über die Raumluft wirken lassen, indem Sie einige Tropfen in die Duftlampe geben.

Ayurveda-Partnermassage

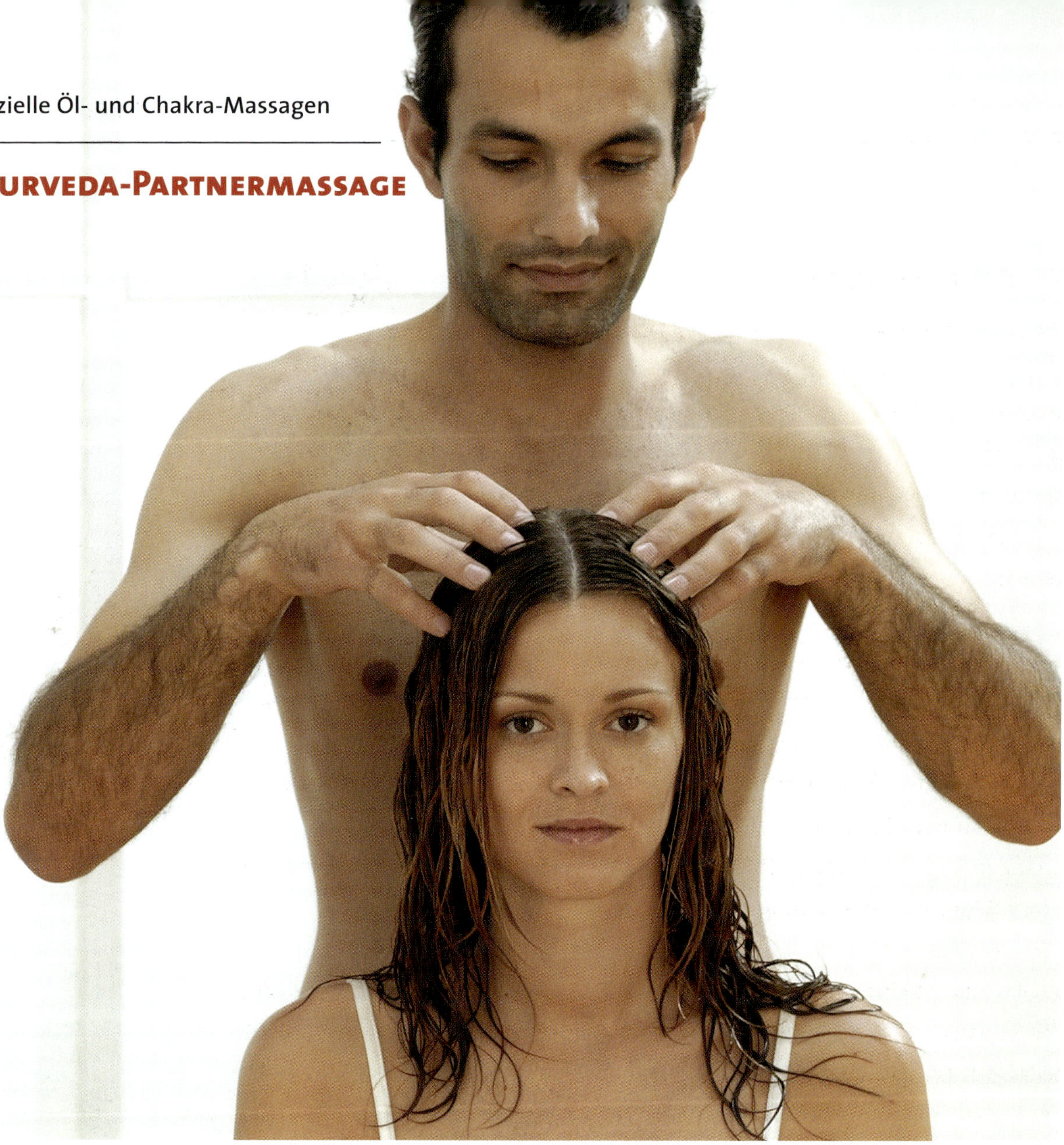

Es gibt einige Variationen der Abhyanga-Massage, was die Reihenfolge im Ablauf betrifft. Das im Folgenden vorgeschlagene Schema gleicht die Energien im Körper erfahrungsgemäß am besten aus. Es beginnt beim Kopf, geht dann zu den Füßen und von dort aus wieder aufwärts. Eine andere Möglichkeit besteht darin, vom Kopf abwärts zu Hals, Armen, Brust, Bauch und Beinen überzugehen und mit den Füßen zu enden.

Sie können die nachfolgend beschriebene Reihenfolge auch jederzeit nach Ihren persönlichen Vorlieben variieren. Hauptsache, Sie hören auf Ihre innere Stimme. Mit etwas Erfahrung können Sie dann schnell entscheiden, was für Ihren Partner und sein Dosha besonders angenehm ist.

Kopf und Kopfhaut

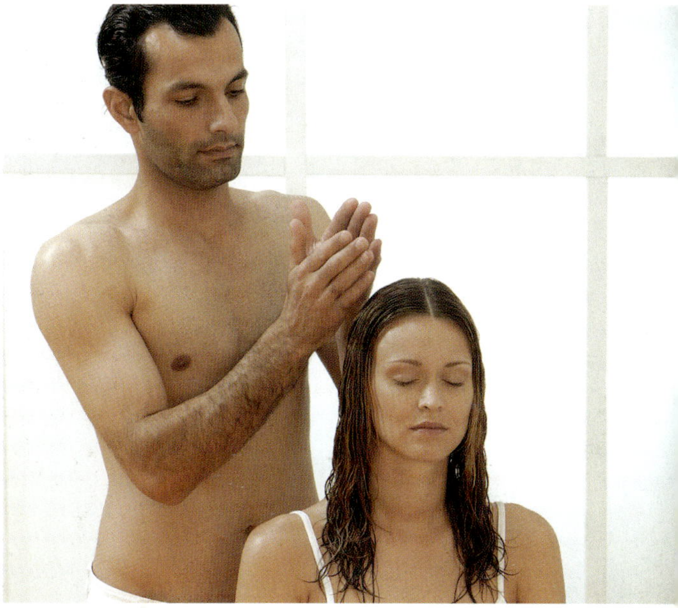

Die Massage des Kopfbereichs zielt auf die Kopfhaut, nicht auf die Haare, die jedoch zwangsweise mit eingeölt werden. Bitten Sie Ihren Partner, sich auf einen Stuhl zu setzen, und legen Sie vorsichtshalber ein dickes Frotteehandtuch unter den Stuhl. Auf der Kopfhaut liegen viele Energiezonen, die Sie durch die folgenden Massagetechniken anregen werden.

Bitte beachten: Im Bereich des Gesichts und vor allem der Augen sollten Sie keine Massageöle verwenden, die mit ätherischen Ölen angereichert wurden! Selbst in kleiner Dosis und bei geschlossenen Augen können sie (vor allem Zitrusöle, Eukalyptus, Kampfer) zu unangenehmen Reizungen führen. Behandeln Sie das Gesicht daher ausschließlich mit Basisölen wie Sesam-, Mandel-, Jojoba- oder Olivenöl.

▶ Gießen Sie 1 bis 2 Hand voll Öl auf den Scheitel. Tauchen Sie die Finger zusätzlich in das Öl, und streichen Sie mit den Fingerkuppen sanft über die gesamte Kopfhaut. Massieren Sie das Öl auf der Stirn mit den Handflächen in die Haut ein **(Bild links).**

▶ Geben Sie nochmal etwas Öl auf die höchste Stelle des Scheitels. Bitten Sie Ihren Partner, den Kopf leicht nach vorne zu neigen. Träufeln Sie dann noch ein wenig Öl auf den Hinterkopf. Massieren Sie die Energiezonen auf Scheitel und Hinterkopf, indem Sie die Fingerkuppen auf der Kopfhaut kräftig kreisen lassen.

▶ Klopfen Sie den Scheitel mit den Handkanten. Führen Sie kleine, relativ schnelle Bewegungen durch – immer abwechselnd mit der linken und rechten Hand. Dies wirkt lockernd und entspannt den Geist, allerdings dürfen Sie nur sehr leicht und vorsichtig klopfen. Führen Sie die Bewegung nicht nur auf dem Scheitel, sondern auch auf der Mitte des Hinterkopfs durch **(Bild oben).**

Ayurveda-Partnermassage

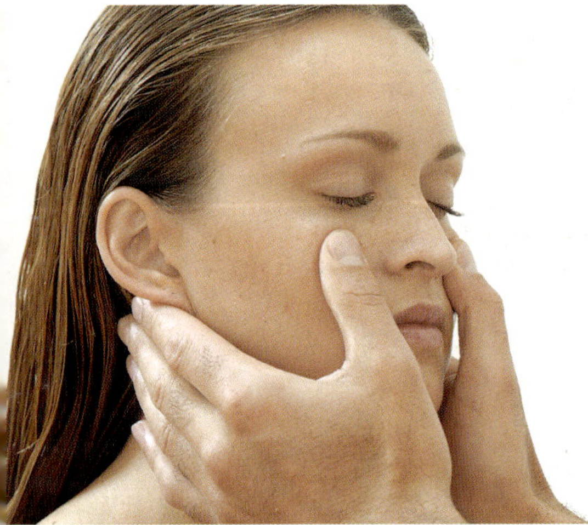

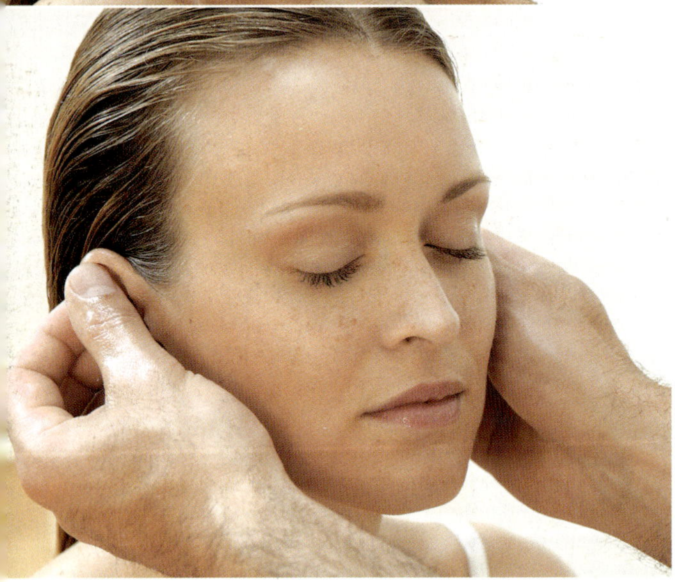

Gesicht und Ohren

▶ Verteilen Sie etwas Öl in Ihren Handflächen, um das Gesicht Ihres Partners zu massieren. Führen Sie zunächst sanfte streichende Bewegungen auf der Stirn durch – dabei jeweils von der Mitte nach außen streichen. Massieren Sie anschließend die Wangen mit kreisförmigen Bewegungen. Benutzen Sie die Daumenkuppen, um an Nase und Nasenflügeln auf und ab zu fahren, und lassen Sie die Finger von der Nasenwurzel in Halbkreisen nach außen zum Kiefer streichen (Bild oben).

▶ Streichen Sie mit den Daumenkuppen sehr vorsichtig und langsam über die Augenlider. Üben Sie dabei sehr wenig Druck aus. Fahren Sie einige Male vom inneren zum äußeren Rand der Augen.

▶ Führen Sie einige Streich- und Kreisbewegungen im Bereich der Kiefer und der Kiefergelenke durch.

▶ Beenden Sie die Behandlung des Gesichts mit einer kurzen Ohrenmassage. Auf den Ohren liegen viele wichtige Energiezonen, weshalb die Ohren in der Akupunktur auch besonders häufig massiert werden. Tauchen Sie die Fingerkuppen in das Öl. Legen Sie den Daumen von vorne, Zeige- und Mittelfinger von hinten auf die Ohrmuschel, und massieren Sie das ganze Ohr von innen nach außen und von oben nach unten (Bild unten).

Füße und Zehen

Bitte beachten: Bei Frauen sollte immer zuerst die linke Körperseite bearbeitet werden, bei Männern ist es umgekehrt. Wenn Sie eine Frau massieren, sollten Sie daher am linken Fuß beginnen, bei Männern am rechten.

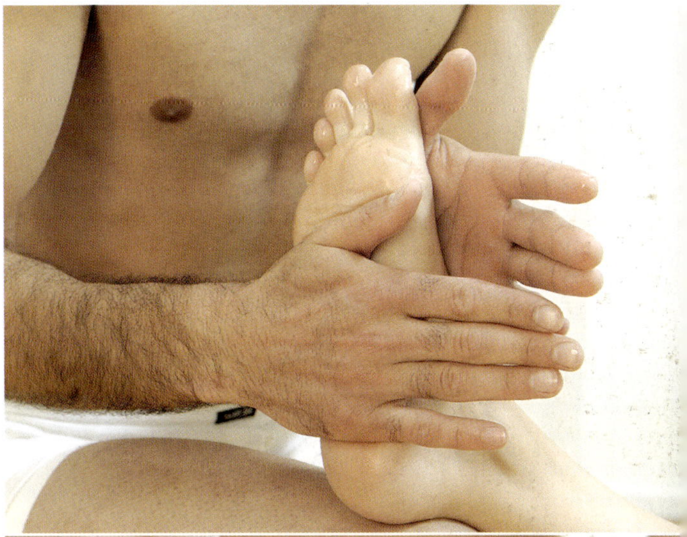

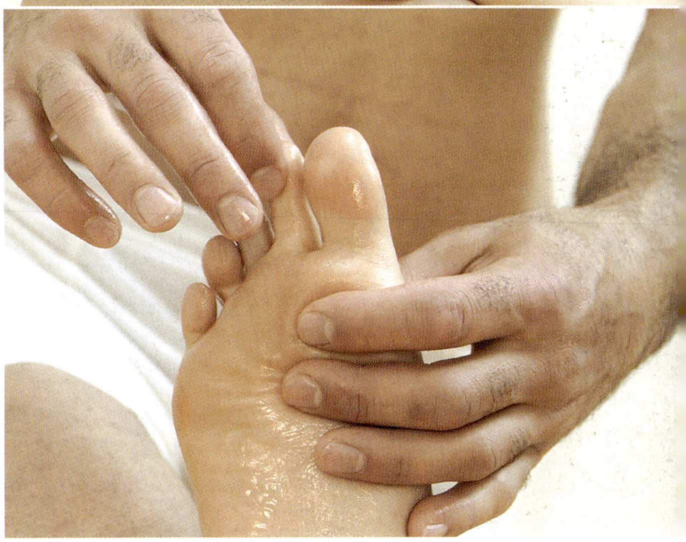

▶ Bitten Sie Ihren Partner nun, sich ganz entspannt – am besten mit geschlossenen Augen – auf den Rücken zu legen. Fahren Sie dann mit der Massage fort, indem Sie sich den Füßen widmen. Ebenso wie im Gesicht liegen auch in bzw. auf den Füßen und Zehen zahlreiche Energiezonen, die mit wichtigen Organen verbunden sind.

▶ Schütteln Sie zunächst das Bein Ihres Partners leicht durch, indem Sie eine Hand um die Ferse, die andere um den Fußrücken legen und den Fuß gut stützen. Lockern Sie die Muskulatur des Beines auf diese Weise einige Sekunden lang. Legen Sie das Bein anschließend wieder ab.

▶ Verteilen Sie 1 bis 2 Esslöffel Massageöl in Ihren Händen. Arbeiten Sie an den Füßen mit streichenden Bewegungen der Handflächen und Handballen. Reiben Sie sowohl den Fußrücken als auch die Fußsohle mit kreisenden Bewegungen ein. Dabei können Sie gleichzeitig mit einer Hand an der Fußsohle und mit der anderen entgegengesetzt am Fußrücken massieren. Wechseln Sie dabei auch einmal die Kreisrichtung **(Bild oben).**

▶ Benutzen Sie Daumen und Zeigefinger, um die Zehenzwischenräume einzuölen. Wenden Sie sich dann den einzelnen Zehen zu. Nehmen Sie jede Zehe zwischen Daumen und Zeigefinger, fahren Sie einige Male auf und ab, und ziehen Sie dann sanft an den Zehen. Reiben Sie abschließend die Zehennägel mit etwas Öl ein **(Bild unten).**

▶ Wiederholen Sie alle Techniken auch bei dem anderen Fuß.

Ayurveda-Partnermassage

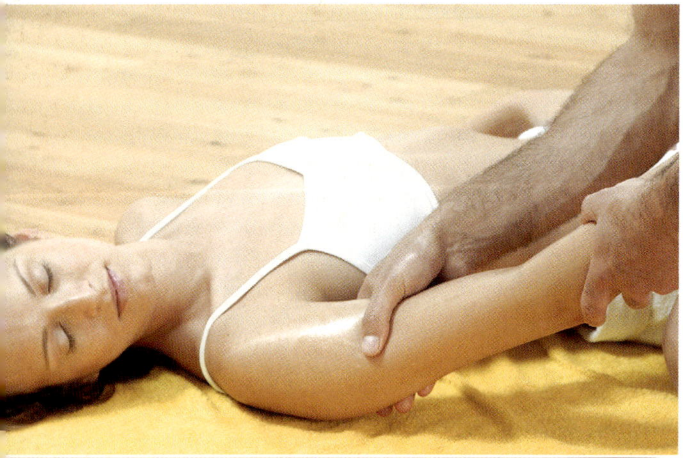

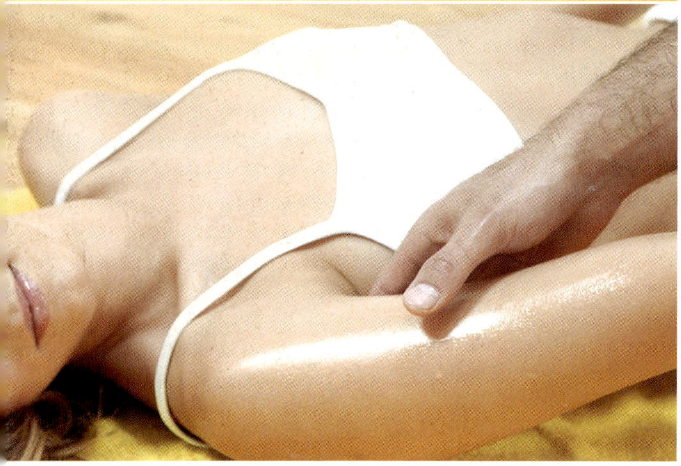

Arme

Bitte beachten: Wenn Sie eine Frau massieren, beginnen Sie mit dem linken Arm, bei Männern mit dem rechten!

▶ Gießen Sie 1 Esslöffel Öl in Ihre Hände, und streichen Sie das Öl mit großen Strichen über die Innen- und Außenseite der Arme.

▶ Halten Sie mit einer Hand das Handgelenk Ihres Partners, mit der anderen umgreifen Sie seine Hand. Heben Sie den Arm einige Zentimeter ab, und schütteln Sie ihn locker durch. Legen Sie den Arm dann wieder ab.

▶ Massieren Sie den ganzen Arm dann in senkrechten Strichen. Beginnen Sie unterhalb der Schulter. Führen Sie fließende Auf- und Abbewegungen mit den Handflächen durch. Lassen Sie eine Handfläche an der Armaußenseite vom Handgelenk bis zur Schulter aufwärts gleiten, während Sie mit der anderen gleichzeitig an der Innenseite von oben nach unten streichen. Die Hände gleiten also immer entgegengesetzt nach oben und unten **(Bild oben).**

▶ Bitten Sie Ihren Partner, den Arm etwas anzuwinkeln. Massieren Sie dann sowohl Schulter- als auch Ellenbogen- und Handgelenk mit kräftigen, kreisenden Bewegungen.

Bei einem kitzeligen Partner müssen Sie die Behandlung der Achselhöhle ausfallen lassen.

▶ Tauchen Sie Ihre Finger noch einmal kurz in das Öl ein, um die Achselhöhle zu behandeln. Schieben Sie Zeige-, Mittel- und Ringfinger in die Achselhöhle, und lassen Sie sie mit sanftem Druck einige Sekunden lang dort liegen. Auch in der Achselhöhle liegen einige wichtige Energiezonen **(Bild unten).**

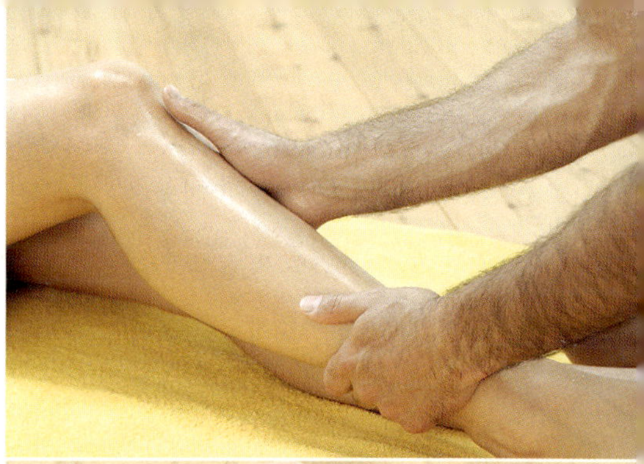

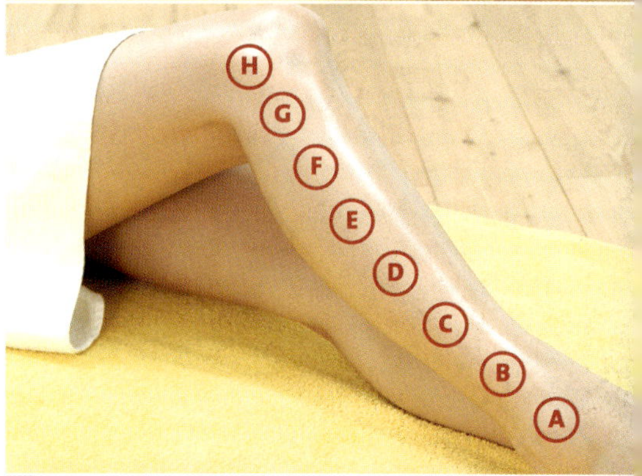

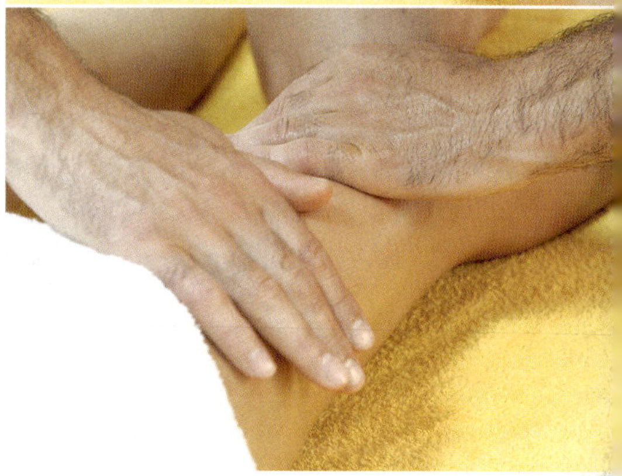

Unter- und Oberschenkel

▶ Beginnen Sie am Unterschenkel. Tragen Sie reichlich Öl auf – gerade bei behaarten Beinen brauchen Sie relativ viel Öl.

▶ Führen Sie eine fließende Auf- und Abbewegung mit den Handflächen durch. Die Hände passen sich dabei der Form des Beines an. Während die eine Hand an der Außenseite des Unterschenkels vom Knöchel zum Knie aufwärts gleitet, streicht die andere an der Innenseite abwärts. So können Sie die Hände ohne Unterbrechung fließen lassen. Der Trick ist die Synchronisierung der Hände. Sobald die linke am Knöchel landet, sollte die andere das Knie erreicht haben und umgekehrt. Bei der Abwärtsbewegung üben Sie etwas mehr Druck aus als beim Aufwärtsstreichen. Wiederholen Sie die Technik einige Male – am Unter- und am Oberschenkel **(Bild oben)**.

▶ Geben Sie nochmals etwas Öl in die Hände, und kneten Sie die Wadenmuskulatur sanft durch.

▶ Bearbeiten Sie nun die Zonen **A, B, C, D, E F, G** und **H** am Unterschenkel. Stellen Sie sich eine Linie vor, die über die Außenseite des Unterschenkels vom äußeren Knöchel zum Knie verläuft. Beginnen Sie über dem Knöchel, und lassen Sie den Daumen jeweils einige Sekunden lang auf den Zonen kreisen, die mit je 2 Finger breit Abstand auf dieser Linie liegen **(Bild Mitte)**.

▶ Massieren Sie den Knöchel, dann das Knie mit Kreisbewegungen. Hier dürfen Sie etwas fester zupacken, um Stoffwechselschlacken aus den Gelenken zu lösen.

▶ Bearbeiten Sie den Oberschenkel, indem Sie die Handflächen waagerecht auf den großen Muskel legen und abwechselnd nach innen und außen streichen **(Bild unten)**.

▶ Führen Sie die Massage auch am anderen Bein durch.

Bitte beachten:
Wenn Sie eine Frau massieren, beginnen Sie mit dem linken Bein, bei Männern mit dem rechten!

AYURVEDA-PARTNERMASSAGE

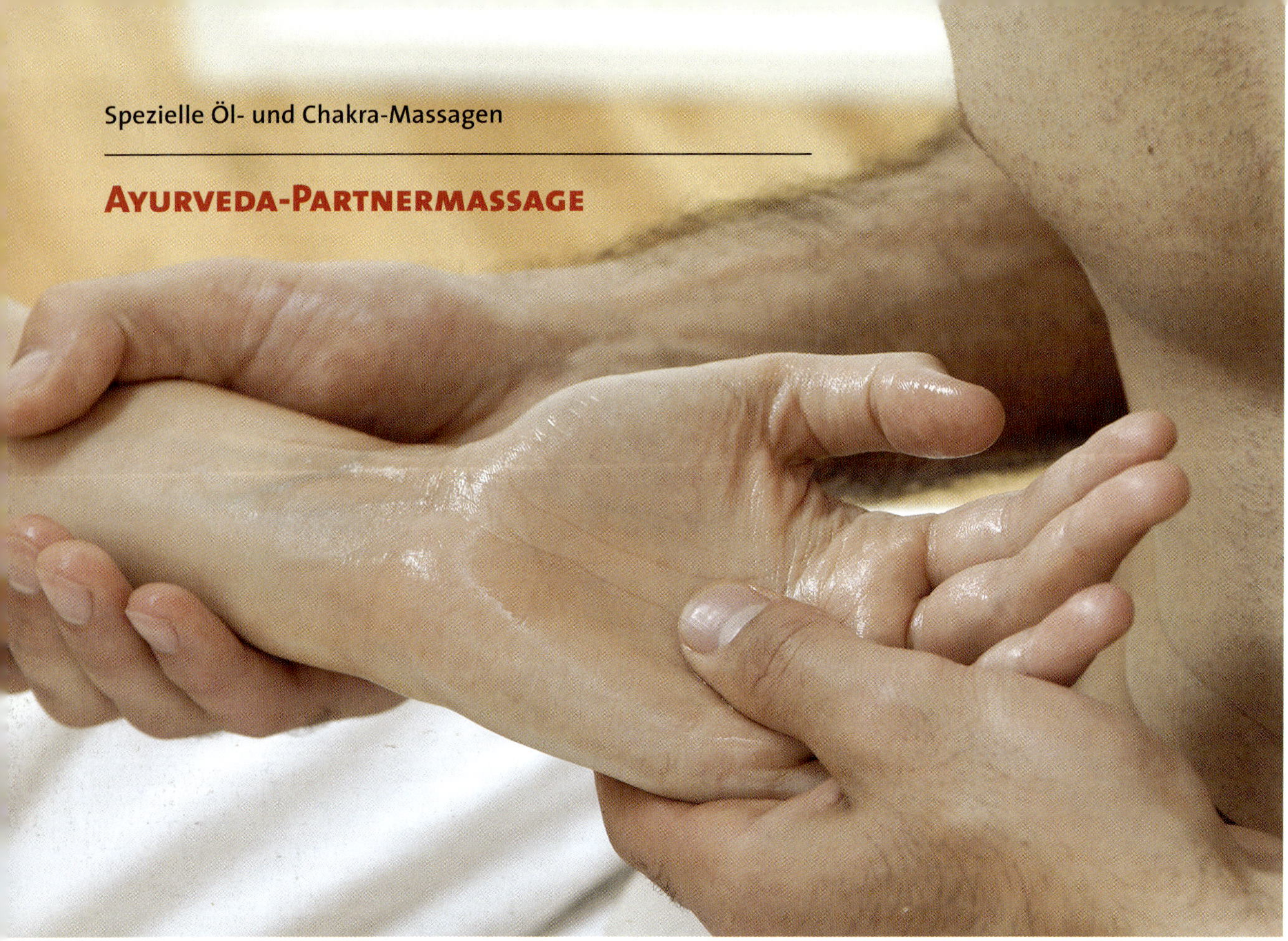

Hände

▶ Tragen Sie zunächst etwas Öl auf den Handteller Ihres Partners auf. Führen Sie dabei kreisende Bewegungen mit der Daumenkuppe durch. Massieren Sie alle kleinen Ballen und Erhöhungen in der Handinnenfläche ganz bewusst mit lockernden Bewegungen **(Bild oben).**

Die Massage der Hände wird meist als besonders wohltuend empfunden. Über die Energiezonen der Händen können Sie das Gefühl von Geborgenheit vermitteln und sogar Spannungskopfschmerzen, Übelkeit, Verdauungsschwäche und zahlreiche andere Alltagsbeschwerden zum Verschwinden bringen.

▶ Massieren Sie auch den Handrücken mit kreisenden Bewegungen. Widmen Sie sich vor allem dem Bereich zwischen den Fingerknochen. Führen Sie anschließend einige sanfte Streichbewegungen durch – vom Handgelenk abwärts bis zu den Fingerspitzen.

▶ Tauchen Sie Daumen, Zeige- und Mittelfinger im Öl ein, nehmen Sie jeden einzelnen Finger Ihres Partners zwischen Ihre eingeölten Finger, und streichen Sie langsam auf und ab.

▶ Massieren Sie nun Fingerknöchel und -nägel mit kreisförmigen Bewegungen.

Brust

▶ Gießen Sie reichlich Öl auf den oberen Brustbereich. Legen Sie eine Handfläche direkt unterhalb der Halsgrube auf die Mitte der oberen Brust. Beginnen Sie mit langsamen Kreisbewegungen. Dabei dürfen Sie ruhig etwas Druck ausüben. Lassen Sie Ihre Hand nach rechts, dann wieder zur Mitte und schließlich nach links kreisen.

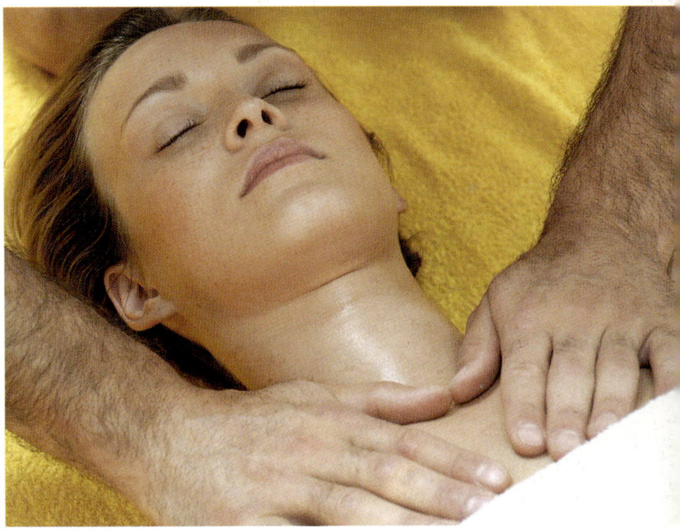

▶ Führen Sie nun einige sanfte Streichbewegungen senkrecht über die Mitte der Brust – vom Halsansatz zum Brustbein hinab und wieder aufwärts. Wiederholen Sie diese Technik einige Male mit sehr wenig Druck **(Bild rechts).**

▶ Legen Sie Zeige-, Mittel- und Ringfinger aneinander, und führen Sie mit den Fingerkuppen große Kreisbewegungen aus – umkreisen Sie erst die linke, dann die rechte Brust. Bei Männern können Sie die Kreise allmählich kleiner werden lassen, bis Sie die Brustwarzen umkreisen.

Hals

▶ Massieren Sie den Hals und insbesondere den Kehlkopf immer nur mit sehr wenig Druck! Lassen Sie Ihre Handflächen abwechselnd vom Nacken ausgehend nach vorne gleiten. Greifen Sie dazu mit Ihren Händen zunächst etwas fester um die Nackenmuskulatur. Sobald Sie Ihre Hand zum vorderen Teil des Halses ziehen, lassen Sie im Druck sofort nach. Es darf für Ihren Partner auf keinen Fall unangenehm sein!

▶ Tauchen Sie alle Fingerkuppen ins Öl, und führen Sie abschließend einige senkrechte Streichbewegungen von unterhalb des Kiefers zum Schlüsselbein und wieder zurück durch. Diese Phase sollte eher einem Streicheln als einer Massage gleichen.

Bitte beachten:
Wenn Sie eine Frau massieren, dürfen Sie keinen Druck auf den Busen ausüben! Falls Ihre Partnerin nicht zugleich Ihre Lebenspartnerin ist, ist es besser, nur den oberen und mittleren Bereich der Brust zu bearbeiten, da dies sonst schnell als zu intim und als unangenehm empfunden wird.

AYURVEDA-PARTNERMASSAGE

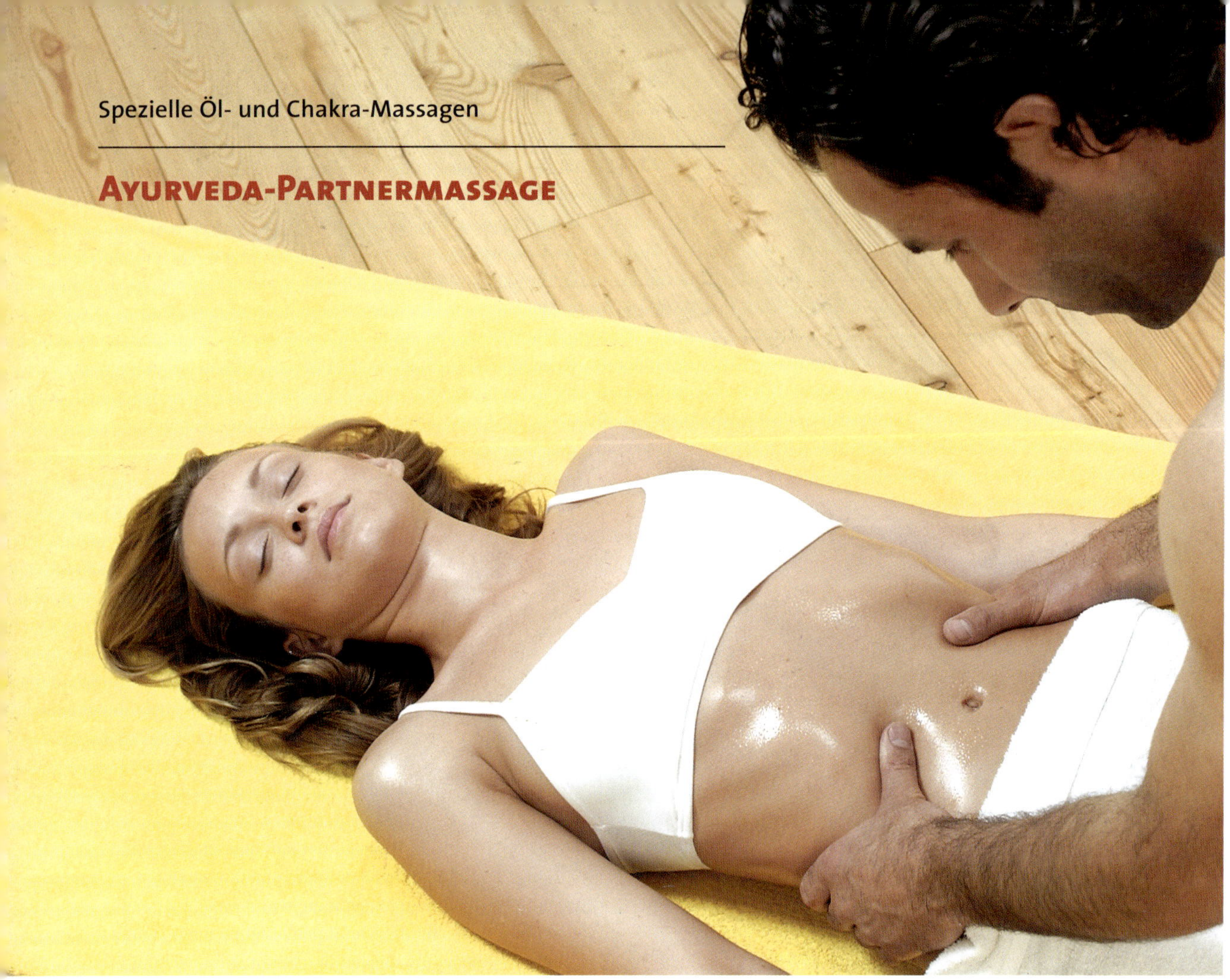

Bauch

Bitte beachten: Wenn Ihr Partner vor Ihnen liegt, massieren Sie den Bauch im Uhrzeigersinn. Führen Sie keine Bauchmassage durch, wenn Ihr Partner vor weniger als 2 Stunden eine größere Mahlzeit zu sich genommen hat, an Entzündungen im Unterleib oder Menstruationsbeschwerden leidet!

▶ Bitten Sie Ihren Partner, die Beine anzuwinkeln und die Füße aufzustellen. Die Bauchmuskulatur kann sich dabei besser entspannen, was die Massage wirkungsvoller macht.

▶ Gießen Sie etwas Öl in den Bauchnabel. Verreiben Sie das Öl erst mit den Fingerkuppen und schließlich mit der ganzen Handfläche vom Nabel aus in immer größeren Kreisen über den Bauch. Je größer die Kreise, desto langsamer sollten Ihre Bewegungen sein. Üben Sie mäßigen Druck aus.

▶ Tauchen Sie Ihre Daumen in das Massageöl, und streichen Sie mit beiden Daumen gleichzeitig links und rechts unterhalb des Rippenbogens mit sanftem Druck entlang. Wiederholen Sie diese Bewegung von innen nach außen mehrmals **(Bild oben)**.

Gesäß und Rücken

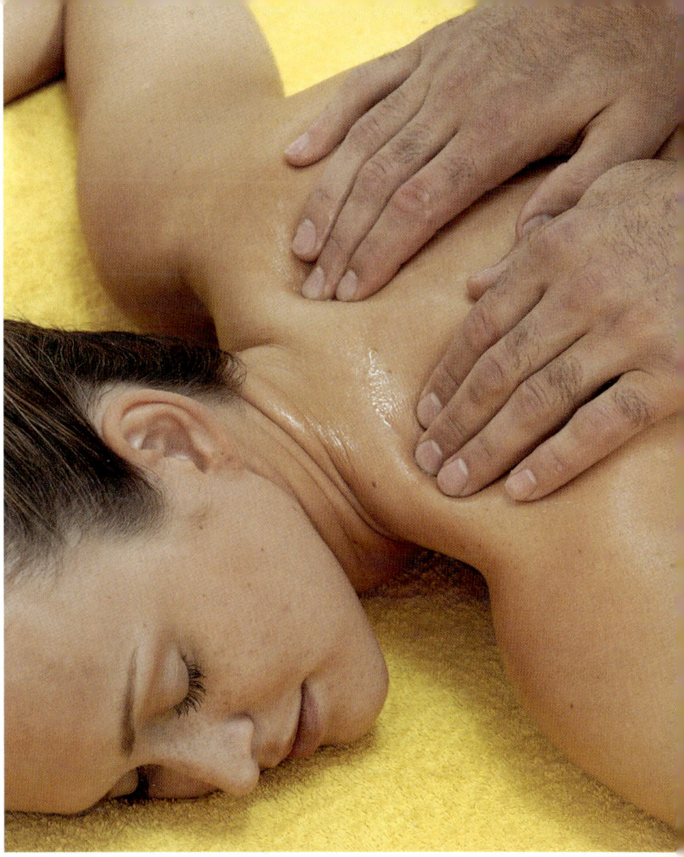

▶ Nun legt sich Ihr Partner auf den Bauch. Sein Kopf ruht seitlich auf einem Kissen, seine Arme liegen entspannt neben dem Körper. Gießen Sie reichlich Öl an der Wirbelsäule entlang vom Gesäß bis zum Nacken. Verteilen Sie das Öl zunächst mit einigen Längsstrichen gleichmäßig über den ganzen Rücken.

▶ Legen Sie Ihre Handflächen auf den oberen Teil des Gesäßes, die linke Hand auf die linke, die rechte auf die rechte Seite. Die Daumen liegen knapp neben der unteren Wirbelsäule, alle Finger zeigen nach oben. Führen Sie einige Auf- und Abbewegungen durch – streichen Sie dazu kraftvoll nach oben bis auf Höhe der Schulterblätter und sanft wieder nach unten. Wiederholen Sie dies einige Male **(Bild oben).**

▶ Kneten Sie die Muskeln neben der Wirbelsäule von unten nach oben kräftig durch. Beginnen Sie mit den Gesäßmuskeln, und gehen Sie dann zum unteren Rücken, zu den Schultern und schließlich zum Nacken. Umfassen Sie die Nackenmuskulatur mit allen Fingern, und kneten Sie sie mehrmals durch.

▶ Lassen Sie Ihre Hände dann wieder bis zum Gesäß nach unten gleiten. Führen Sie mit den Handballen kleine Kreisbewegungen durch. Die rechte Hand bewegt sich dabei im Uhrzeigersinn, die linke dagegen. Lassen Sie beide Hände parallel kreisen – erst im Bereich der Hüften und Nieren, dann zwischen den Schulterblättern und schließlich auf den Schultern und am Nacken, wo Sie etwas mehr Druck ausüben können.

Zum Abschluss

Beenden Sie die Abhyanga-Massage, indem Sie überschüssiges Öl mit einem kleinen Tuch von der Haut tupfen. Decken Sie Ihren Partner dann gut zu, und lassen Sie ihm noch 10 Minuten Zeit, um die Wirkungen der Massage zu genießen.

Ayurveda-Selbstmassage

Natürlich können Sie die Abhyanga-Massage auch für sich selbst nutzen. Viele Massagegriffe lassen sich ohne weiteres für die Selbstanwendung einsetzen. Dies gilt übrigens nicht nur für Abhyanga, sondern auch für alle anderen Methoden der Energiezonen-Massage. Lediglich Punkte auf dem Rücken können ohne Partner nicht bearbeitet werden.

Wenn Sie sich selbst massieren, sollten Sie darauf achten, eine möglichst bequeme Körperhaltung einzunehmen. Lassen Sie sich Zeit, sorgen Sie dafür, dass Sie ungestört sind. Ideal wäre es, täglich oder wenigstens 2- bis 3-mal in der Woche morgens eine Ayurveda-Selbstmassage durchzuführen und sich anschließend eine warme Dusche zu gönnen.

Im Folgenden finden Sie eine recht ausführliche Beschreibung für die Selbstmassage. Falls Sie wenig Zeit haben, können Sie sie ein wenig abkürzen. Bei der Auswahl des richtigen Öls lesen Sie einfach die allgemeinen Empfehlungen für die unterschiedlichen Doshas, Seite 107 ff. Ihr Dosha können Sie mit dem Test auf Seite 98 ff. ermitteln.

Mit der ayurvedischen Selbstmassage gönnen Sie sich eine große Portion Streicheleinheiten. Anschließend werden Sie sich wunderbar entspannt, aber keinenfalls müde fühlen.

▶ Der erste Schritt besteht darin, das Öl auf dem gesamten Körper zu verteilen. Vergessen Sie nicht die behaarten Körperregionen. Das Öl wird innerhalb kurzer Zeit von der Haut aufgenommen.

Kopf

▶ Massieren Sie nun – so, als ob Sie Ihre Haare waschen würden – die (eingeölte) Kopfhaut. Beginnen Sie bei der Stirn, und arbeiten Sie sich allmählich bis zum Nacken vor.

▶ Dann massieren Sie die Ohren. Zeigefinger und Mittelfinger kommen hinter dem Ohr zu liegen, während der Daumen mit sanften Bewegungen entlang des Ohrrandes die Vorderseite massiert **(Bild rechts).**

▶ Im nächsten Schritt gehen Sie zur Stirn. Die Fingerspitzen liegen zunächst auf der Stirnmitte. Die Finger der rechten Hand berühren die entsprechenden Finger der linken; sie bilden also eine Doppelreihe, die senkrecht über der Nasenwurzel

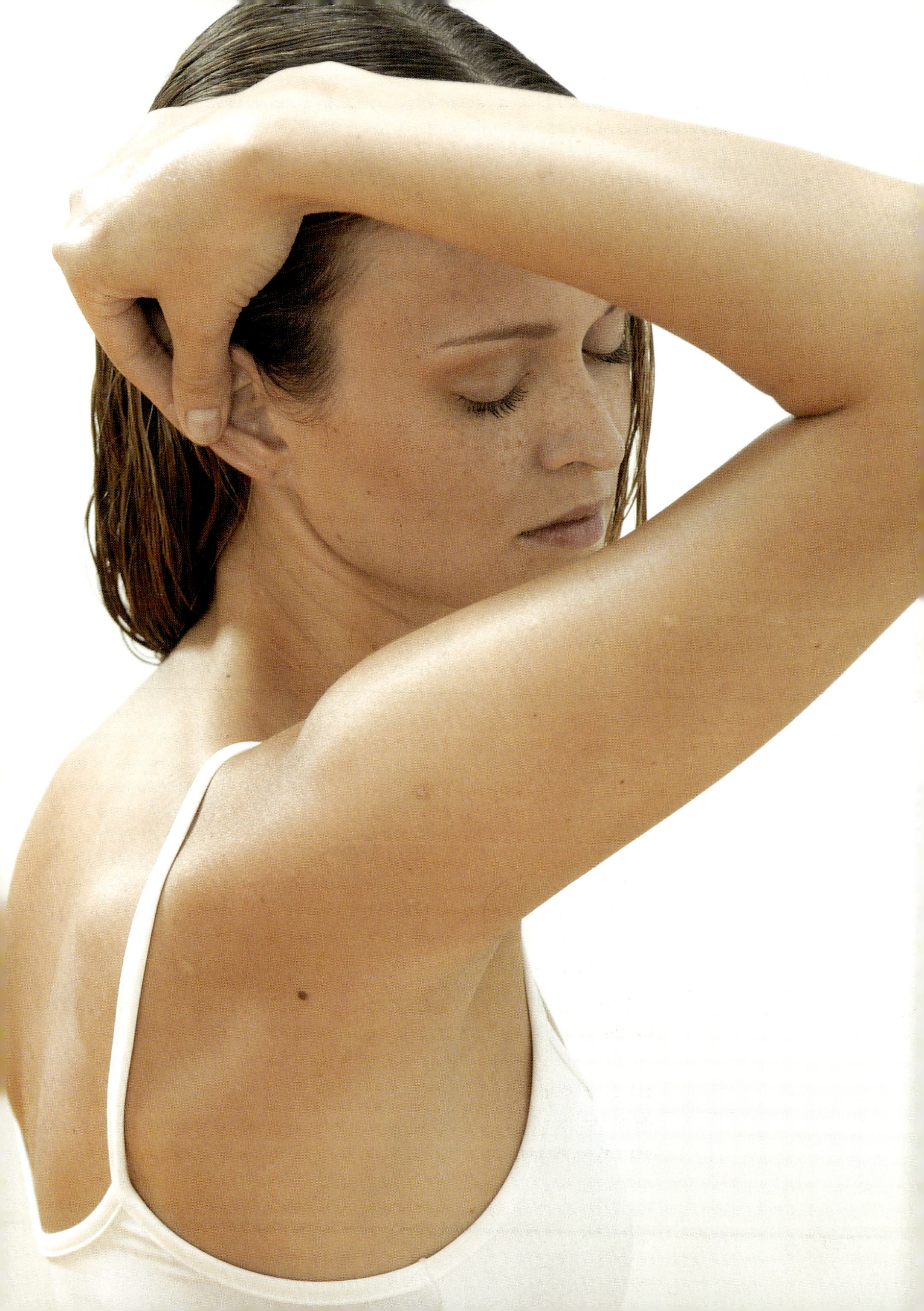

Ayurveda-Selbstmassage

steht. Ziehen Sie die Finger auf der Stirn nach außen zu den Schläfen hin – langsam, gleichmäßig und mit ständigem, leichtem Druck.

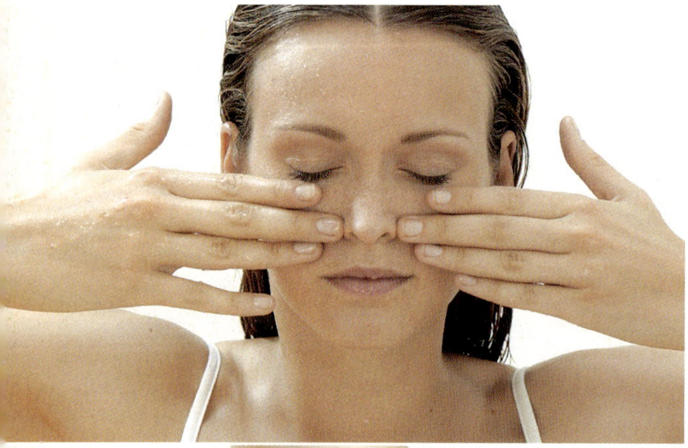

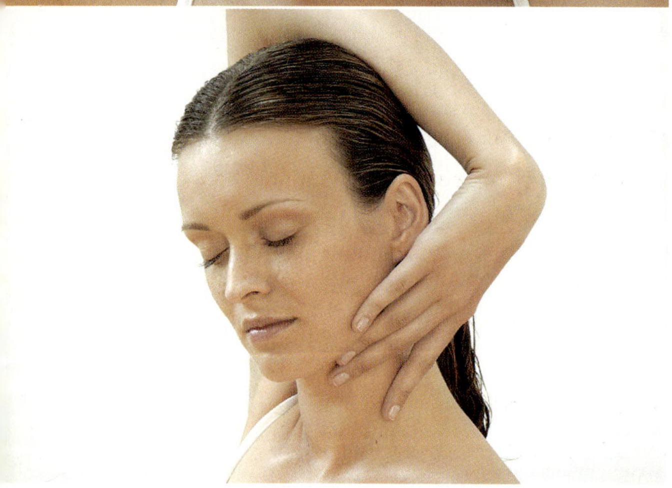

▶ Sind die Finger an den Schläfen angelangt, massieren Sie diese mit ruhig kreisenden Strichen. Üben Sie hier keinesfalls starken Druck aus!

▶ Es geht weiter mit dem Gesicht. Legen Sie Ihre Finger nebeneinander auf die Wangenknochen, parallel zu den unteren Augenlidern. Die kleinen Finger berühren dabei beinahe die Nasenflügel. Ziehen Sie die Finger langsam nach unten zum Kinn und dann entlang des Unterkiefers zum Ohransatz **(Bild oben).**

▶ Legen Sie nun die Zeigefinger an die Nase. Die Finger berühren sich an der Nasenwurzel (zwischen den Augenbrauen). Ziehen Sie die Zeigefinger mehrmals unter leichtem Druck nach unten bis zu den Nasenflügeln und dann wieder nach oben zur Nasenwurzel.

Hals und Nacken

▶ Gehen Sie nun zum Hals. Dazu benutzen Sie Ihre Hände abwechselnd. Greifen Sie mit der Hand hinter dem Kopf vorbei zum gegenüberliegenden Schlüsselbein. Die Ellenbeuge berührt dabei den Hinterkopf, der Daumen liegt auf der unteren Halswirbelsäule – ohne zu drücken. Während der Daumen an dieser Stelle ruhen bleibt, ziehen Sie die anderen Finger mit sehr sanftem Druck in Richtung Kinn. Vergessen Sie nicht, auch die andere Seite zu massieren **(Bild unten)!**

▶ Dann wechseln Sie zum Nacken. Ihre Finger liegen etwas oberhalb der Schulterblätter; die Ellbogen zeigen also nach oben. Hier können Sie nun etwas fester drücken, während Sie die Finger nach oben, zum Haaransatz hin, ziehen.

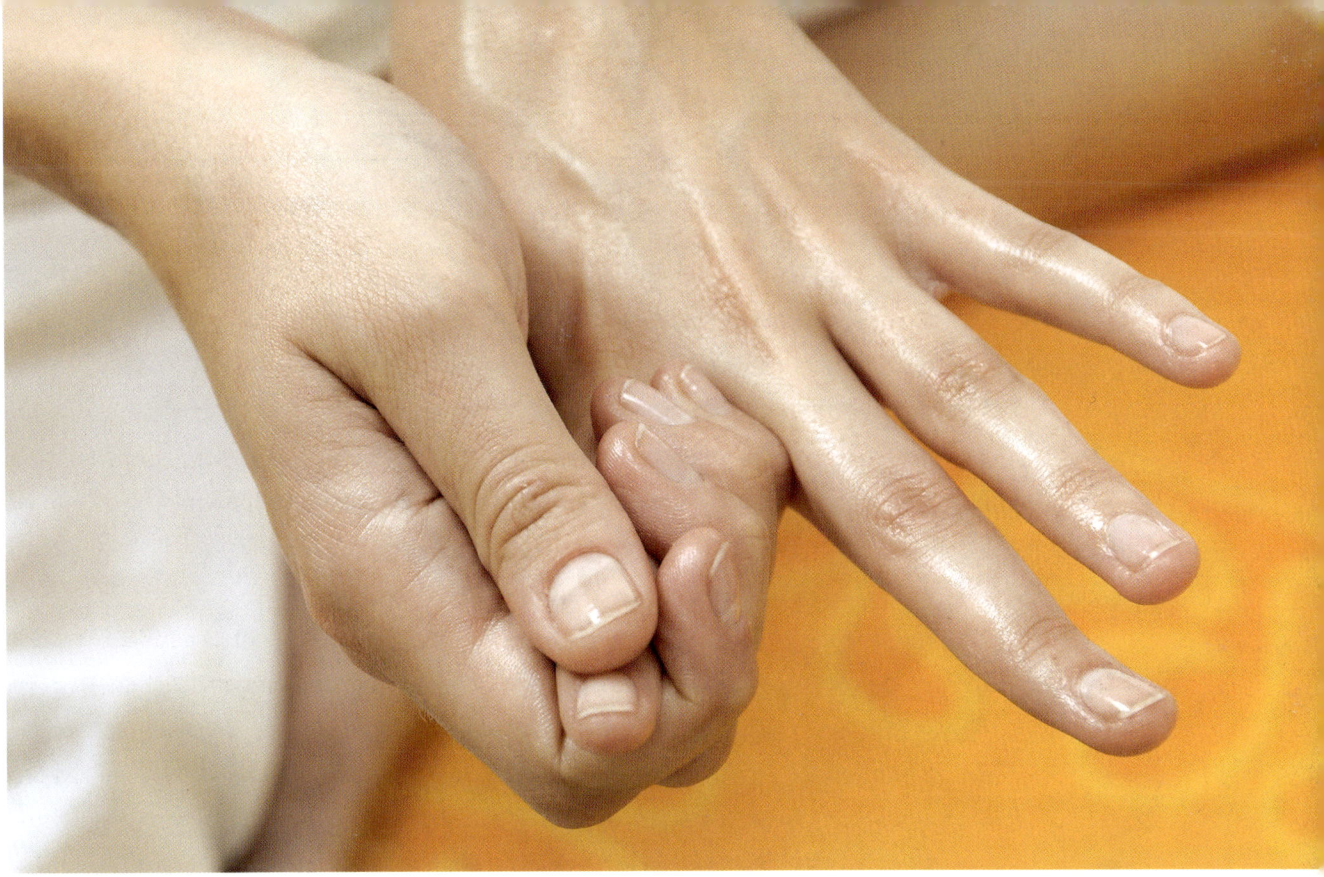

Hände und Arme

▶ Massieren Sie nun die Finger. Nehmen Sie jeden Finger zwischen die Finger der anderen Hand – die Finger der einen Hand bilden also einen Ring um einen Finger der anderen Hand. Das Streichen beginnt bei den Fingerspitzen und bewegt sich bis zum Fingergelenk. Führen Sie das bei jedem Finger durch, wechseln Sie dann massierende und massierte Hand **(Bild oben).**

▶ Jetzt sind die Arme an der Reihe. An den Gelenken führen Sie kreisende Bewegungen aus; dazwischen streichen Sie mit sanft drückenden Fingern. Sie beginnen mit der Handflächenseite des Handgelenks. Legen Sie die Finger der anderen Hand auf das Handgelenk, und kreisen Sie dort. Dann wechseln Sie zur Oberseite des Handgelenks und massieren dort ebenfalls mit kreisenden Bewegungen. Nun streichen Sie mit den Fingern am Unterarm auf und ab – zuerst an der Oberseite, dann an der Unterseite. Das Ellenbogengelenk wird wiederum mit kreisenden, der Oberarm mit streichenden Bewegungen, das Schultergelenk kreisend massiert.

▶ Massieren Sie den anderen Arm dann auf die gleiche Weise.

Ayurveda-Selbstmassage

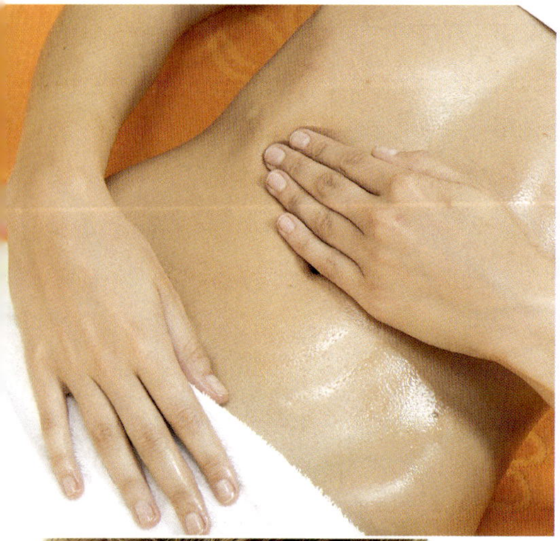

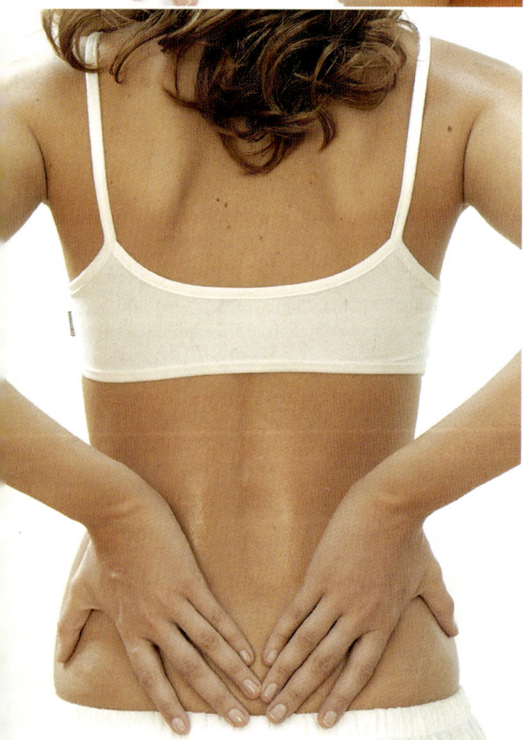

Brust und Bauch

▶ Als Nächstes massieren Sie Ihre Brust. Legen Sie die Finger beider Hände nebeneinander knapp unterhalb der Kehlgrube auf. Massieren Sie mit Kreisbewegungen. Dann streichen Sie entlang des Brustbeins auf und ab, schließlich mit großen Kreisen sanft um die Brüste herum. Die Finger begegnen sich bei jedem Kreis in der Brustmitte.

▶ Nun kommt Ihr Bauch dran. Legen Sie die rechte Handfläche auf den Bauch, und massieren Sie, indem Sie die Hand in großen Kreisen im Uhrzeigersinn bewegen. Die linke Hand ruht währenddessen auf dem Unterbauch. Dann wechseln Sie die Hände: Die rechte Hand liegt auf dem Unterbauch, während die linke gegen den Uhrzeigersinn auf dem Bauch kreist. Streichen Sie dabei ganz entspannt über den Bauch, üben Sie kaum Druck aus **(Bild oben).**

Unterer Rücken und Gesäß

▶ Massieren Sie jetzt den unteren Rücken. Dabei stehen Sie und legen die Hände auf den Rücken, die Ringfinger berühren sich in Höhe des Kreuzbeins (wo die Pofalte beginnt). Streichen Sie sanft nach oben und wieder zurück **(Bild unten).**

▶ Auf die gleiche Weise massieren Sie das Gesäß, nur beginnen die Hände mit einem Strich nach unten.

Beine und Füße

▶ Gehen Sie dann zu den Beinen. Am einfachsten ist das, wenn Sie sich auf die Vorderkante eines Stuhls setzen. Die Massage erfolgt genauso wie bei den Armen. An den Gelenken kreisen Sie mit den Fingern, Unter- und Oberschenkel werden mit streichenden Fingern massiert. Sie beginnen am Fußgelenk, streichen den Unterschenkel, umkreisen das Knie, streichen den Oberschenkel und massieren schließlich die Hüfte mit kreisenden Bewegungen.

▶ Behandeln Sie anschließend auch noch das andere Bein in gleicher Weise.

▶ Zu guter Letzt massieren Sie ausgiebig die Füße. Nehmen Sie einen Fuß zwischen die Handflächen. Drücken Sie die Handflächen gegen Fußsohle und Fußrücken, und ziehen Sie die Finger von den Zehen bis zur Ferse. Lassen Sie sie dann wieder zurückgleiten. Legen Sie nun die Daumen an die Seiten des Fußes – einen an die Fußinnenkante und den anderen an den Außenrand. Ziehen Sie die Daumen unter Druck in Richtung Ferse und wieder zurück **(Bild unten).**

▶ Zum Abschluss nehmen Sie den Fuß an der Ferse in die eine Hand. Massieren Sie jetzt mit der anderen Hand alle Zehen, genau so wie Sie auch vorher Ihre Finger behandelt haben: Die Finger der massierenden Hand bilden einen Ring. Dieser Ring umfasst jeden Zeh an der Zehenspitze und streicht in Richtung Zehengelenk hinunter.

▶ Denken Sie daran, dass nun auch noch der andere Fuß an die Reihe kommt.

Der beste Abschluss für die Ayurveda-Massage ist eine warme Dusche. Dort können Sie der wohltuenden Wirkung der Massage nachspüren und das energiegeladene und zugleich entspannte Gefühl genießen.

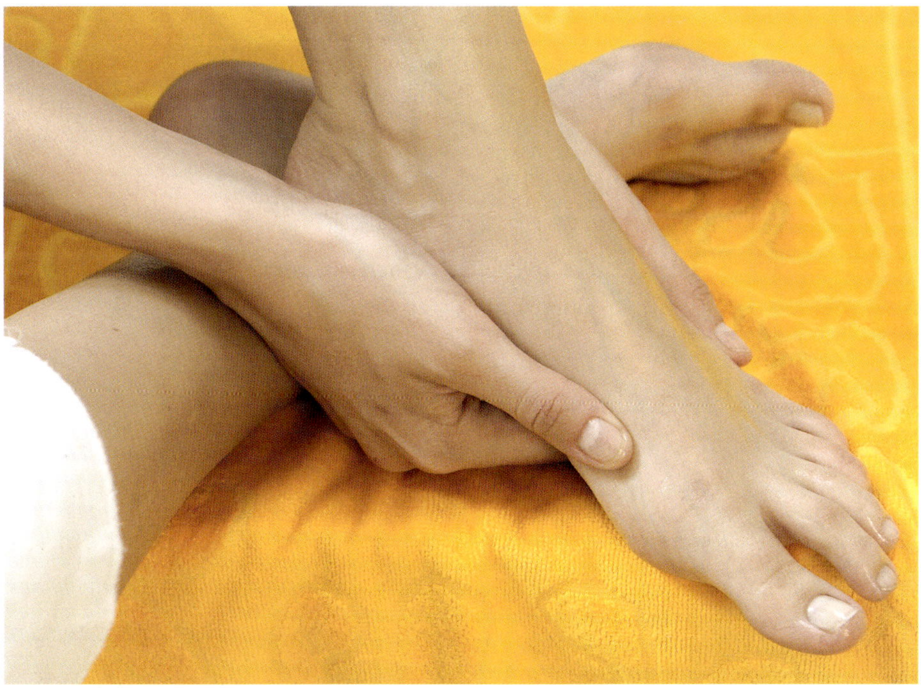

Die sieben **Chakra-** Massagen

Die folgenden sieben kurzen Massageprogramme ermöglichen es Ihnen, die Chakras Ihres Partners zu aktivieren. Der Begriff »Massage« ist hierbei allerdings nicht ganz richtig, denn der zu Massierende wird dabei gar nicht berührt.

Da es sich bei den Chakras um sehr subtile Energiezentren handelt, sprechen diese besonders gut auf eine energetische Behandlungsweise an. Die Kombination aus Handauflegen und Visualisierungen steht daher im Mittelpunkt der Chakra-Massage.

Achten Sie darauf, dass Sie während der Chakra-Massage keinesfalls gestört werden, denn dies würde die Energieübertragung erheblich beeinträchtigen!

Harmonisierung der Chakras – sieben Kurzprogramme

Bei der Harmonisierung der Chakras empfiehlt es sich, pro Sitzung jeweils nur ein Chakra zu bearbeiten. Die Wirkungen, die Sie dadurch erzielen, sind größer als Sie denken, da jedes Chakra mit vielerlei seelischen, körperlichen und mentalen Vorgängen zusammenhängt. Nehmen Sie bei einer Sitzung zu viele Chakras auf einmal in Angriff, geht das auf Kosten der Konzentration und damit auch der Effektivität.

Bevor Sie beginnen – einige Tipps

Ganz gleich, welches Chakra Sie bearbeiten möchten, die Grundlagen der Massage sind für alle Chakras gleich. Hier die wichtigsten Tipps:

▶ Eine entspannte und positive Einstellung und eine ausgeglichene Stimmung helfen sehr dabei, die Lebensenergie in den Chakras zu aktivieren. Wenn es Ihnen seelisch nicht gut geht, wenn Sie verärgert, besorgt oder »schlecht gelaunt« sind, sollen Sie lieber nicht massieren.

▶ Auch wenn Sie viel Energie auf Ihren Partner übertragen – denken Sie daran, dass es nicht Ihre eigene Energie ist, die Sie ihm schenken, sondern dass Sie einfach nur als Kanal für Prana, die universelle Lebensenergie, wirken. Arbeiten Sie nicht mit der Willenskraft, sondern ganz entspannt.

▶ Verlassen Sie sich auf Ihre Intuition! Die folgenden Beschreibungen der Chakra-Massage sind nur Anhaltspunkte, die Ihnen helfen, den richtigen Einstieg zu finden. Mit der Zeit werden Sie jedoch Ihrem eigenen Weg folgen, mit den Chakras zu arbeiten.

▶ Für eine Chakra-Massage sollten möglichst beide Personen auf dem Boden, zum Beispiel auf einer Decke oder einer weichen Matte, sitzen. Der Schneider- oder Fersensitz gewährleistet eine gute, stabile Haltung. Ein festes Kissen unter dem Gesäß kann das Sitzen sehr erleichtern. Natürlich können Sie und Ihr Partner auch auf Stühlen sitzen – wichtig ist aber immer, dass die Wirbelsäule aufrecht ist, der Rücken nicht angelehnt wird und der Körper entspannt bleibt.

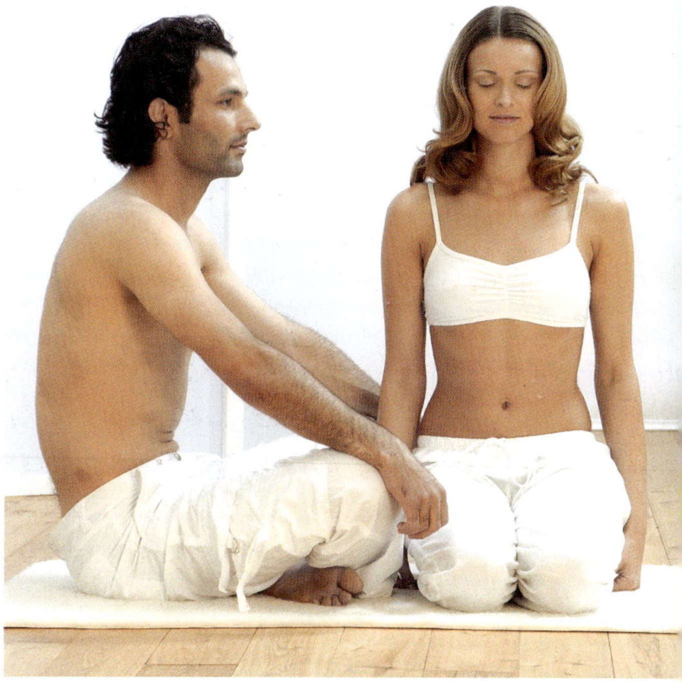

▶ Setzen oder knien Sie sich auf die rechte Seite Ihres Partners, so dass Sie Ihre rechte Handfläche an seine Körpervorderseite und Ihre linke an seine Rückseite halten können (Bild rechts).

▶ Die Chakra-Massage ist eine rein energetische Massageform. Die Hände müssen daher gar nicht direkt auf den Körper aufgelegt werden, sondern können in einigen Zentimetern Abstand zum Körper gehalten werden. Da der Körperkontakt der Hände mit den unteren Chakras, die im Beckenbereich liegen, oft als sehr intim empfunden wird, empfiehlt sich die »schwebende Variante« ohne direkten Kontakt. Das heißt aber nicht, dass nur diese Variante wirkt. Letztlich ist es eine Frage der Vertrautheit, wie nah Sie Ihrem Partner kommen können und wollen.

▶ Die Hände sollten bei der Massage ganz entspannt, die Finger geschlossen und die Handgelenke locker sein.

▶ Eine Sitzung dauert mit innerer Vorbereitung zwischen 5 und 15 Minuten. Anschließend sollten sich beide Partner noch einige Minuten Zeit nehmen, um den Wirkungen nachzuspüren, bevor es wieder in den Alltag geht.

Massage des Basis-Chakras

Das Basis-Chakra wird auch als das 1. Chakra bezeichnet. Es ist das unterste der sieben Chakras und befindet sich am unteren Ende der Wirbelsäule im Bereich des Beckenbodens.

Die Aktivität dieses Chakras wirkt sich auf körperlicher Ebene auf Füße, Beine und Beckenboden aus. Außerdem beeinflusst das 1. Chakra die Knochen sowie den Dickdarm und die Nebennieren.

In psychischer Hinsicht hängt die Energie des 1. Chakras mit der Lebenskraft und dem Willen zur Selbsterhaltung sowie mit der Fähigkeit, sich durchzusetzen, zusammen.

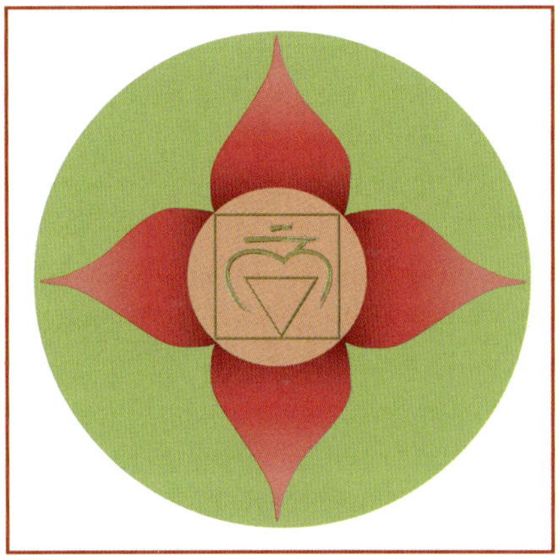

Das Basis-Chakra

Das Basis-Chakra wird mit dem Element Erde assoziiert und seine Energie mit der Farbe Rot. Die Grundthemen dieses Chakras lauten Stabilität, Erdung und Naturverbundenheit.

Wann ist die Chakra-Massage sinnvoll?

Folgende Probleme deuten auf ein Ungleichgewicht oder Blockaden im Basis-Chakra hin:

- Ängste, Mangel an Urvertrauen, Unsicherheit
- Kraftlosigkeit, Trägheit
- mangelnde Ausdauer
- Schmerzen in Füßen und Beinen
- Darmerkrankungen, Verstopfung
- Kreuzschmerzen und Ischiasleiden

So wird's gemacht

- Das Basis-Chakra befindet sich am Beckenboden und damit – wenn Ihr Partner eine sitzende Haltung eingenommen hat – direkt über dem Boden bzw. der Stuhlvorderkante. Setzen oder knien Sie sich neben Ihren Partner. Ihre Hände halten Sie ein kleines Stück über dem Boden, die Handflächen sind zum Körper gerichtet. Wenn Ihr Partner im Schneidersitz sitzt, bleibt Ihre rechte Hand dicht vor seinen gekreuzten Beinen, die hintere Hand nahe am Steißbein **(Bild rechts).**

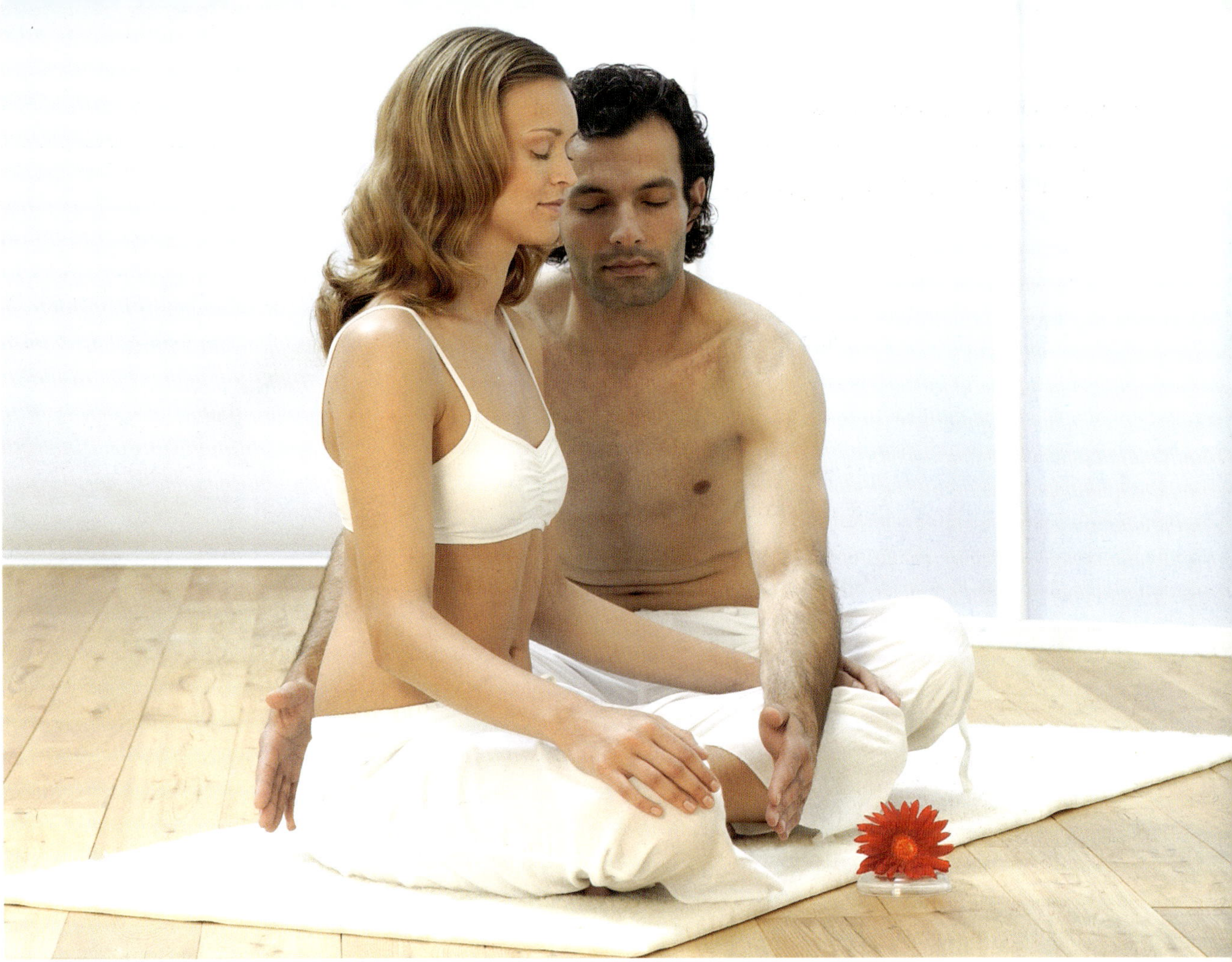

▶ Richten Sie Ihre Achtsamkeit darauf, wie Sie mit jedem Atemzug Prana aufnehmen. Lassen Sie diese Lebensenergie mit dem Ausatmen durch Ihre Hände und Handflächen fließen.

▶ Wenn Sie wollen, können Sie zusätzlich eine Farbvisualisierung durchführen: Die Farbe des Basis-Chakras ist Rot. Stellen Sie sich vor, wie von Ihren Händen aus rote Energiestrahlen in das unterste Chakra Ihres Partners fließen. Stellen Sie sich einen warmen, roten Lichtstrom oder einen leuchtend roten Punkt vor, der mit jedem Atemzug größer wird, bis er zu einer leuchtenden roten »Sonne« zwischen Ihren Händen geworden ist. Visualisieren Sie, wie sich das wärmende rote Licht vom Basis-Chakra aus im ganzen Körper Ihres Partners verteilt.

▶ Wenn die Handhaltung für Sie zu anstrengend wird, können Sie kurz pausieren oder die Massage allmählich beenden. Entfernen Sie dazu Ihre Hände ganz langsam von Ihrem Partner, und lassen Sie sie schließlich entspannt sinken.

Massage des Sakral-Chakras

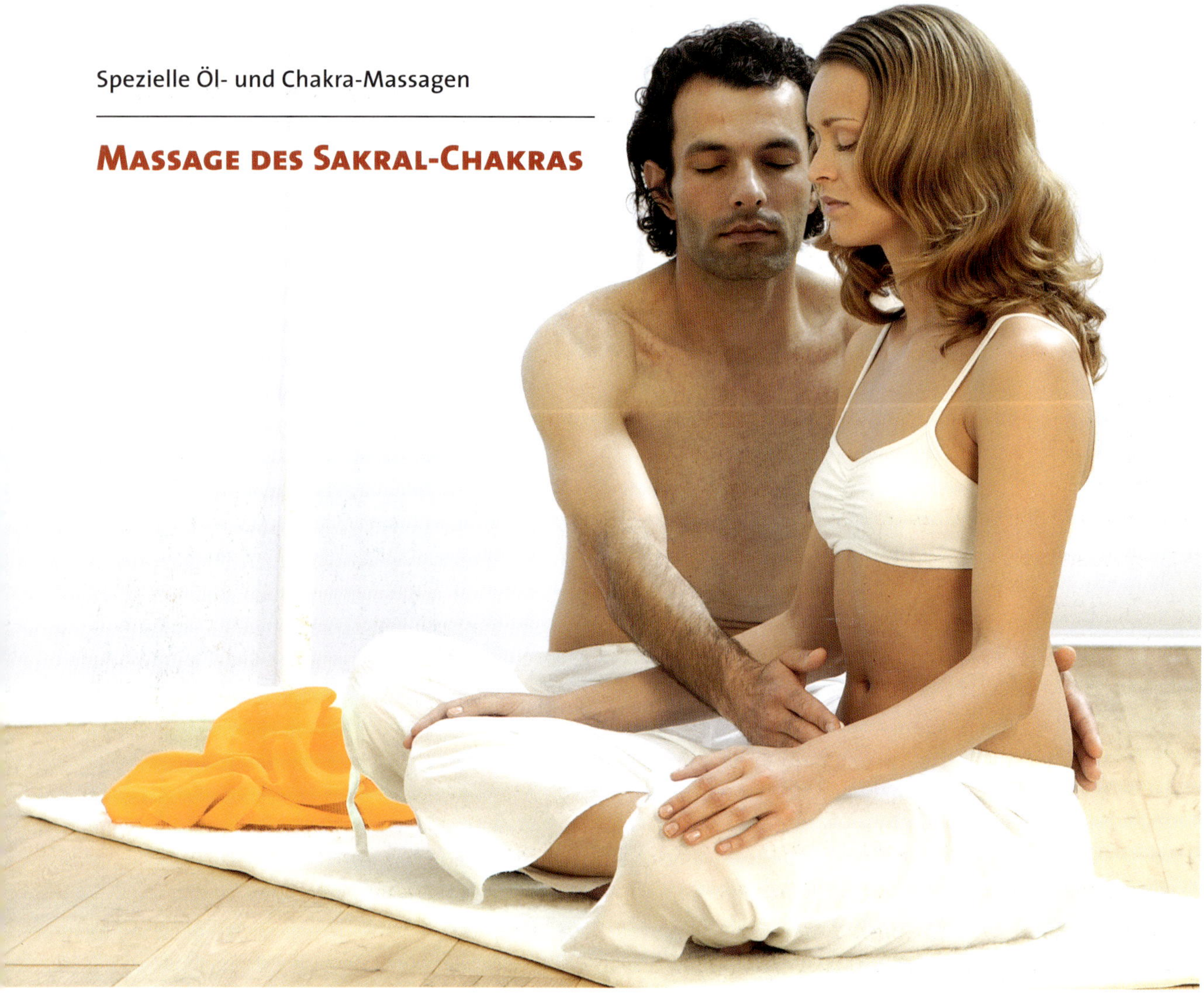

Das Sakral-Chakra oder 2. Chakra befindet sich im Bereich des Kreuzbeins und damit etwas oberhalb des Basis-Chakras. Das Sakral-Chakra reguliert die Fortpflanzungsorgane und die Keimdrüsen sowie Nieren und Blase. Darüber hinaus hat seine Energie Einfluss auf alle Körperflüssigkeiten und den Blutkreislauf.

Auf psychischer Ebene beeinflusst das Sakral-Chakra Kreativität und Lebensfreude. Je mehr Energie im Sakral-Chakra fließen kann, desto mehr Begeisterungsfähigkeit, Leidenschaft und Selbstbewusstsein können Sie entwickeln. Eine erfüllte Sexualität steht auch in direktem Zusammenhang mit diesem Chakra.

Das Sakral-Chakra

Das Sakral-Chakra wird mit dem Element Wasser assoziiert und seine Energie mit der Farbe Orange. Dieses Chakra wird mit Aspekten wie Reinigung, Entgiftung, Kreativität sowie Sexualität in Verbindung gebracht.

Wann ist die Chakra-Massage sinnvoll?

Wenn Ihr Partner unter einem oder mehreren der folgenden Beschwerden leidet, fließt die Energie in seinem Sakral-Chakra nicht harmonisch:

- Mangel an Lebensfreude und Begeisterungsfähigkeit
- Stimmungstiefs
- sexuelle Probleme
- Nieren- und Blasenerkrankungen
- Menstruationsbeschwerden
- Prostataleiden
- Potenzstörungen
- Hautbeschwerden, trockene Haut, Hautunreinheiten

So wird's gemacht

▶ Das Sakral-Chakra befindet sich ungefähr 1 Finger breit unterhalb des Bauchnabels. Sie sitzen oder knien bequem neben Ihrem Partner. Ihre rechte Hand zeigt in Richtung seines Bauches, die linke Hand halten Sie gegenüber im unteren Bereich der Lendenwirbelsäule – beide Hände sind dabei einige Zentimeter vom Körper Ihres Partners entfernt **(Bild links)**.

▶ Nehmen Sie mit jedem Atemzug bewusst Lebensenergie auf, und lassen Sie diese durch Ihre Hände strömen.

▶ Ergänzen Sie das Ganze durch die Visualisierung der Farbe Orange: Stellen Sie sich vor, wie aus Ihren Händen orangefarbene Energiestrahlen in das Sakral-Chakra Ihres Partners fließen. Lassen Sie mit jedem Atemzug ganz entspannt orangefarbenes Licht in seinen unteren Bauchbereich hineinstrahlen. Bleiben Sie einige Minuten bei diesem inneren Bild.

▶ Sobald die Handhaltung für Sie zu anstrengend wird, sollten Sie eine kurze Pause einlegen und die Behandlung danach fortsetzen oder aber allmählich beenden. Um die Chakra-Massage abzuschließen, entfernen Sie Ihre Hände ganz behutsam und legen sie in Ihren Schoß.

Massage des Nabel-Chakras

Das Nabel-Chakra ist das 3. Chakra. Die Bezeichnung »Nabel-Chakra« ist nicht ganz korrekt, da es ein ganzes Stück oberhalb des Nabels auf Höhe des Solarplexus liegt. Der Einflussbereich des Nabel-Chakras umfasst Bauchhöhle, Magen, Gallenblase, Bauchspeicheldrüse, Leber, Milz und Dünndarm. Es wirkt sich auf das vegetative Nervensystem aus, das Körperfunktionen wie Kreislauf, Atmung und Verdauung ebenso steuert wie die Reaktionen auf Stress.

Das Nabel-Chakra ist das wichtigste Chakra für die Aufnahme und Verteilung von Prana. Im seelischen Bereich beeinflusst dieses Chakra unsere Emotionen und unsere Art und Weise, wie wir auf unsere Mitmenschen zugehen.

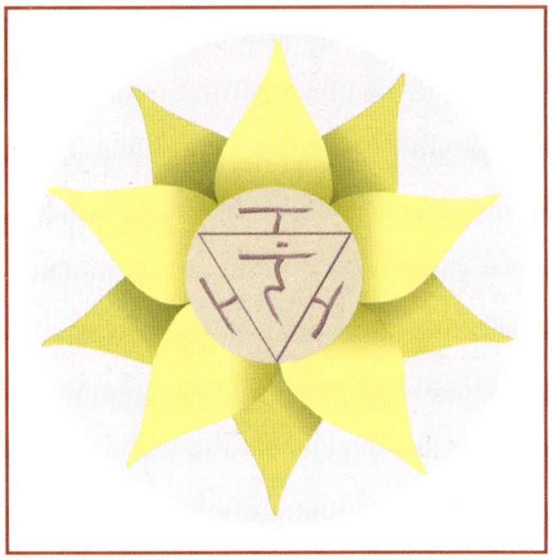

Das Nabel-Chakra

Das Nabel-Chakra wird mit dem Element Feuer assoziiert und seine Energie mit der Farbe Gelb. Die wichtigsten Themen, die es repräsentiert, sind Willenskraft, Selbstkontrolle und Mitgefühl.

Wann ist die Chakra-Massage sinnvoll?

Wenn Ihr Partner unter einem der folgenden körperlichen bzw. psychischen Problemen leidet, kann die Energie in seinem Nabel-Chakra nicht frei fließen:

- durch zu viel Stress bedingte Beschwerden
- Schlaflosigkeit, Ängste
- Mangel an Selbstbeherrschung, Wutanfälle
- Magenschmerzen, Verdauungsstörungen, Sodbrennen
- Erkrankungen der Leber, Gallenblase oder Bauchspeicheldrüse
- Diabetes mellitus (Zuckerkrankheit), Übergewicht, Essstörungen

So wird's gemacht

- Das Nabel-Chakra befindet sich etwa 1 Finger breit oberhalb des Bauchnabels. Sie sitzen oder knien neben Ihrem Partner. Ihre eine Handfläche weist zum Oberbauch Ihres Partners, die andere »schwebt« am Übergang zwischen Lenden- und Brustwirbelsäule. Ihre Hände halten einen kleinen Abstand zum Körper Ihres Partnes **(Bild rechts)**.

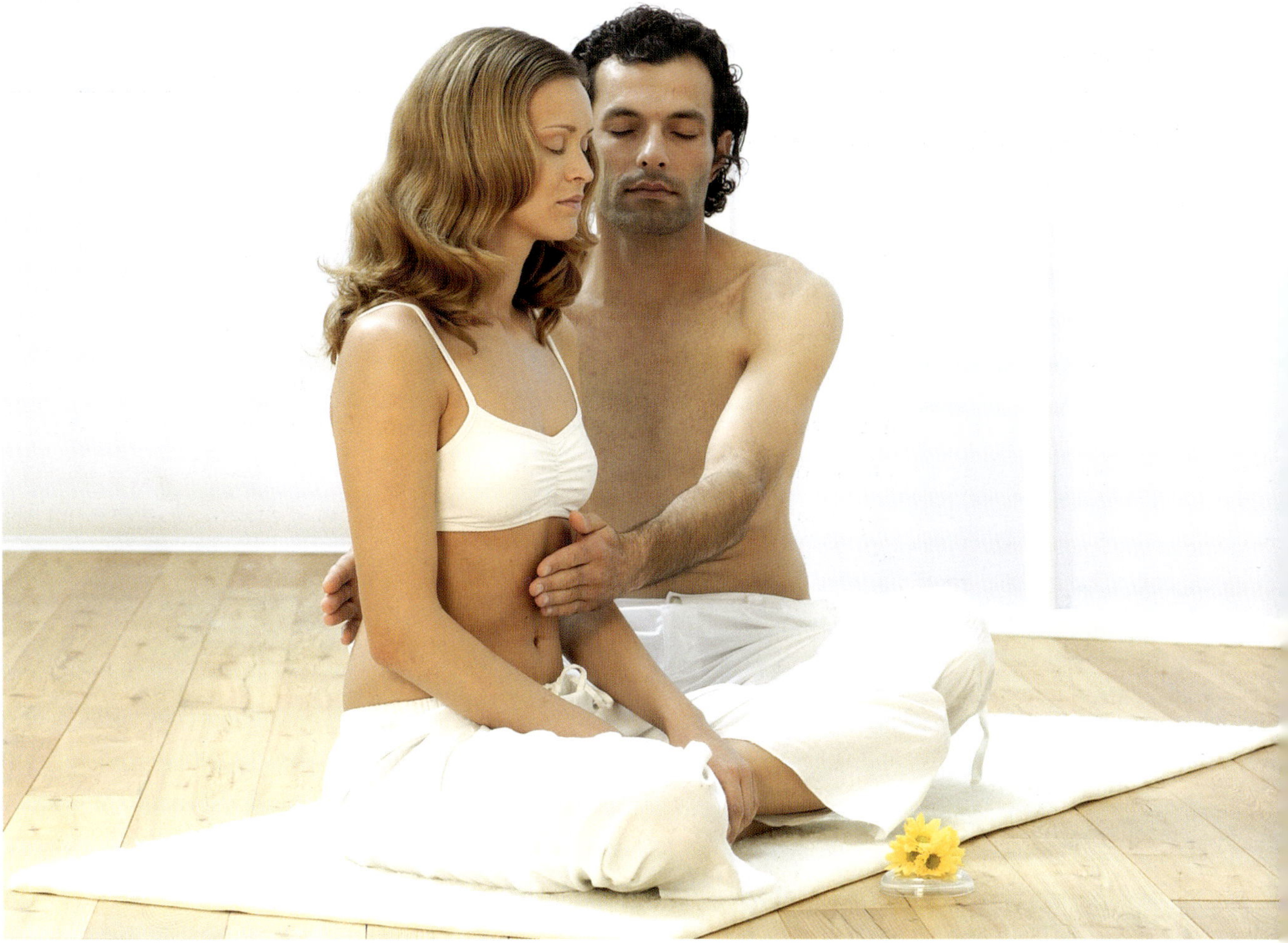

▶ Stellen Sie sich vor, wie Sie mit jedem Atemzug Prana aufnehmen. Lassen Sie diese Lebensenergie beim Ausatmen durch Ihre Hände in das Nabel-Chakra Ihres Partners fließen.

▶ Vertiefen Sie die Vorstellung, indem Sie die Farbe des 3. Chakras – ein leuchtendes Gelb – visualisieren: Stellen Sie sich vor, wie aus Ihren Handflächen goldgelbe Energiestrahlen in das Chakra Ihres Partners fließen. Lassen Sie den gelben Lichtstrom mit jedem Atemzug intensiver werden. Versuchen Sie zu spüren, wie das harmonisierende gelbe Licht sich über das Nabel-Chakra Ihres Partners in seinem ganzen Körper verteilt.

▶ Legen Sie eine kurze Pause ein, sobald die Handhaltung zu anstrengend für Sie wird, oder beenden Sie die Massage allmählich. Um die Energieübertragung abzuschließen, entfernen Sie Ihre Hände ganz langsam. Entspannen Sie sich anschließend noch einige Minuten lang.

Massage des Herz-Chakras

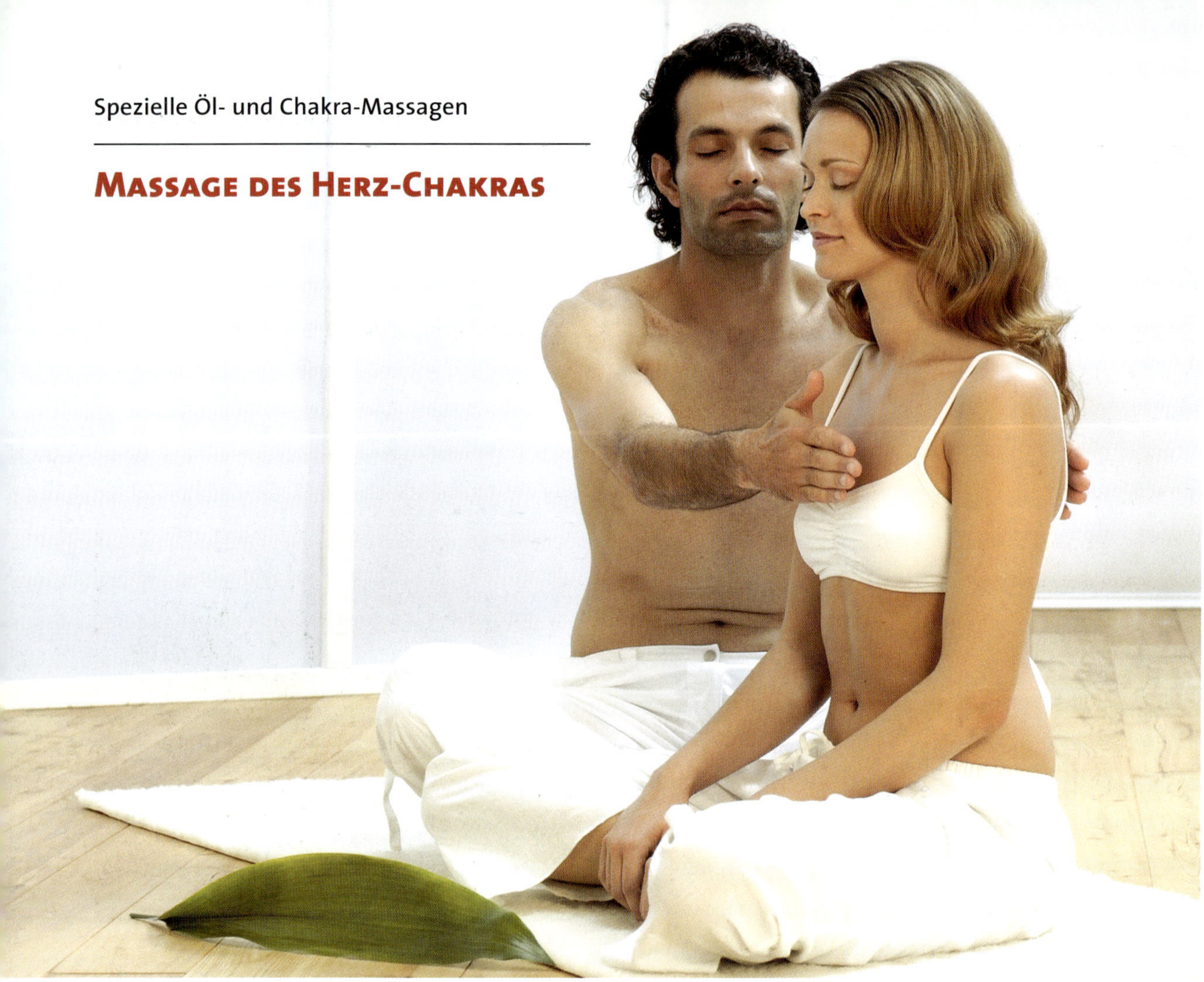

Das Herz-Chakra oder 4. Chakra befindet sich auf Höhe des Herzens, jedoch nicht über dem physischen Herz, sondern in der Körpermitte. Sein Einflussbereich ist der Brustkorb, der obere Rücken, die Schultern sowie Arme und Hände. Außerdem reguliert dieses Chakra die Funktionen von Herz, Lunge, Bronchien und Thymusdrüse. Indirekt wirkt sich das Herz-Chakra darüber hinaus auch auf den Blutdruck aus.

Das Herz-Chakra verbindet uns mit der Kraft der Liebe und des Mitgefühls. Auf psychischer Ebene beeinflusst es das Selbstwertgefühl, die Fähigkeit zu Offenheit und Toleranz sowie die »soziale Intelligenz«.

Das Herz-Chakra

Das Herz-Chakra wird mit dem Element Luft assoziiert. Seine Energie entspricht der Farbe Grün. Liebe, Zuneigung und Mitgefühl sind die wichtigsten Themen, die mit diesem Chakra in Zusammenhang gebracht werden.

Wann ist die Chakra-Massage sinnvoll?

Es ist sinnvoll, die Energie des Herz-Chakras zu harmonisieren, wenn Ihr Partner an einem der folgenden körperlichen oder seelischen Probleme leidet:

▶ Einsamkeit, Kontaktschwierigkeiten
▶ Mangel an Selbstwertgefühl
▶ Herzbeschwerden, Herzrhythmusstörungen, Angina pectoris
▶ zu hoher oder zu niedriger Blutdruck
▶ Husten, Bronchitis, Lungenerkrankungen, Erkältungen
▶ Asthma, Atembeschwerden

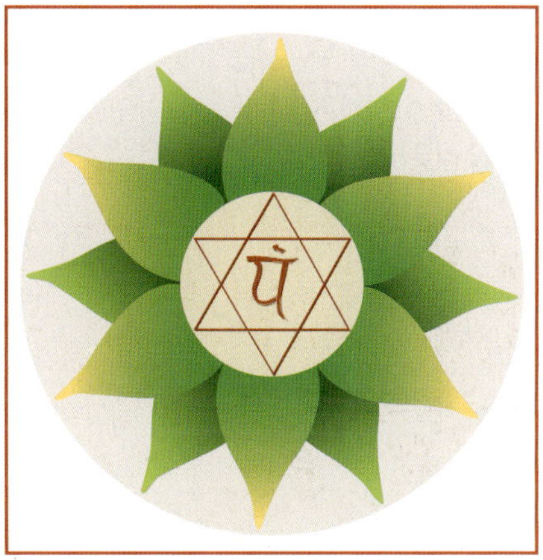

So wird's gemacht

▶ Das Herz-Chakra befindet sich ziemlich genau in der Mitte des Brustkorbs. Lassen Sie Ihre rechte Hand von vorne, Ihre linke von hinten in Richtung Brustkorb strahlen. Wenn Sie eine Frau behandeln, ist es besonders wichtig, mit den Händen einige Zentimeter Abstand zum Körper zu halten **(Bild links).**

▶ Nehmen Sie mit jedem Atemzug Energie auf, die Sie mit dem Ausatmen in das Herz-Chakra Ihres Partners strömen lassen.

▶ Unterstützen Sie die Behandlung, indem Sie sich die entsprechende Farbe vorstellen – in diesem Fall ein kräftiges Grün. Senden Sie in Ihrer Vorstellung grün leuchtende Energiestrahlen von Ihren Händen aus in das Herz-Chakra Ihres Partners. Alternativ können Sie sich einen leuchtenden grünen Punkt in seiner Brust vorstellen, der allmählich zu einer kleinen, grünen Lichtkugel heranwächst, die im Rhythmus des Herzschlags Ihres Partners pulsiert, bis sie den Raum zwischen Ihren Händen ausfüllt.

▶ Sobald die Handhaltung zu anstrengend für Sie wird, sollten Sie eine kurze Pause einlegen und die Behandlung danach fortsetzen oder allmählich beenden. Um die Chakra-Massage abzuschließen, entfernen Sie Ihre Hände ganz langsam und legen sie in den Schoß.

Massage des Kehl-Chakras

Das Kehl-Chakra ist das 5. Chakra und befindet sich im Bereich des Kehlkopfs. Der Einflussbereich dieses Chakras umfasst Hals und Nacken sowie die Kiefer. Dazu gehören ebenfalls die Schilddrüse sowie Speise- und Luftröhre. Über den Kehlkopf beeinflusst das Chakra auch die Stimme und die Atmung. Auch das Gehör fällt teilweise in den Bereich dieses Chakras.

Im seelisch-geistigen Bereich aktiviert das Kehl-Chakra die Kommunikationsfähigkeit, den Umgang mit Sprache, die Musikalität sowie die Aufnahmefähigkeit und das Interesse an der Umwelt. Gleichzeitig hat es Einfluss auf die Fähigkeit, zu lernen, sich zu konzentrieren und sich kreativ auszudrücken.

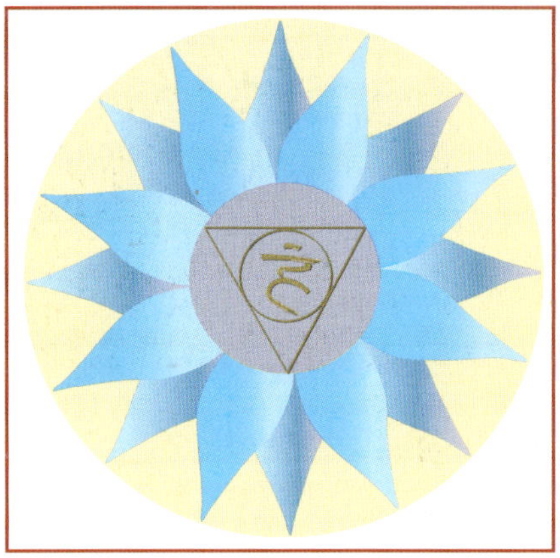

Das Kehl-Chakra

Die Energie des Kehl-Chakras hat die Farbe Hellblau. Es wird mit dem Element Äther assoziiert. Die Grundthematik dieses Chakras lautet Kommunikation.

Wann ist die Chakra-Massage sinnvoll?

Die Behandlung des Kehl-Chakras macht vor allem dann Sinn, wenn Sie Ihrem Partner helfen wollen, eines oder mehrere der folgenden körperlichen oder seelischen Probleme in den Griff zu bekommen:

- Sprach- und Kommunikationsprobleme
- Schüchternheit, Hemmungen, mit anderen Menschen zu sprechen
- schöpferische Krisen, Schreibblockaden usw.
- Halsschmerzen, Mandel- oder Rachenentzündung
- steifer Nacken, Schulterschmerzen
- Unter- oder Überfunktion der Schilddrüse

So wird's gemacht

▶ Sie sitzen oder knien bequem neben Ihrem Partner. Halten Sie Ihre eine Handfläche nahe vor den Kehlkopf, die andere genau gegenüber an den Nacken – beide Hände sollten ein paar Zentimeter Abstand zum Körper Ihres Partners haben **(Bild rechts)**.

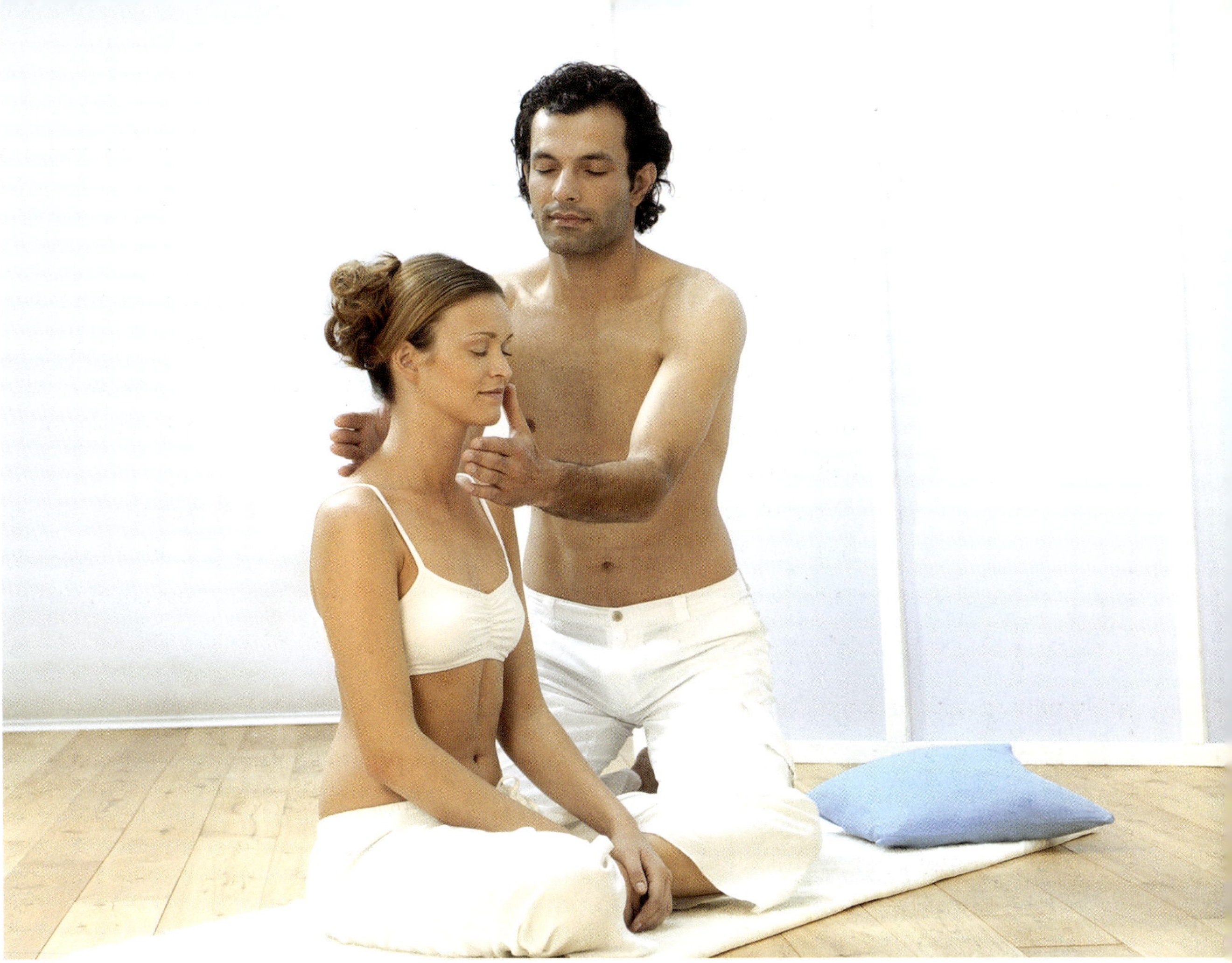

▶ Konzentrieren Sie sich auf die Lebensenergie, die Sie mit dem Atmen aufnehmen. Stellen Sie sich dann vor, wie diese Energie durch Ihre Handflächen in das Kehl-Chakra Ihres Partners strömt.

▶ Intensivieren Sie die Behandlung, indem Sie die Farbe Hellblau visualisieren. Stellen Sie sich ein strahlendes Hellblau vor, das an einen wolkenlosen Himmel erinnert. Dieses Hellblau strömt nun sanft aus Ihren Handflächen und lädt das Kehl-Chakra Ihres Partners mit neuer, frischer Kraft auf. Sie können sich auch eine kleine hellblaue Lichtkugel vorstellen, die zwischen Ihren beiden Handflächen immer größer wird.

▶ Sobald die Handhaltung zu anstrengend für Sie wird, sollten Sie eine kurze Pause einlegen und die Behandlung danach fortsetzen oder allmählich beenden. Um die Chakra-Massage abzuschließen, entfernen Sie Ihre Hände ganz langsam und legen sie in den Schoß.

Massage des Stirn-Chakras

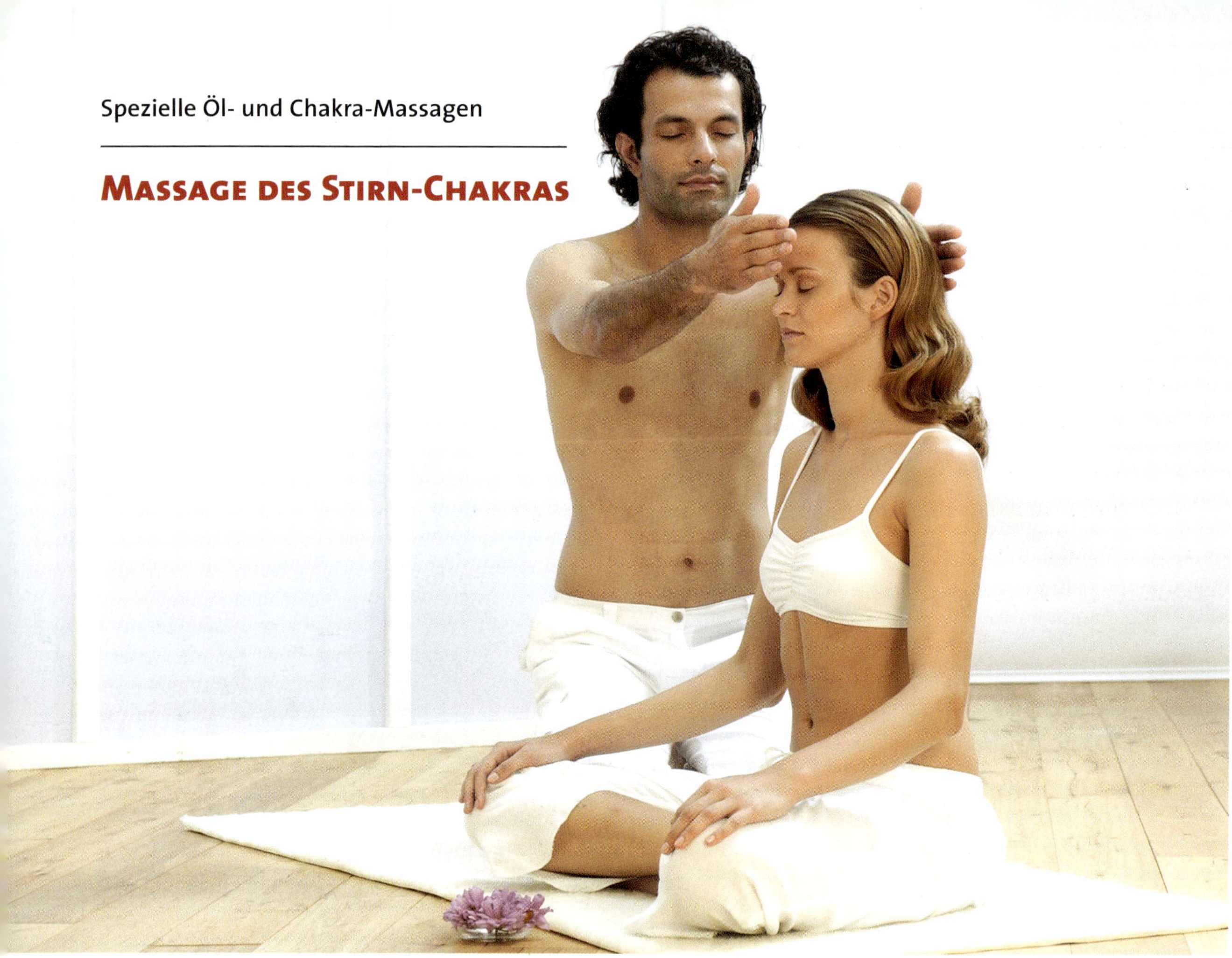

Das Stirn-Chakra oder 6. Chakra befindet sich oberhalb der Nasenwurzel zwischen den Augenbrauen. In den alten hinduistischen Schriften wird es oft als »Drittes Auge« bezeichnet und manchmal auch so dargestellt. Es wird in der Yogatradition mit Intuition und Weisheit assoziiert, aber ebenso mit der Fantasie, die uns ja Dinge zeigen kann, die gar nicht existieren.

Im körperlichen Bereich beeinflusst das Stirn-Chakra Gesicht, Augen, Nase und Nebenhöhlen sowie Kleinhirn und Hirnanhangsdrüse. Die Aktivität des 6. Chakras wirkt sich auf den ganzen Hormonhaushalt und das Nervensystem aus.

Auf seelisch-geistiger Ebene fördert das Stirn-Chakra die Intuition, das Vorstellungsvermögen und den Kontakt zum seelischen Erleben sowie die schöpferischen Kräfte.

Das Stirn-Chakra

Die Energie des Stirn-Chakras hat die Farbe Violett. Die Grundthemen, die mit diesem Chakra zusammenhängen, sind Intuition und geistige Erkenntnis.

Wann ist die Chakra-Massage sinnvoll?

Die folgenden Probleme deuten auf Blockaden oder Disharmonien im Energiefluss des Stirn-Chakras hin:

- ▶ Ängste, depressive Verstimmungen, Burnout-Syndrom
- ▶ Mangel an Intuition, zu einseitiges rationales Denken
- ▶ Konzentrationsschwäche, schlechtes Gedächtnis, Lernschwierigkeiten
- ▶ Kopfschmerzen, Migräne
- ▶ Sehstörungen, Augenerkrankungen
- ▶ Schnupfen und Nebenhöhlenentzündungen

So wird's gemacht

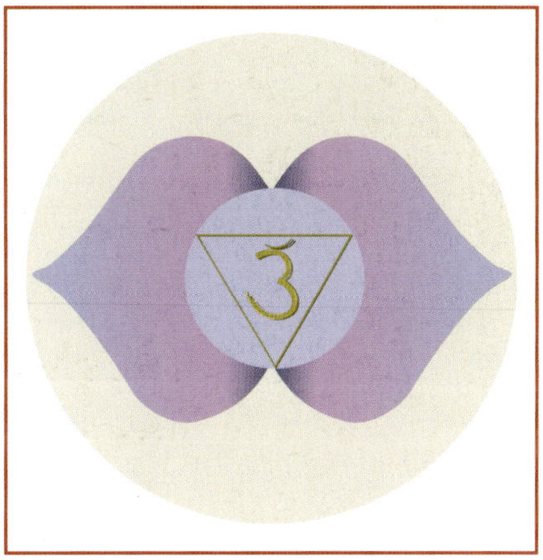

▶ Halten Sie Ihre rechte Hand so, dass Ihre Handfläche auf die Stirnmitte Ihres Partners zeigt. Die andere halten Sie genau auf gleicher Höhe am Hinterkopf. Beide Hände befinden sich in einigen Zentimetern Abstand zum Kopf, die Handflächen weisen zueinander (Bild links).

▶ Entspannen Sie sich, und stellen Sie sich mit geschlossenen Augen vor, wie Sie Lebensenergie sammeln, um diese dann auf Ihren Partner zu übertragen. Lassen Sie mit jedem Ausatmen Prana aus Ihren Handflächen in das Stirn-Chakra Ihres Partners strömen.

▶ Wenn Sie möchten, können Sie die Farbe des 6. Chakras visualisieren: Lassen Sie zwischen Ihren Handflächen mit jedem Atemzug eine immer größer werdende violette Sonne anwachsen. Versuchen Sie zu spüren, wie das harmonisierende Licht dieser Sonne sich über das Stirn-Chakra Ihres Partners in seinem ganzen Körper verteilt.

▶ Wenn Ihre innere Stimme es Ihnen sagt, beenden Sie die Behandlung ganz langsam. Lassen Sie die violette Sonne in Ihrer Vorstellung allmählich kleiner werden. Entfernen Sie Ihre Hände schließlich vorsichtig, um sich noch ein wenig zu entspannen.

Massage des Scheitel-Chakras

Das Scheitel-Chakra ist das 7. und oberste Chakra. Es liegt am höchsten Punkt des Kopfes direkt am Schädeldach. Die Energie des Scheitel-Chakras nimmt Einfluss auf das Gehirn, aber vor allem auf den psychischen und spirituellen Bereich.

Das Scheitel-Chakra wirkt auf Zirbeldrüse und Immunsystem. Es gilt als spirituelles Energiezentrum und beeinflusst den Kontakt zur geistigen Welt, die Religiosität und die Fähigkeit, einen Sinn für das Transzendente zu entwickeln.

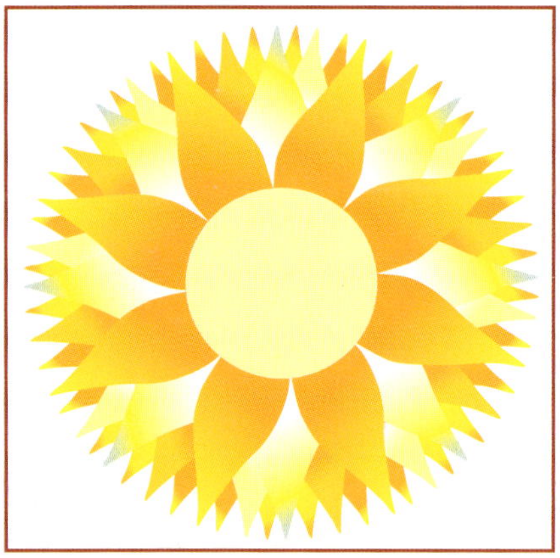

Das Scheitel-Chakra

Dem Scheitel-Chakra wird die Farbe Weiß oder auch Gold zugeordnet. Es repräsentiert die Verbundenheit mit dem universellen Bewusstsein.

Wann ist die Chakra-Massage sinnvoll?

Die Massage des Scheitel-Chakras ist wichtig, wenn Ihr Partner an einem der folgenden Probleme leidet:

- Erschöpfung, Schwäche, depressive Verstimmungen
- Gefühl der Sinnlosigkeit
- Kopfschmerzen
- Immunschwäche
- chronische Erkrankungen

So wird's gemacht

- Das Scheitel-Chakra befindet sich an der höchsten Stelle des Kopfes. Halten Sie die Hände nebeneinander in wenigen Zentimetern Entfernung direkt über den Scheitel Ihres Partners. Meist ist es einfacher, wenn Sie stehen und Ihr Partner sitzt. Keinesfalls sollten Sie die Arme nach oben strecken müssen, da dies zu anstrengend ist! Wichtig ist, dass beide Handflächen eine kleine Kuppel bilden, die zum Kopf Ihres Partners weist **(Bild rechts)**.

- Bei der Behandlung des Scheitel-Chakras sollten Sie noch mehr als sonst darauf achten, auf keinen Fall mit der Kraft Ihres Willens zu arbeiten. Bleiben Sie völlig entspannt, hören Sie auf Ihre Intuition!

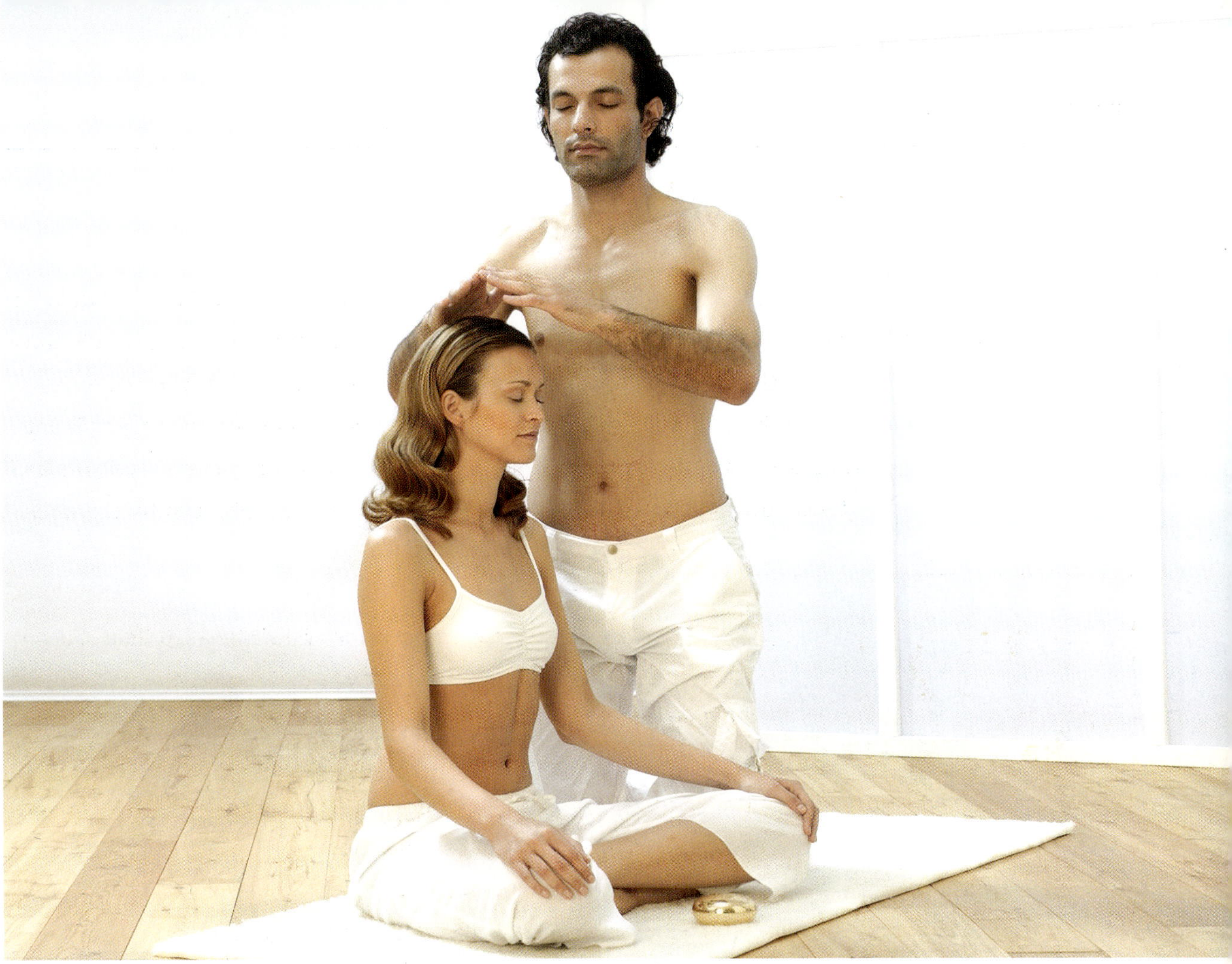

▶ Atmen Sie einige Male entspannt durch, und nehmen Sie Energie auf. Spüren Sie, wie die Energie durch Ihre Handflächen in das Scheitel-Chakra Ihres Partners fließt.

▶ Um die Wirkungen zu verstärken, können Sie goldenes Licht visualisieren, das aus Ihren Handflächen in das Scheitel-Chakra Ihres Partners fließt. Oder Sie stellen sich eine kleine goldene Sonne vor, die aus der Kuppel Ihrer Handflächen entsteht und immer größer wird. Visualisieren Sie außerdem, wie die goldene Sonne das Scheitel-Chakra Ihres Partners mit neuer Energie füllt und sich von dort aus in seinem ganzen Körper verteilt.

▶ Gerade im Bereich des Scheitel-Chakras sollte die Behandlung nicht zu lange dauern. Beenden Sie sie nach einigen Minuten, indem Sie die Hände langsam und allmählich entfernen und sich anschließend noch kurz entspannen, bevor Sie die Sitzung beenden.

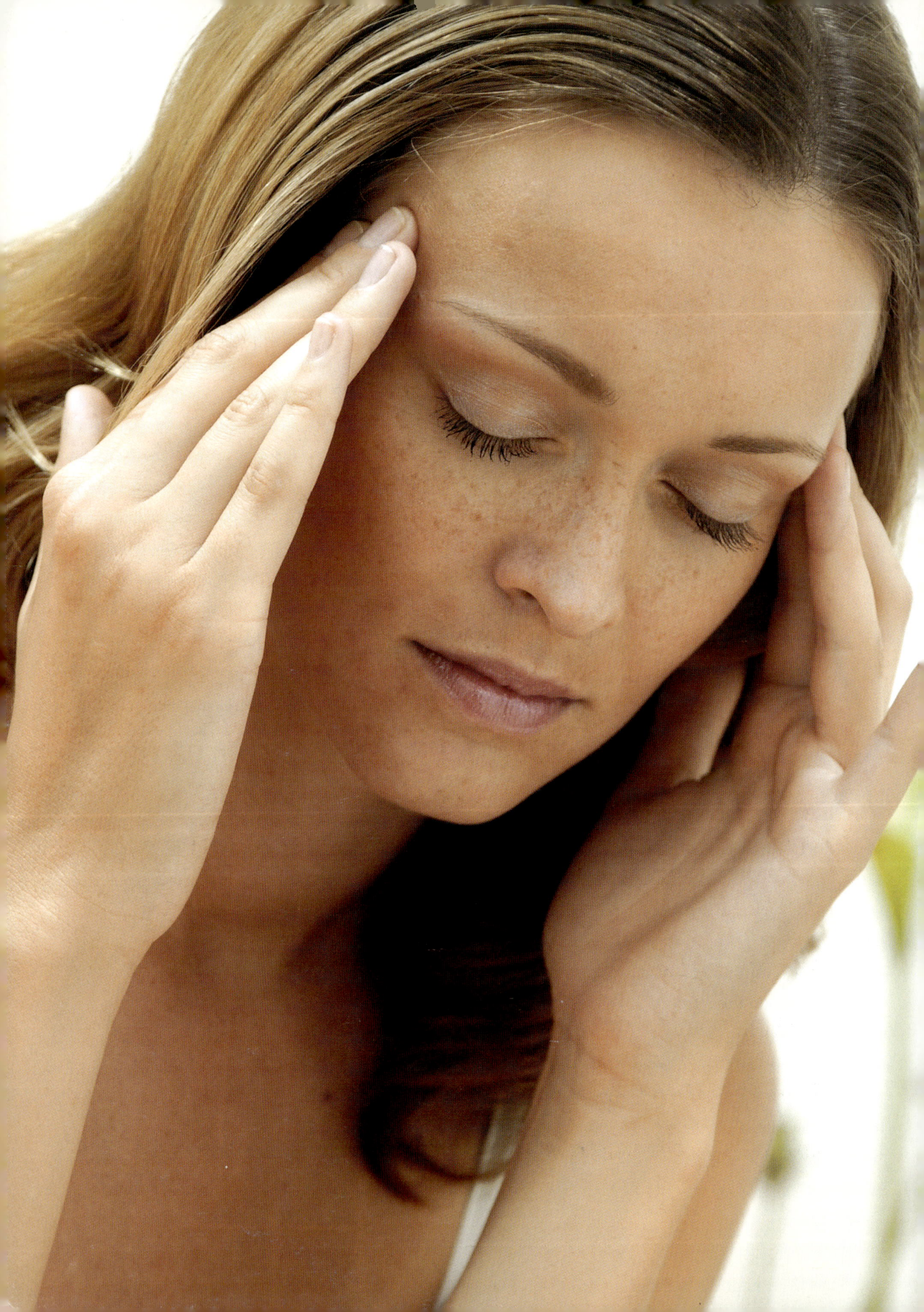

Massagen bei Beschwerden

Mit einfachen Fingerdrucktechniken können Sie nicht nur Ihren Partner, sondern auch sich selbst effektiv behandeln. Ob bei Allergien, Verdauungsstörungen, Ängsten oder Stimmungstiefs – die Energiezonen-Massage können Sie jederzeit und fast überall anwenden. Um Beschwerden zu lindern und die Selbstheilungskräfte zu wecken, genügen dabei meist schon wenige Minuten.

Energiezonen-Massagen zur **Selbstanwendung**

Es liegt nahe, die Energiezonen-Massage auch für die Eigenbehandlung zu nutzen. Schließlich wird nicht immer dann, wenn Sie an Kopfschmerzen oder Einschlafstörungen leiden, ein Partner zur Stelle sein, der Ihnen helfen kann. Im Gegensatz zur westlichen Massage, die sich kaum für die Selbstanwendung eignet, ist die Energiezonen-Massage geradezu ideal, wenn es darum geht, sich selbst etwas Gutes zu tun. Viele Akupressurpunkte und Tsubos liegen an Händen, Armen, Beinen und Bauch und sind somit gut zu erreichen.

Die Selbstbehandlungsprogramme, die Sie auf den nächsten Seiten finden, bieten schnelle Hilfe bei einigen ausgewählten Alltagsbeschwerden. Die hierbei eingesetzten Drucktechniken sind ganz einfach und können auch ohne Vorkenntnisse ausgeführt werden. Für die Anwendungen benötigen Sie jeweils nur wenige Minuten.

Auch wenn die folgenden Kurzprogramme für die Selbstanwendung beschrieben wurden, können Sie sämtliche Techniken natürlich genauso gut auch für die Partnermassage nutzen!

Eine kleine Reise zu sich selbst

Jede Form von Massage ist ursprünglich dem Bedürfnis entsprungen, Schmerzen oder Unwohlsein bei sich selbst zu vertreiben. So reiben wir uns beispielsweise das Knie ganz unwillkürlich, wenn wir es uns kräftig angestoßen haben. Oder wir legen unsere Hände instinktiv auf den Oberbauch, wenn wir an Magenschmerzen oder Übelkeit leiden.

Die Eigenmassage bietet Ihnen die Chance, sich selbst besser kennen zu lernen. Und nur wenn Sie wissen, was Ihnen selbst gut tut, können Sie einen anderen wirkungsvoll massieren. Die Selbstmassage ist somit immer auch eine gute Vorbereitung auf die Massage des Partners.

Wenn Sie sich selbst massieren, sollten Sie versuchen, Ihren eigenen Körper ganz bewusst zu spüren, zu berühren und sich selbst Kraft und Geborgenheit zu schenken. Auf diese Weise werden Sie schnell entdecken, was Sie brauchen, um Stress abzubauen, Schmerzen loszuwerden oder Ihre Stimmung zu verbessern.

Bitte beachten:

Bei der Selbstbehandlung sollten Sie immer auf Ihre Intuition hören. Das ist oft gar nicht so einfach, doch einige kleine Tipps helfen Ihnen dabei:

- Die Selbstmassage sollte Ihnen leicht von der Hand gehen. Sorgen Sie daher für eine bequeme Körperhaltung. Die meisten Techniken können Sie im Sitzen, einige sogar im Liegen durchführen.
- Oft gehen wir mit einem fremden Körper einfühlsamer um als mit dem eigenen. Doch bei der Energiezonen-Massage sollten Sie immer behutsam und bewusst vorgehen, ganz gleich ob Sie Ihren Partner oder sich selbst massieren. Hören Sie auf die Reaktionen Ihres Körpers und auf Schmerzsignale!
- Arbeiten Sie nie mit reiner Muskelkraft, wenn Sie Druck auf die jeweiligen Energiezonen ausüben. Die Massage kann nur gut wirken, wenn Sie entspannt und mit dem richtigen Schwerpunkt arbeiten (siehe dazu auch »Zen in der Kunst der Berührung«, Seite 46 ff.).
- Einige der Drucktechniken sind so unauffällig, dass sie sich sogar im vollbesetzten Zug ausführen lassen. Dennoch: Wenn möglich sollten Sie sich immer etwas Zeit für die Selbstbehandlung nehmen und sich dafür an einen ruhigen Ort zurückziehen.
- Versuchen Sie, die magische Anziehungskraft zu erspüren, die bestimmte Energiezonen ausstrahlen – so finden Sie genau die Punkte, die Sie brauchen, um Ihre momentanen Beschwerden zu lindern.

Achten Sie auf Signale Ihres Körpers. Spüren Sie ganz bewusst nach, wie Körper und Seele auf die Stimulation bestimmter Energiezonen reagieren! Nur so können Sie herausfinden, welche Techniken besonders wichtig für Sie sind.

Die Kurzprogramme

Die folgenden kurzen Massageprogramme für die Selbstanwendung helfen schnell, häufige Beschwerden zu lindern oder gar ganz zu beseitigen. Die Energiezonen, die dabei behandelt werden, harmonisieren sowohl Organfunktionen als auch das seelische Befinden. Sie wirken daher nicht nur bei körperlichen Beschwerden wie beispielsweise Verdauungsstörungen, sondern verbessern auch die seelische Verfassung.

Alle Selbstmassageprogramme entsprechen dem ganzheitlichen Ansatz der Energiezonen-Massage und können mit anderen natürlichen Therapieformen wie der Aroma-, Bachblüten- oder Phytotherapie kombiniert werden.

Massage bei Angst und innerer Unruhe

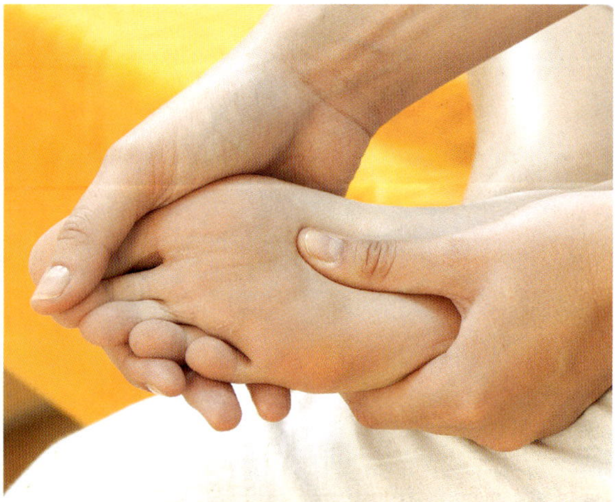

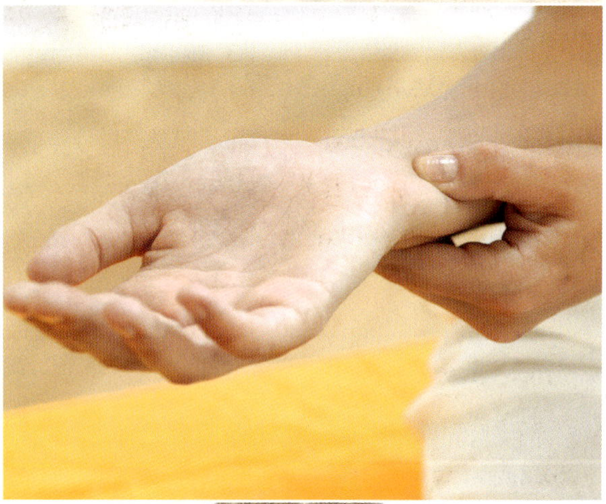

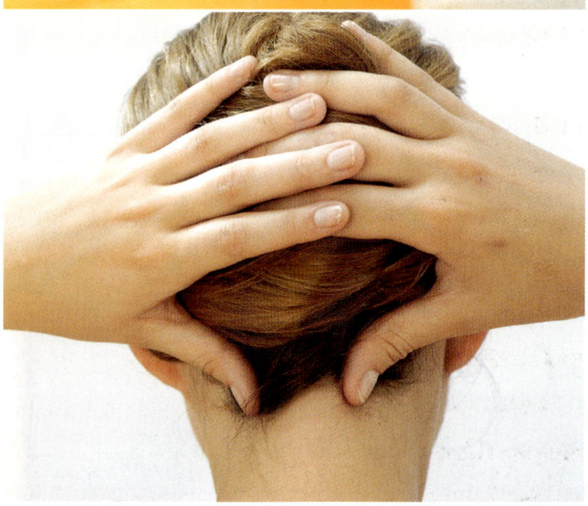

Es gibt ganz konkrete Ängste, wie etwa die Angst vor dem Fliegen, vor engen Räumen oder vor Spinnen. Doch die meisten Ängste beziehen sich auf Dinge, die noch nicht eingetreten sind – so etwa die Angst, krank zu werden, allein gelassen zu werden oder den Arbeitsplatz zu verlieren. Doch ganz gleich, ob es um konkrete Ängste oder eher um unbestimmte Befürchtungen geht: Ängste nehmen in unserer Gesellschaft allgemein zu.

Die häufigsten Symptome der Angst sind schneller Atem, Herzklopfen, Schweißausbrüche und das typische Engegefühl (der Begriff »Angst« stammt vom lateinischen »angus«, was »Enge« bedeutet). Angst geht immer mit innerer Unruhe und Nervosität einher. Die Massage der im Folgenden beschriebenen Energiezonen richtet sich daher darauf, seelische Spannungen abzubauen und Blockaden zu lösen. Ziel ist es, durch die Anregung dieser Zonen Körper und Seele wieder »weit« werden zu lassen und Beengtheit und Beklemmung aufzulösen.

So massieren Sie richtig

► Die Zone **A** liegt genau in der Mitte der Fußsohle, in einer kleinen Mulde zwischen dem zweiten und dritten Mittelfußknochen. Diese Zone ist normalerweise sehr schmerzempfindlich und somit leicht aufzuspüren. Legen Sie den rechten Fuß auf den Oberschenkel, und umfassen Sie ihn mit den Händen. Üben Sie mit einem Daumen kräftigen Druck auf die Zona **A** aus. Lassen Sie den Daumen dabei 1 bis 2 Minuten lang dort kreisen. Wechseln Sie dann zum anderen Fuß **(Bild oben).**

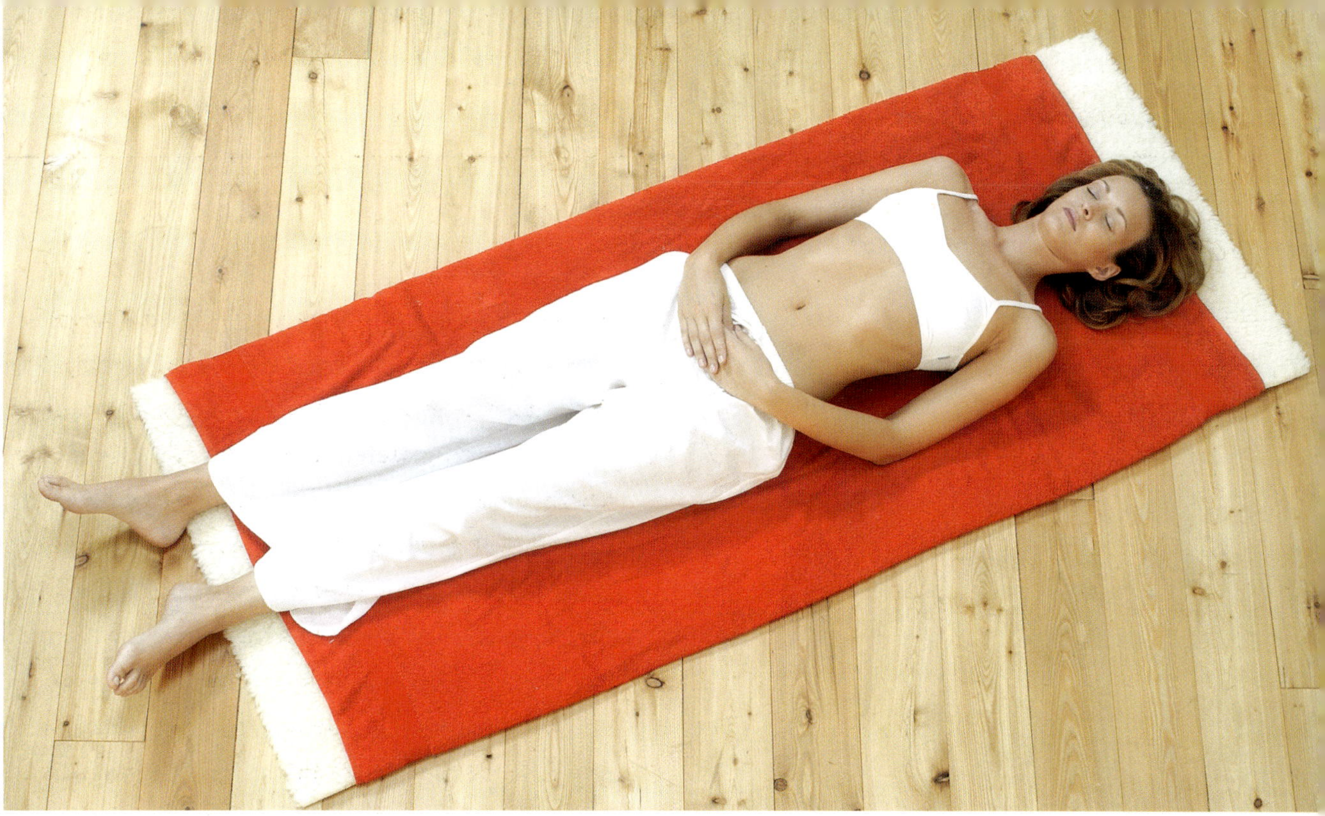

▶ Zone **B** liegt auf der Innenseite des Unterarms, auf der Seite des kleinen Fingers. Sie finden die Zone 3 bis 4 Finger breit über der Falte am Handgelenk. Drücken Sie mit dem Daumen 7 Sekunden lang kräftig auf diesen Punkt, pausieren Sie dann, und wiederholen Sie das noch 2-mal. Führen Sie die Technik dann auch am anderen Arm aus **(Bild links Mitte).**

▶ Die Zonen **C** finden Sie links und rechts im Nacken, direkt an der Grenze des Schädelrands. Legen Sie die Hände entspannt auf den Hinterkopf und die Daumen rechts und links auf die Zonen. Üben Sie mindestens 1 Minute lang mäßigen Druck aus, und lassen Sie die Daumenkuppen sanft kreisen **(Bild links unten).**

▶ Zum Abschluss sollten Sie Ihr **Basis-Chakra** (siehe Seite 128) mit neuer Energie aufladen. Es verbindet uns mit der Kraft der Erde, schenkt Stabilität und Vertrauen. Sie können dazu sitzen oder liegen. Schließen Sie die Augen, platzieren Sie die linke Hand auf den Unterbauch in Höhe des Schambeins – die rechte Hand legen Sie auf die linke. Lassen Sie Ihre Gedanken zur Ruhe kommen. Spüren Sie die Wärme Ihrer Hände. Stellen Sie sich vor, wie Sie mit jedem Ausatmen Energie in Ihr Basis-Chakra strömen lassen. Ihr Atem wird dabei immer ruhiger, Ihr Geist entspannt sich. Um die Sitzung zu beenden, entfernen Sie die Hände langsam vom Bauch, atmen einige Male tief durch und strecken sich durch **(Bild oben).**

Massage bei Allergien und Asthma

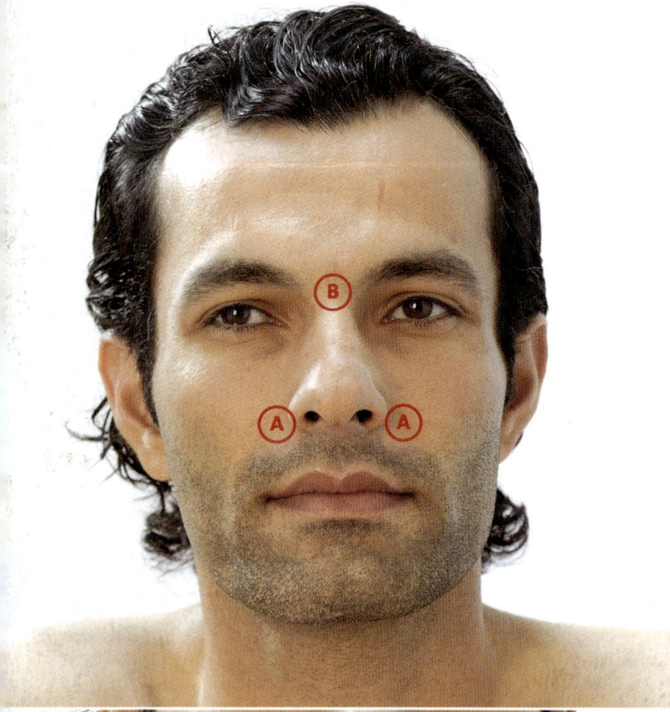

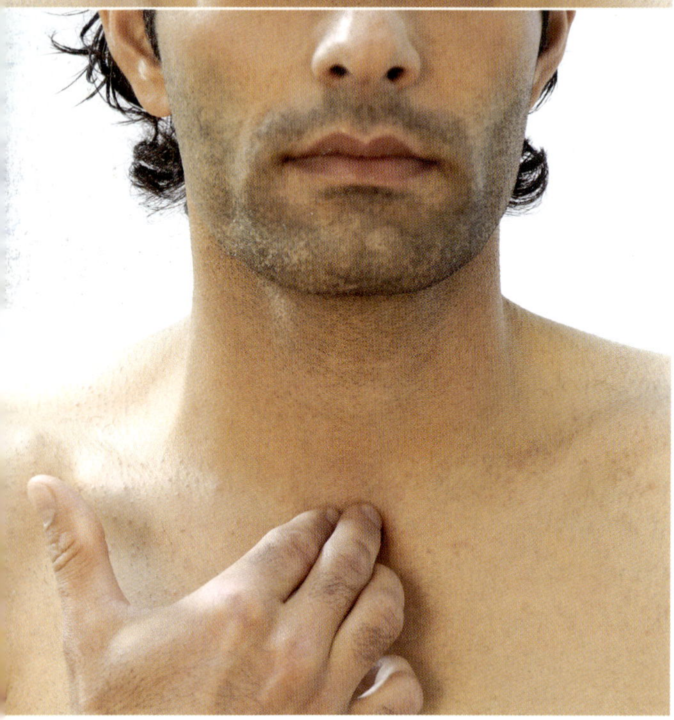

Allergien sind auf dem Vormarsch. Im Frühjahr treten sie besonders oft auf – kein Wunder, schließlich zählen Gräser-, Baum- und Blumenpollen zu den häufigsten Allergieauslösern. Neben dem Heuschnupfen kann es bei besonders empfindlichen Menschen auch zu Asthmaanfällen kommen, die mit Atemnot und Kurzatmigkeit einhergehen. Kinder und Jugendliche sind besonders oft von Asthma betroffen.

Allergische Erkrankungen entstehen allerdings nicht ausschließlich durch eine Unverträglichkeit gegenüber Pollen, sondern sie können zum Beispiel auch durch Nahrungsmittel, Kot von Hausstaubmilben und verschiedenste Chemikalien ausgelöst werden. Neben Heuschnupfen und Atembeschwerden sind auch Hautreaktionen sowie Müdigkeit typische Symptome einer Allergie. Durch die Massage der folgenden Energiezonen können Sie die allergischen Beschwerden positiv beeinflussen.

So massieren Sie richtig

▶ Die Zonen **A** liegen neben und etwas unterhalb des linken und rechten Nasenflügels. Sie sind leicht zu finden, da sie in einer kleinen Mulde liegen. Üben Sie mit den Zeigefingerkuppen auf beiden Seiten gleichzeitig 1 bis 2 Minuten lang mäßigen Druck aus **(Bild oben)**.

▶ Zone **B** finden Sie genau zwischen beiden Augenbrauen. Üben Sie mit dem Mittelfinger kräftigen Druck aus, und massieren Sie den Punkt zugleich mit kleinen kreisenden Bewegungen etwa 1 Minute lang **(Bild oben)**.

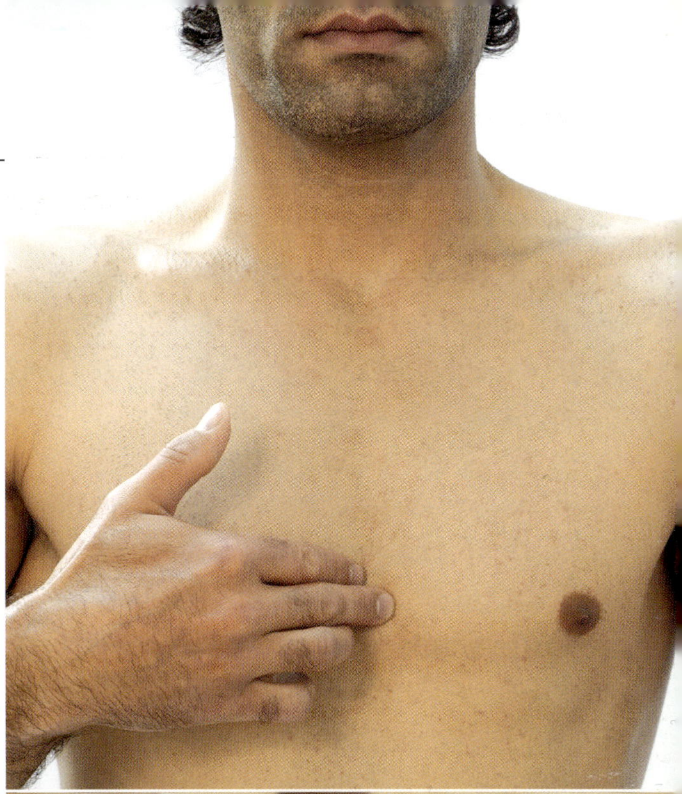

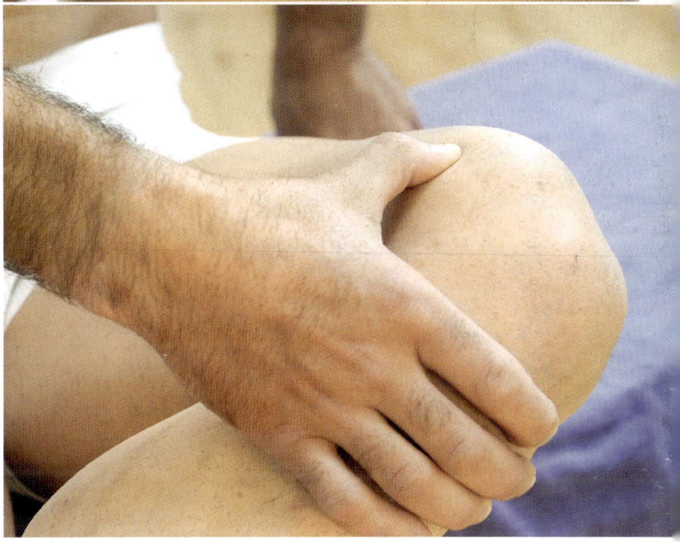

▶ Zone C befindet sich in der Vertiefung zwischen Ihren beiden Schlüsselbeinen in der Mitte der Brust etwas oberhalb des Brustbeins. Legen Sie Zeige-, Mittel- und Ringfinger einer Hand zusammen, und benutzen Sie diese Finger, um die Zone etwa 1 Minute lang mit mäßig starkem Druck zu stimulieren (Bild links unten).

▶ Zone D liegt genau in der Mitte der Brust, auf Höhe der Brustwarzen. Die Zone ist sehr empfindlich und sollte mit nur wenig Druck bearbeitet werden. Legen Sie Zeige-, Mittel- und Ringfinger zusammen, und kreisen Sie mindestens 1 Minute lang mit den Kuppen dieser Finger (Bild oben).

▶ Zone E finden Sie kurz oberhalb des Knies an der Innenseite des Oberschenkels; sie grenzt an den unteren Rand des Oberschenkelmuskels. Üben Sie mit dem Daumen 10 Sekunden lang kräftigen Druck auf diese Zone aus. Pausieren Sie dann kurz, und wiederholen Sie das Ganze insgesamt 3- bis 4-mal. Massieren Sie die entsprechende Zone dann auch am anderen Bein (Bild unten).

Fußmassage gegen Allergien und Asthma

Durch eine Ayurveda-Fußmassage können Sie zahlreiche Energiezonen in den Füßen beeinflussen und allergische Beschwerden lindern. Verwenden Sie spezielles Ayurveda-Sesamöl (aus dem Fachhandel) oder einfach kaltgepresstes Sesamöl. Wärmen Sie 2 Esslöffel Öl im Wasserbad auf, und massieren Sie abwechselnd beide Füße – zuerst jeden einzelnen Zeh, dann Fußsohle und Fußrücken. Benutzen Sie für die Massage vor allem die Daumenkuppen. Führen Sie kräftigende, streichende und kreisende Bewegungen durch.

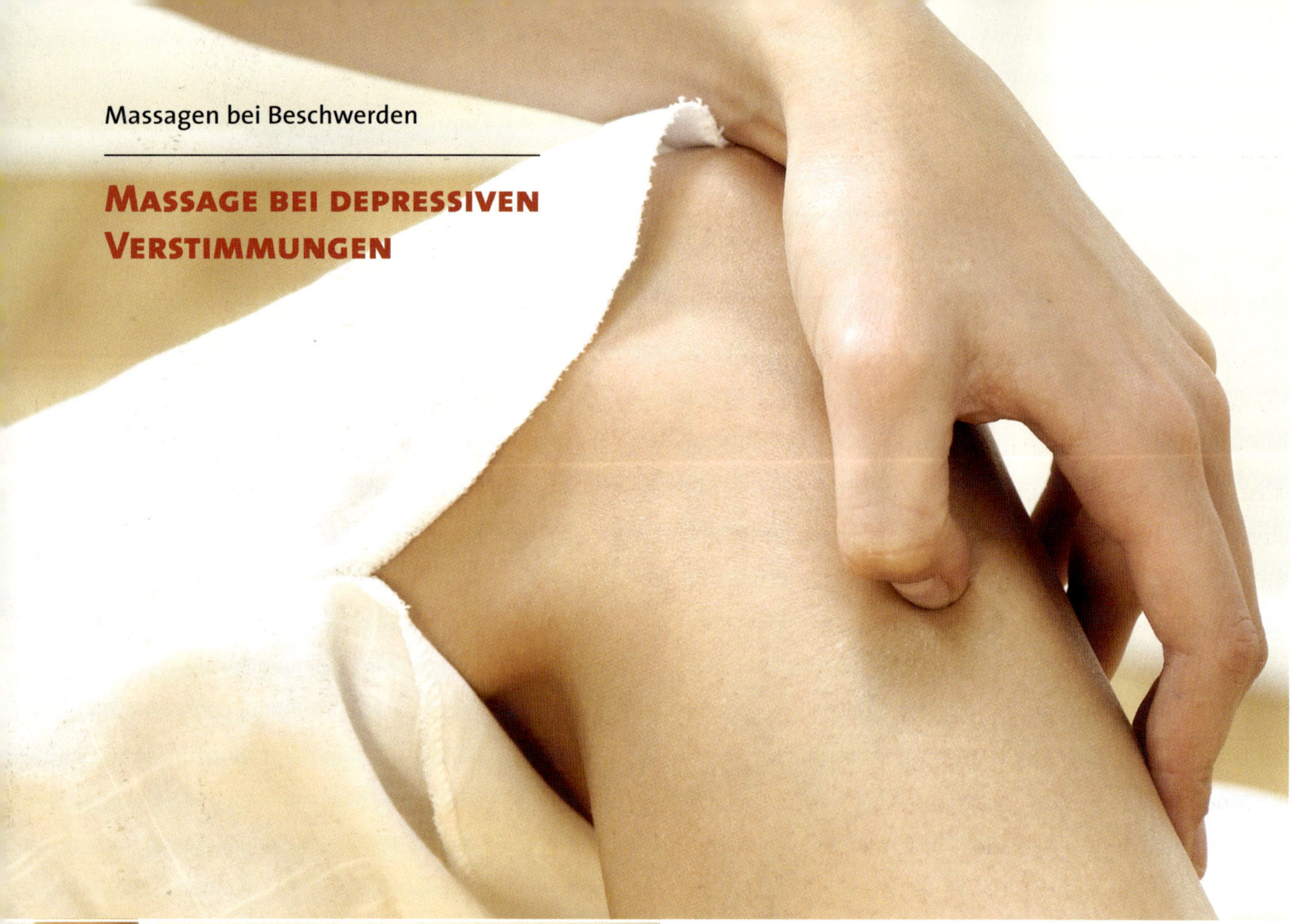

Massage bei depressiven Verstimmungen

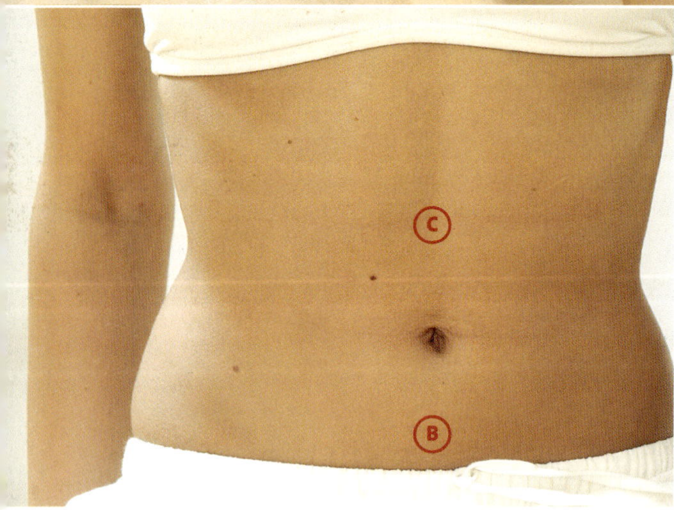

Nicht jedes Stimmungstief darf gleich mit einer handfesten Depression verwechselt werden. Doch auch die weit verbreiteten depressiven Verstimmungen drücken auf das Gemüt und führen zu Müdigkeit, Erschöpfung und Lustlosigkeit. Neben einer gewissen Veranlagung gilt vor allem (emotionaler) Stress als Auslöser für depressive Verstimmungen.

Im Winter führt der Mangel an Sonnenlicht zum typischen Winterblues (auch als SAD »saisonal abhängige Depression« bekannt). Doch auch Ängste, der Verlust eines geliebten Menschen oder plötzliche Arbeitslosigkeit können einen dunklen Schatten auf die Seele werfen. Mit der Massage der entsprechenden Energiezonen lassen sich nicht nur depressive Verstimmungen lindern, sondern auch das Burnout-Syndrom. Es ist im Gegensatz zur Depression jedoch eher die Folge von Überarbeitung – energetisch gesehen handelt es sich aber um das gleiche Problem: einen akuten Mangel an Energie und Lebenskraft in bestimmten Lebensphasen.

So massieren Sie richtig

▶ Zone A liegt 3 bis 4 Finger breit unterhalb der Kniescheibe auf der Außenseite des Unterschenkels, rund 2 Zentimeter neben dem Schienbein. Benutzen Sie ausnahmsweise den Fingernagel, um die Zone zu stimulieren. Üben Sie 7 Sekunden lang mäßigen Druck aus, dann pausieren und 2-mal wiederholen. Lassen Sie die Fingerkuppe noch 1 Minute lang auf dieser Zone kreisen. Führen Sie die beiden Techniken auch am anderen Unterschenkel aus (Bild links oben).

▶ Zone B liegt rund 3 Finger breit unterhalb des Bauchnabels in der Mitte des Unterbauchs. Setzen Sie einen Handballen fest auf die Haut, und massieren Sie die Zone mindestens 1 Minute lang bci mäßigem Druck mit kleinen Kreisen. Lassen Sie Ihren Bauch dabei möglichst entspannt (Bild links unten).

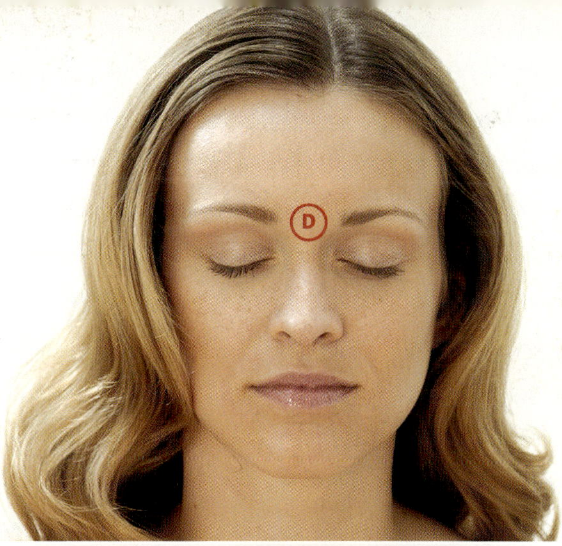

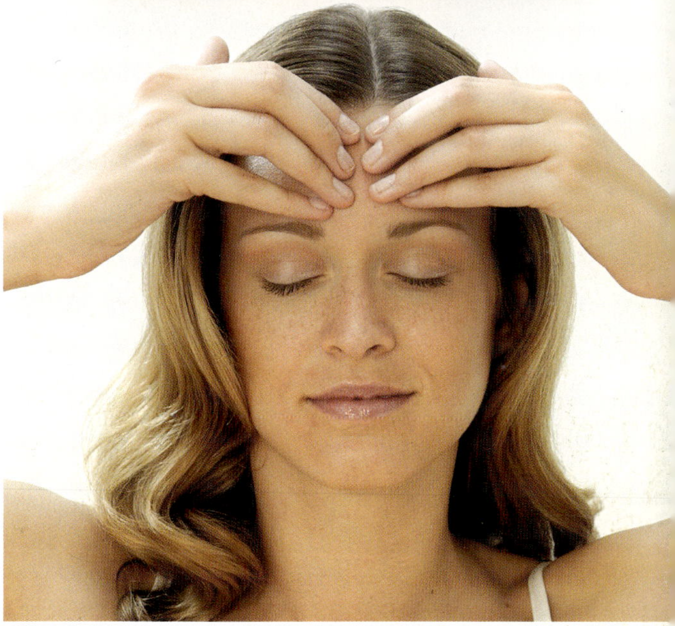

▶ Zone C befindet sich auch auf einer imaginären Mittellinie, die über die Körpervorderseite verläuft. Sie finden Zone C 3 bis 4 Finger breit oberhalb des Bauchnabels, also in der Mitte des Oberbauchs. Legen Sie den Handballen auf diese Zone, und führen Sie kreisende Bewegungen mit wenig Druck aus. Massieren Sie die Zone mindestens 1 Minute lang (Bild links unten).

▶ Zone D liegt genau zwischen den Augenbrauen. Üben Sie mit der Mittelfingerkuppe mindestens 1 Minute lang mäßigen Druck aus (Bild oben).

▶ Legen Sie jetzt die Kuppen von Zeige-, Mittel-, Ring- und kleinem Finger auf die Stirnmitte – der rechte kleine Finger liegt über der rechten Augenbraue, der linke über der linken. Streichen Sie mehrmals kräftig von innen nach außen, bis Ihre Stirn vollkommen entspannt ist. Die Augen bleiben geschlossen (Bild unten).

Massage bei Kopfschmerzen und Migräne

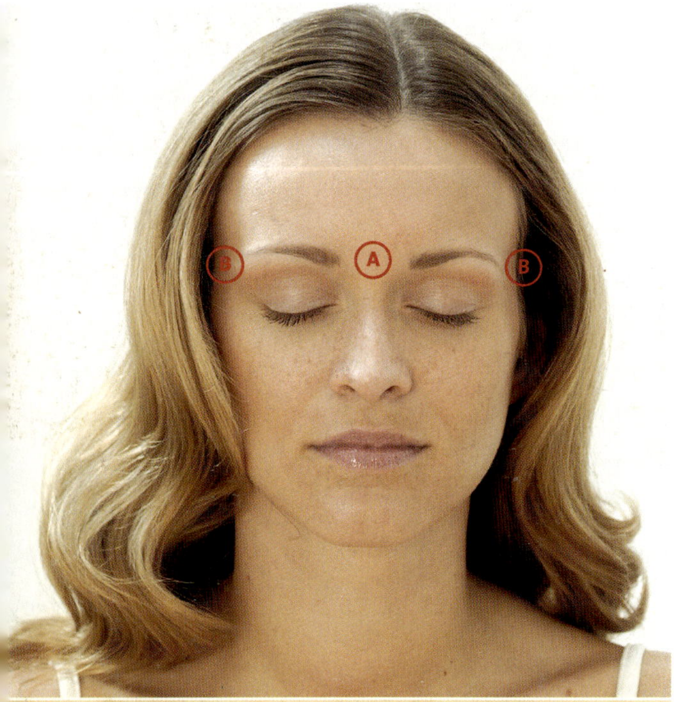

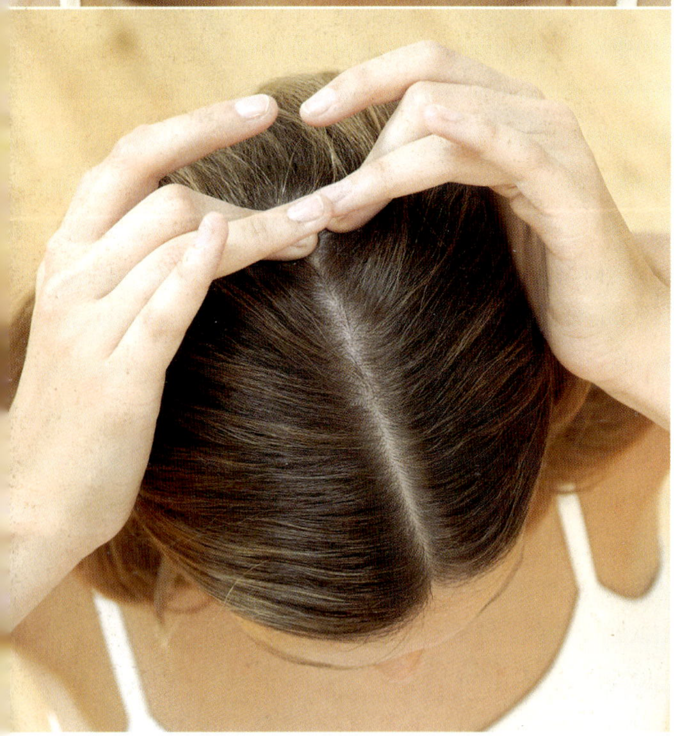

Energiezonen-Massagen wirken sehr gut bei aller Art von Schmerzen. Gerade Kopfschmerzen sind weit verbreitet, und es gibt viele mögliche Ursachen dafür – von Stress und verspannten Muskeln bis hin zu Wetterfühligkeit, Erkältungen, Schlafmangel oder Alkohol- und Nikotinmissbrauch.

Eine besonders heftige Art von Kopfschmerzen bildet die Migräne, von der Frauen zwei- bis dreimal häufiger betroffen sind als Männer. Es kommt zu anfallartigen, meist halbseitig auftretenden heftigen Kopfschmerzen, die von Schwindel, Übelkeit und extremer Lichtempfindlichkeit begleitet sein können. Ein Migräneanfall kann einige Stunden, aber auch bis zu mehreren Tagen andauern. Als Ursachen werden unter anderem seelische Faktoren, Stress, hormonelle Einflüsse, familiäre Belastung sowie Nahrungsmittelunverträglichkeiten vermutet.

Die regelmäßige Massage der folgenden Energiezonen hilft, die Häufigkeit der Anfälle zu reduzieren. Treten die ersten Symptome auf, sollten Sie ebenfalls die Zonen sofort massieren.

So massieren Sie richtig

▶ Zone **A** liegt genau in der Mitte zwischen beiden Augenbrauen. Üben Sie mit dem Mittelfinger kräftigen Druck aus, und massieren Sie den Punkt mit kleinen, kreisenden Bewegungen etwa 1 Minute lang **(Bild oben)**.

▶ Die Zonen **B** finden Sie gut 1 Finger breit neben dem äußeren Rand der Augenbrauen. Sie können sie leicht aufspüren, da sie jeweils in einer kleinen Vertiefung in der Schläfe liegen. Legen Sie Zeige- und Mittelfinger zusammen, und üben Sie mit den Fingerkuppen mittelstarken Druck aus. Massieren Sie gleichzeitig linke und rechte Schläfe mit leichtem Kreisen – 1 Minute genügt (Bild links oben).

▶ Zone **C** liegt auf dem Scheitelpunkt in der Mitte des Schädeldachs. Legen Sie die Mittelfinger beider Hände zusammen, und üben Sie rund 1 Minute lang mäßigen Druck auf diese Zone aus (Bild links unten).

▶ Die Zonen **D** befinden sich links und rechts im Nacken, sie grenzen unmittelbar an den unteren Rand des Schädels an und sind meist recht schmerzempfindlich. Legen Sie beide Handflächen locker auf den Hinterkopf, die Daumen liegen rechts und links auf den Zonen D. Üben Sie 1 bis 2 Minuten lang sanften Druck aus, wobei Sie die Daumen langsam kreisen lassen (Bild oben).

▶ Die Zone **E** liegt auf dem Handrücken zwischen erstem und zweitem Mittelhandknochen. Wenn Sie alle Finger strecken und den Daumen gegen den Zeigefinger drücken, liegt die Energiezone an der Stelle, an der die Hautfalte endet. Um die Zone auf der linken Hand zu stimulieren, bilden Sie mit Daumen und Zeigefinger der rechten Hand eine »Zange«, um gleichzeitig von oben und unten Druck ausüben zu können. Drücken Sie einige Sekunden lang, lockern Sie den Griff, und wiederholen Sie das Ganze 3-mal. Führen Sie die Technik dann auch an der anderen Hand durch (Bild unten).

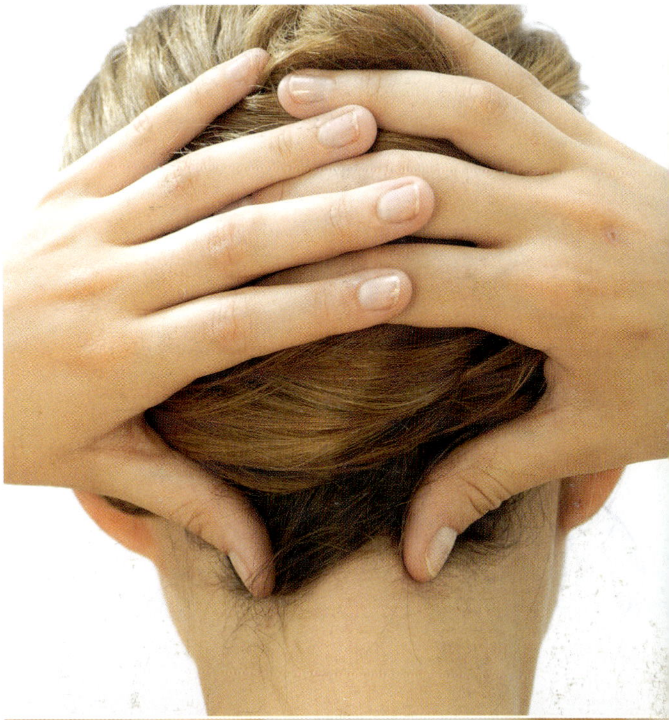

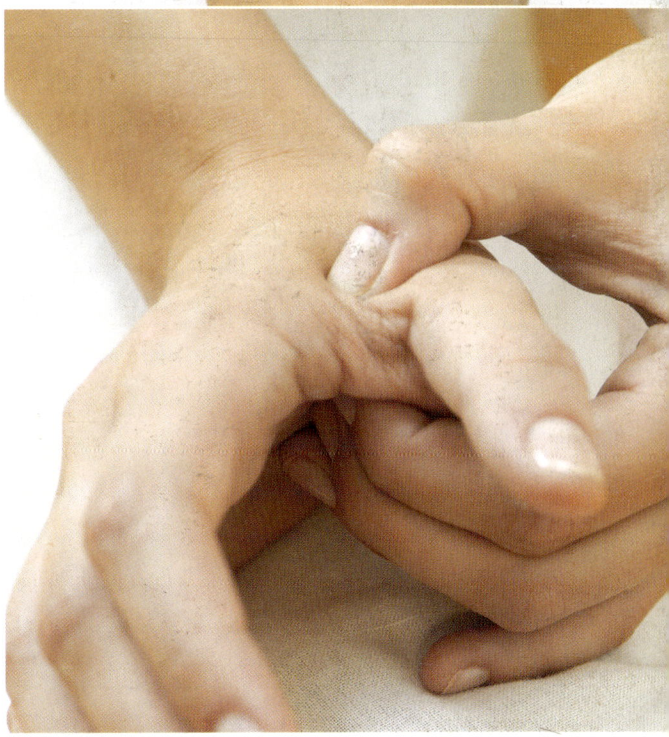

Massage bei Schlafstörungen

Je hektischer unser Leben wird, desto mehr Menschen leiden an Schlafstörungen. Oft sind es unverdaute Tageseindrücke, Belastungen oder Sorgen, die uns den Schlaf rauben. Besonders häufig sind Einschlafstörungen, doch auch Durchschlafstörungen mit mehreren nächtlichen Wachphasen oder vorzeitiges Aufwachen behindern den Schlaf.

Zu Schlaftabletten sollten Sie wirklich nur im äußersten Notfall greifen. Die Gefahr, von diesen Medikamenten abhängig zu werden, ist groß und die Rückkehr zum natürlichen Schlaf-wach-Rhythmus wird nur umso schwieriger. Indem Sie die Energieströme im Körper durch die folgende Massage harmonisieren und Spannungen abbauen, können Sie allmählich wieder zu einem tiefen und erholsamen Schlaf finden.

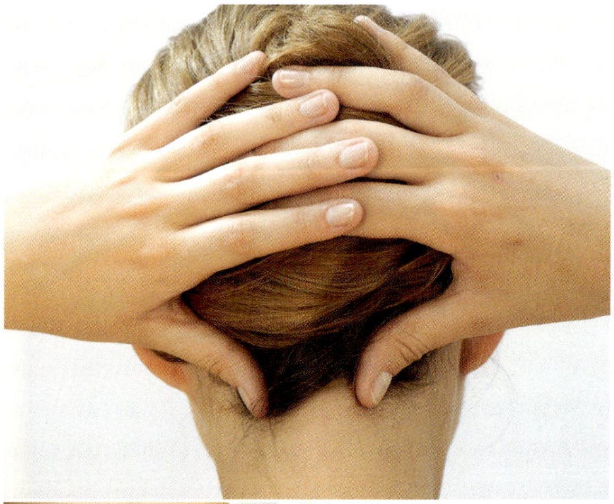

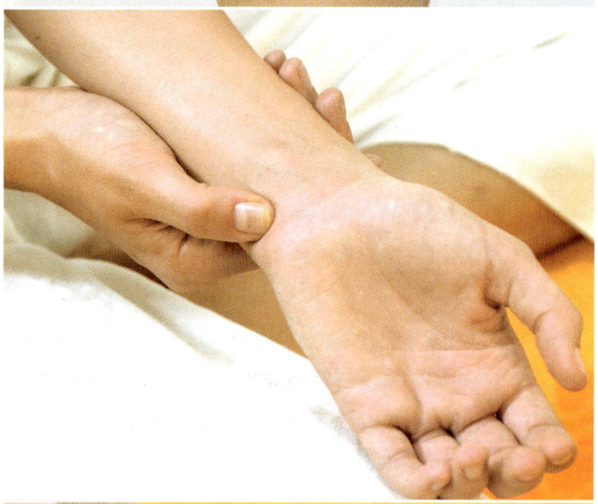

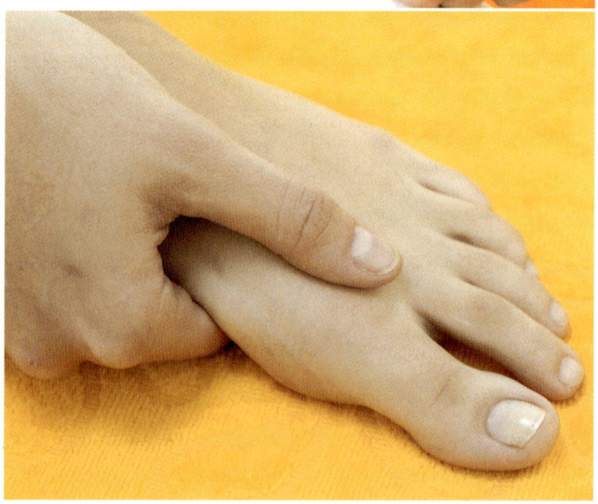

So massieren Sie richtig

▶ Die Zonen **A** liegen links und rechts am obersten Teil des Nackens direkt unterhalb des Schädelrands. Legen Sie die Hände auf den Hinterkopf, die Finger zeigen nach oben. Drücken Sie die Daumenkuppen rund 1 Minute lang auf die Zonen A **(Bild oben)**.

▶ Die Zone **B** liegt unmittelbar am Handgelenk, und zwar auf der Seite des kleinen Fingers knapp unterhalb des Handballens. Sie finden die Zone in einer kleinen Vertiefung neben der Sehne. Üben Sie mit dem Daumen sanften Druck aus. Kreisen Sie mit der Daumenkuppe mindestens 1 Minute lang auf der Zone und führen Sie das Ganze dann auch am anderen Handgelenk durch **(Bild Mitte)**.

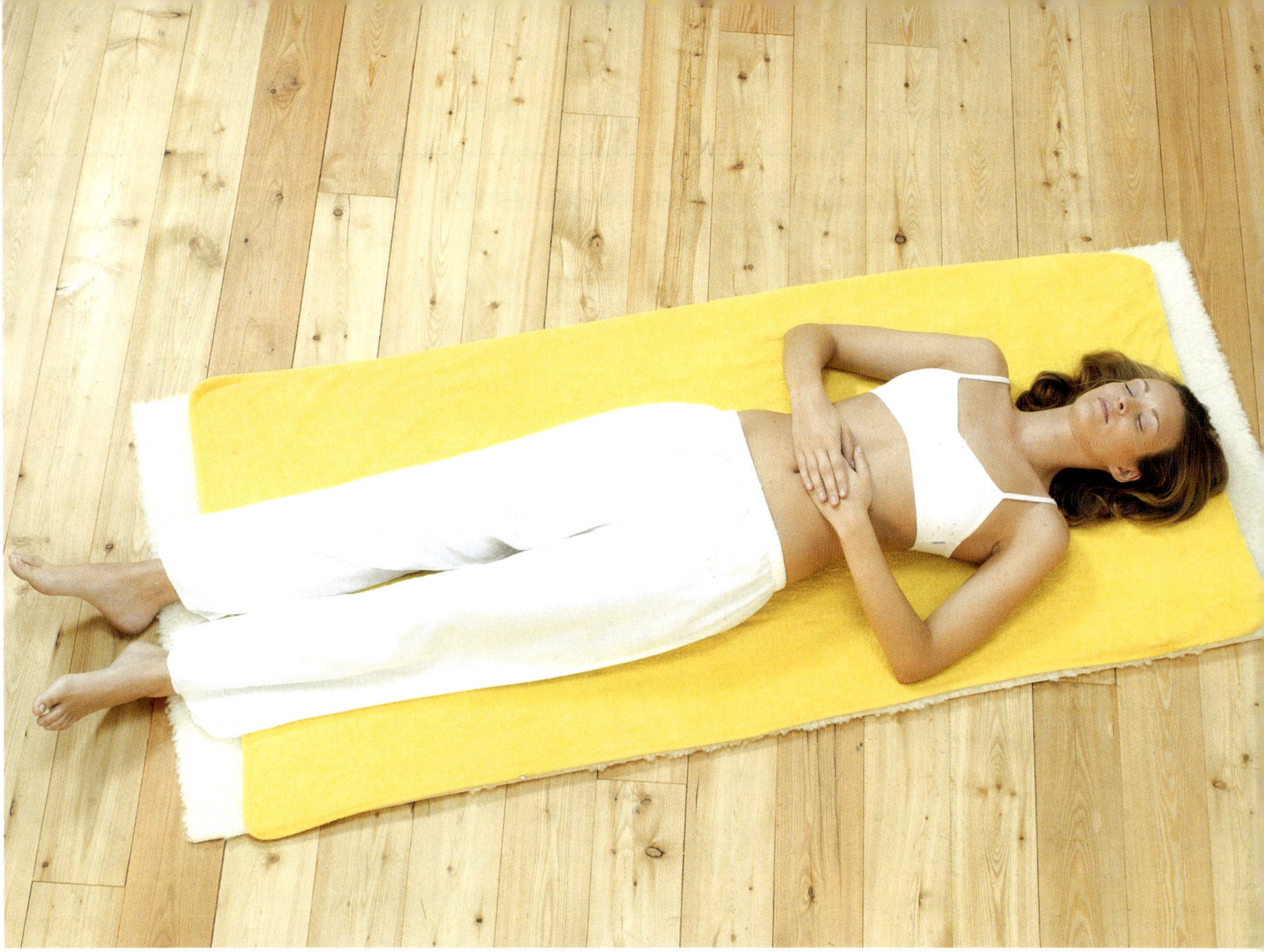

▶ Zone C liegt auf dem Fußrücken zwischen den Mittelfußknochen des großen und des 1. Zehs, und zwar gut 1 Finger breit über dem Zehenzwischenraum. Schieben Sie den Daumen zwischen den beiden Mittelfußknochen mehrmals kräftig hin und her, bis die Haut warm und gerötet ist. Wiederholen Sie die Technik auch am anderen Fußrücken **(Bild links unten).**

▶ Führen Sie abschließend eine Massage des **Nabel-Chakras** (siehe Seite 132) durch, des Zentrums der Gefühle. Indem Sie die Energie in diesem Chakra harmonisieren, lösen sich Sorgen, Gereiztheit und seelische Belastungen, die den Schlaf stören, oft ganz von selbst auf. Führen Sie die Massage im Liegen durch, am besten kurz vor dem Einschlafen: Legen Sie Ihre Hände oberhalb des Nabels auf den Oberbauch, die rechte Hand liegt auf der linken. Richten Sie Ihre ganze Aufmerksamkeit auf die Wärme Ihrer Hände, und stellen Sie sich vor, wie über die Handflächen heilende Energie ins Nabel-Chakra strömt. Lassen Sie Ihren Atem und Ihre Gedanken zur Ruhe kommen. Nehmen Sie sich für diese Harmonisierung der Nabel-Chakra-Energie mindestens 10 Minuten Zeit **(Bild oben).**

Massage bei Verdauungsstörungen

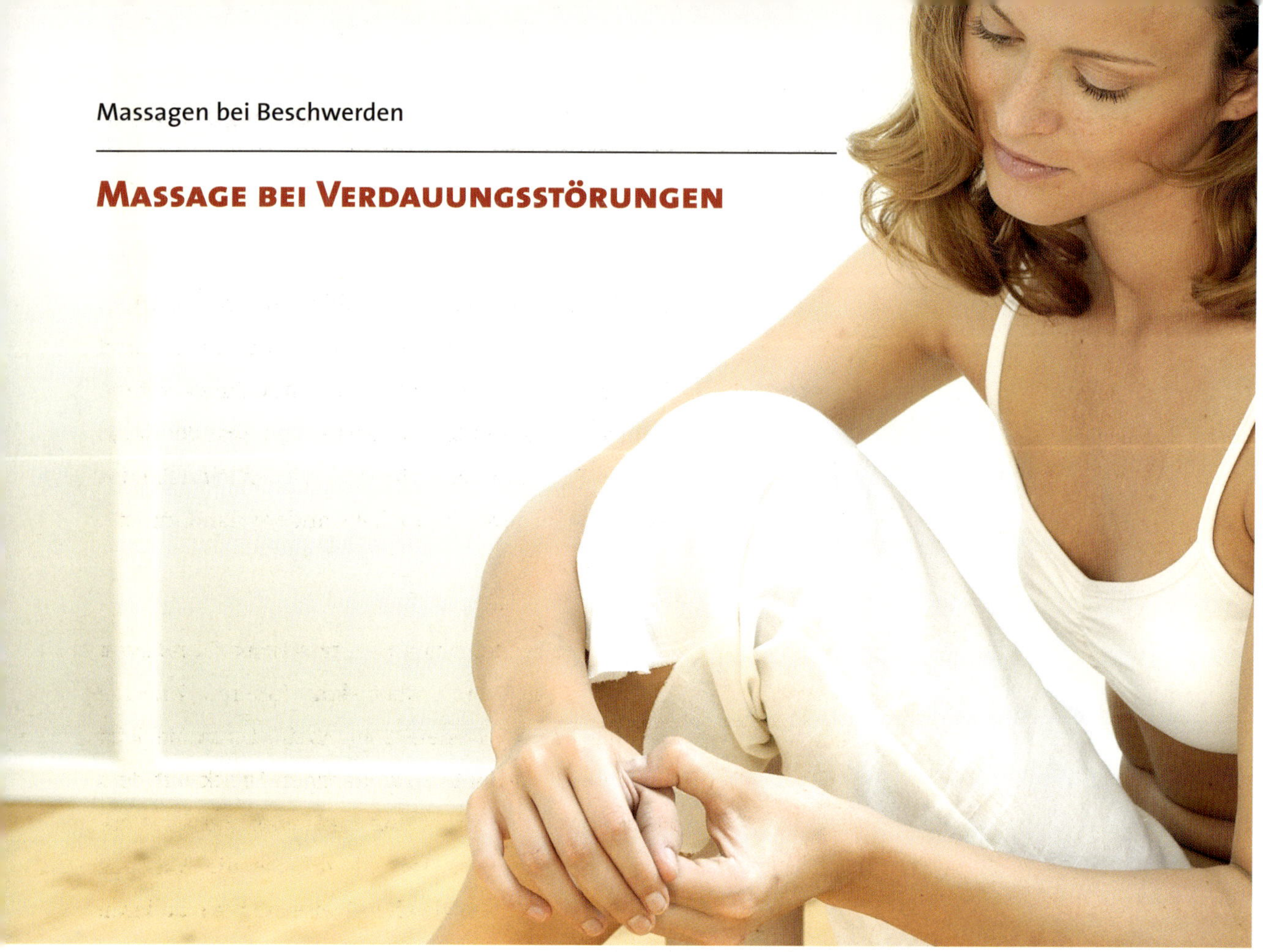

Verdauungsstörungen gehören zu den häufigsten Alltagsbeschwerden. Magen und Darm reagieren besonders empfindlich auf seelische Belastungen, doch auch eine Fehlernährung kann die Verdauung empfindlich stören. Je nach Veranlagung kann es dabei zu Sodbrennen, Magenschmerzen, Blähungen, Verstopfung, Durchfall oder zu allgemeinen Druck- und Schmerzempfindungen im Bauchbereich kommen.

Durch das Stimulieren bestimmter Energiezonen lösen sich Energieblockaden in den Verdauungsorganen. Und Sie können mit der folgenden Massage sogar Übergewicht entgegenwirken, denn auch dieses Problem zählt energetisch gesehen zum Funktionskreis »Verdauung« und hat ebenso wie Magen- oder Darmbeschwerden oftmals eine psychische Komponente.

So massieren Sie richtig

▶ Zone **A** finden Sie auf der Daumenseite des Handrückens, zwischen erstem und zweitem Mittelhandknochen. Wenn Sie den Daumen fest an die Hand ziehen, entsteht eine Hautfalte; die Energiezone liegt dort, wo die Hautfalte endet.

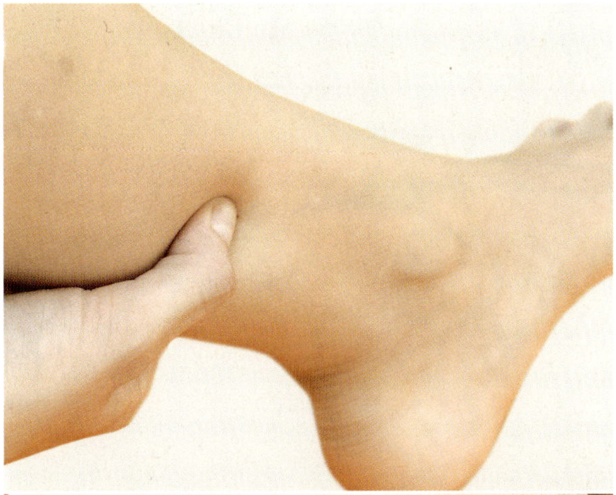

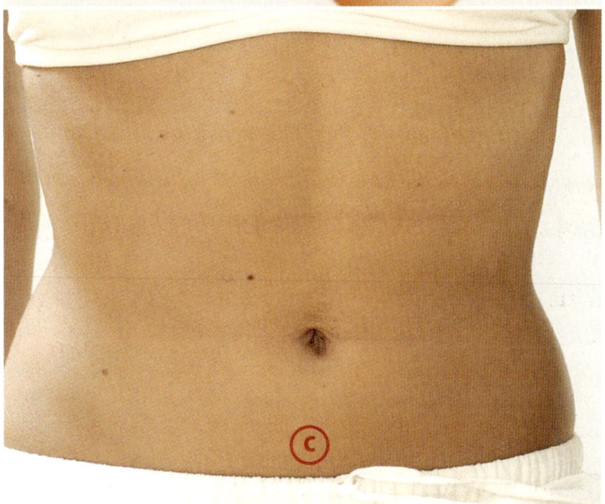

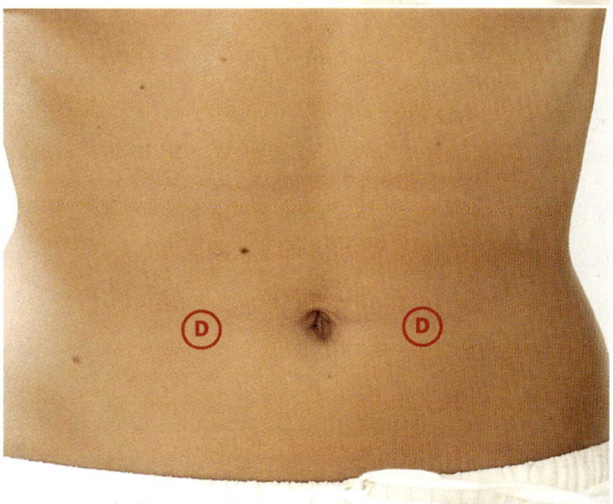

Um diese Zone anzuregen, bilden Sie mit Daumen und Zeigefinger der anderen Hand eine »Zange« und üben gleichzeitig von oben und unten Druck auf die Zone aus. Drücken Sie mindestens 7 Sekunden lang, lockern Sie dann den Griff, und wiederholen Sie das Ganze 3-mal, bevor Sie auch die andere Hand massieren **(Bild links).**

▶ Zone **B** befindet sich am Unterschenkel, und zwar knapp 1 Hand breit über dem inneren Knöchel unmittelbar hinter dem Schienbein. Üben Sie jetzt mindestens 1 Minute lang kräftigen Druck mit dem Daumen auf diese Zone aus, und lassen Sie den Daumen gleichzeitig kreisen. Führen Sie die Massage anschließend in der gleichen Weise auch am anderen Bein durch **(Bild oben).**

▶ Zone **C** liegt gut 3 Finger breit unterhalb des Bauchnabels in der Mitte des Unterbauchs. Benutzen Sie die Fingerkuppen von Zeige-, Mittel- und Ringfinger, die Sie aneinander legen. Mit der Drei-Finger-Technik kreisen Sie bei mäßigem Druck mindestens 1 Minute lang auf der Zone **(Bild Mitte).**

▶ Die beiden Zonen **D** finden Sie rechts und links neben dem Bauchnabel; sie sind ungefähr 2 bis 3 Finger breit vom Nabel entfernt. Wenden Sie die Drei-Finger-Technik an, indem Sie Zeige-, Mittel- und Ringfinger aneinander legen. Massieren Sie mit diesen drei Fingerkuppen die Zonen rechts und links gleichzeitig mit kleinen, kreisenden Bewegungen 1 bis 2 Minuten lang **(Bild unten).**

Buchtipps

Cavelius, A. / Wu, L.: Praxisbuch Chinesische Medizin. München 1998

Fan, C. / Hummelsberger, J. / Wislsperger, G.: Tuina. München 1999

Govinda, K.: Das Chakra Praxisbuch. München 2002

Irwin, Y.: Shiatzu – Die japanische Heilmassage. Bern/München/Wien 1994

Kornfield, J.: Die Lehren Buddhas. München 1996

Meeus, C.: Shiatsu. Köln 2003

Namikoshi, T.: Das große Buch des Shiatsu. Basel 1992

Pirc, Dr. K.: Abhyanga. Die Ölbehandlung des Ayurveda für zu Hause. Stuttgart 2004

Schrott, Dr. E.: Ayurveda für jeden Tag. München 2002

Schutt, K.: Massagen – Wohltat für Körper und Seele. München 1999

Sun, W. / Kapner, A.: Tuina-Therapie. Stuttgart 2001

Tiwari, M.: Das große Ayurveda Handbuch. Aitrang 1996

Impressum

Bibliografische Information der Deutschen Bibliothek
Die Deutsche Bibliothek verzeichnet diese Publikation in der Deutschen Nationalbibliografie; detaillierte bibliografische Daten sind im Internet über http://dnb.ddb.de abrufbar

Bildnachweis

Alle Bilder stammen von Dominik Parzinger, München, mit Ausnahme von:
Jump, Hamburg: 22 (Annette Falck); Photonica, Hamburg: 109 (Takeshi Noguchi)
Gafiken: Christian Hilt, München: 11, 36, 38, 128, 131, 132, 135, 136, 139, 140; Art und Form, München: 23–27

Urania Verlag
Verlagsgruppe Dornier
Postfach 80 06 69,
70506 Stuttgart
www.urania-verlag.de
www.verlagsgruppe-dornier.de

Lektorat: Dr. med. Christiane Lentz
Bildredaktion: Anne Jagert
Umschlaggestaltung: Behrend & Buchholz, Hamburg
Umschlagbild: © getty Images/ Vincent Besnault
Layout: Dr. Alex Klubertanz
Idee und Realisation: Medienprojekte München

Printed in Germany

ISBN 3-332-01574-5